Como lidar
com as
PREOCUPAÇÕES

Robert L. Leahy, Ph.D. Presidente da International Association for Cognitive Psychotherapy. Fundador e Diretor do American Institute for Cognitive Therapy da cidade de Nova York (www.CognitivetherapyNYC.com). Professor Associado de Psicologia Clínica do Departamento de Psiquiatria da Cornell University Medical School. Ex-diretor do *Journal of Cognitive Psychotherapy*.

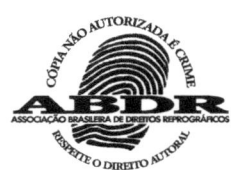

L434c   Leahy, Robert L.
          Como lidar com as preocupações / Robert L. Leahy ; tradução Luzia Araújo. – Porto Alegre : Artmed, 2007.
          240 p. ; 25 cm.

          ISBN 978-85-363-0917-0

          1. Psicologia Cognitiva. 2. Terapia Cognitiva. I. Título.

          CDU 159.95

Catalogação na publicação: Juliana Lagôas Coelho – CRB 10/1798

Como lidar com as PREOCUPAÇÕES

SETE PASSOS PARA IMPEDIR QUE ELAS PARALISEM VOCÊ

Robert L. Leahy

Tradução:
Luzia Araújo

Consultoria, supervisão e revisão técnica desta edição:
Irismar Reis de Oliveira

Professor Titular de Psiquiatria da Universidade Federal da Bahia (UFBA)
Terapeuta Cognitivo formado pelo Beck Institute
Membro Fundador (Founding Fellow) da Academy of Cognitive Therapy (ACT)
Membro da International Association of Cognitive Psychotherapy (IACP)

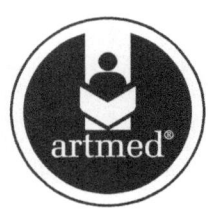

2007

Obra originalmente publicada sob o título *The worry cure: seven steps to stop worry from stopping you*
ISBN 1-4000-9765-7

© Robert L. Leahy, 2005.

This translation is published by arrangement with Harmony Books, a division of Random House, Inc.
All Rights Reserved.

Capa
Gustavo Macri

Preparação do original
Simone Dias Marques

Leitura final
Aline Pereira de Barros

Supervisão editorial
Mônica Ballejo Canto

Projeto e editoração
Armazém Digital Editoração Eletrônica – Roberto Vieira

Reservados todos os direitos de publicação, em língua portuguesa, à
ARTMED® EDITORA S.A.
Av. Jerônimo de Ornelas, 670 - Santana
90040-340 Porto Alegre RS
Fone (51) 3027-7000 Fax (51) 3027-7070

É proibida a duplicação ou reprodução deste volume, no todo ou em parte, sob quaisquer formas ou por quaisquer meios (eletrônico, mecânico, gravação, fotocópia, distribuição na Web e outros), sem permissão expressa da Editora.

SÃO PAULO
Av. Angélica, 1091 - Higienópolis
01227-100 São Paulo SP
Fone (11) 3665-1100 Fax (11) 3667-1333

SAC 0800 703-3444

IMPRESSO NO BRASIL
PRINTED IN BRAZIL
Impresso sob demanda na Meta Brasil a pedido de Grupo A Educação.

Para Helen

Agradecimentos

Este livro deve muito a muitas pessoas.

Gostaria de agradecer a meu agente, Bob Diforio, por seu apoio maravilhoso e eficaz durante todo o projeto. Espero trabalharmos juntos novamente em outros projetos no futuro. Quero agradecer a minha editora, Julia Pastore, da Harmony Books, que foi tudo o que se pode querer de uma editora. Julia me ajudou a tornar a mensagem mais precisa e a clarear meus pensamentos.

Nada disso teria sido possível sem o trabalho de tantos pesquisadores dedicados à psicologia espalhados pelo mundo. Desejo agradecer às seguintes pessoas cujo trabalho foi de grande ajuda: David Barlow, Thomas Borkovec, David A. Clark, David M. Clark, Michel Dugas, Paul Gilbert, Leslie Greenberg, Steven Hayes, Richard Heimberg, John Kabat-Zinn, Robert Ladouceur, Marsha Linehan, Douglas Mennin, Susan Nolen-Hoeksema, Costas Papageorgiou, Christine Purdon, Jack Rachman, Steven Reiss, John Riskind, Paul Salkovskis, Steven Taylor e Adrian Wells. Meus agradecimentos especiais vão para Aaron T. Beck, o fundador da terapia cognitiva, que tem sido meu mentor, colega e amigo ao longo dos últimos 22 anos.

Também desejo agradecer a meus colegas do Instituto Norte-Americano de Terapia Cognitiva, que me permitiram testar essas idéias nos últimos anos. Agradeço a Danielle Kaplan, Elisa Lefkowitz, Lisa Napolitano, Laura Oliff e Dennis Tirch. Meu assistente editorial e de pesquisa, David Fazzari, da Universidade de Columbia, foi uma fonte constante de apoio em todo o projeto.

Quero ainda agradecer a meus amigos Frank Dattilio, Steve Holland, Bill Talmadge, Philip Tata e David Wolf, e a meu irmão, Jim Leahy, por seu apoio e inspiração.

E, acima de tudo, quero agradecer a minha esposa, Helen, cujos ouvidos compreensivos e companheirismo nas caminhadas semanais pela Appalachian Trail colocaram tudo em perspectiva.

Sumário

Introdução
As sete regras das pessoas altamente preocupadas 11

parte I
As formas e as razões da preocupação

1. Como compreender a preocupação 19

2. As piores maneiras de lidar com a preocupação 33

3. Determine seu perfil de preocupação 45

parte II
Sete passos para assumir o controle da preocupação

4. Passo 1: Identifique as preocupações produtivas e improdutivas 63

5. Passo 2: Aceite a realidade e comprometa-se com a mudança 71

6. Passo 3: Conteste a preocupação 87

7. Passo 4: Focalize a ameaça mais profunda 101

8. Passo 5: Transforme "fracasso" em oportunidade 117

9. Passo 6: Use as emoções em vez de se preocupar com elas 135

10. Passo 7: Assuma o controle do tempo 149

parte III
Preocupações específicas e como contestá-las

11. Preocupações com as interações sociais: E se ninguém gostar de mim? 161

12. Preocupações com os relacionamentos: E se quem eu amo me abandonar? 175

13. Preocupações com a saúde: E se eu estiver realmente doente? 189

14. Preocupações com as finanças: E se eu começar a perder dinheiro? 203

15. Preocupações com o trabalho: E se eu realmente estragar tudo? 219

16. Recapitulação 233

Índice 235

Introdução

As sete regras das pessoas altamente preocupadas

Para você, preocupar-se é um hábito adquirido, mas imagine que alguém que tenha crescido na selva e nada saiba sobre a vida moderna convencional se aproxime de você e pergunte: "Como faço para aprender a me preocupar?". Evidentemente, você vem se preocupando espontaneamente há anos, mas como ensinaria alguém a se preocupar? Como você escreveria um livro de regras sobre preocupação?

Primeiramente, você teria de apresentar algumas boas razões pelas quais *precisa* se preocupar. Quais poderiam ser elas? Que tal: "A preocupação me motiva" ou "A preocupação me ajuda a resolver os problemas" ou "A preocupação impede que eu seja pego de surpresa"? Estas parecem excelentes razões.

Em seguida, você pode apresentar algumas idéias sobre quando começar a se preocupar. O que vai desencadear essa experiência? Você poderia dizer: "Quando algo ruim acontece", mas esse realmente não é o caso, pois você se preocupa com coisas ruins que *ainda* não aconteceram. Ou poderia dizer: "Quando algo ruim está *prestes* a acontecer". Mas como saberia se isso está *prestes a acontecer*? Ainda não aconteceu, e quase tudo com que você se preocupa nunca aconteceu. Você poderia dizer: "Preocupe-se com coisas que possa *imaginar* acontecendo que sejam realmente ruins".

Assim, pode-se imaginar um milhão de coisas ruins que nunca *deveriam acontecer*. É um estoque ilimitado de preocupações.

Agora que tem material em potencial para trabalhar, você terá de focalizar suas preocupações. Existem muitas coisas para distraí-lo: trabalho, amigos, família, passatempos, dores, sofrimento, até mesmo o sono. Como manterá sua mente focada nas preocupações?

É fácil. Conte a si mesmo algumas histórias sobre todas as coisas ruins que poderiam acontecer. Embeleze-as com detalhes. Comece cada frase, sempre que possível, com "e se" e depois imagine cada desfecho desastroso que puder. Continue repetindo para si mesmo essas histórias ruins, cada vez tentando descobrir se deixou escapar algo importante. Você não pode confiar em sua memória. Imagine todas as possibilidades – e então *rumine sobre elas*. Lembre-se: se é possível, é provável.

E não se esqueça: continue pensando que *se algo ruim pode acontecer – se você consegue simplesmente imaginá-lo – então é sua responsabilidade preocupar-se com isso*. Esta é a primeira regra da preocupação.

Mas se algo ruim pode acontecer, o que isso tem a ver com você? Bem, a segunda regra é: *não aceite incerteza alguma – você precisa ter certeza*.

Então resolva imediatamente cada problema que consiga imaginar. Você se sentirá melhor. Enfim, será capaz de relaxar tão logo tenha eliminado a incerteza da sua vida. Se você tivesse certeza absoluta, não estaria preocupado, estaria? Você deve sair por aí e buscar essa perfeição, essa certeza.

Por hora, vamos começar com sua saúde. Você não consegue ter *certeza* absoluta de que esta mancha na pele não seja câncer. Você acabou de ir ao médico – mas os médicos não erraram antes? Continuando, você não consegue ter certeza de que todo seu dinheiro não vai acabar. Ou de que não vai perder o emprego. Se de fato perdesse o emprego, você não conseguiria estar absolutamente, 100%, certo de que conseguiria outro trabalho. Ou de que as pessoas que o respeitam hoje não perderiam todo o respeito por você se não continuasse levando as coisas no mais alto grau possível.

Vamos encarar os fatos – existe algo de que você realmente tenha certeza?

Talvez você possa ter alguma certeza a partir do reasseguramento de outras pessoas. Talvez outra pessoa seja melhor juiz que você. Vá ao médico quantas vezes puder e pergunte se ele pode dizer com *certeza absoluta* que não há nada errado com você, ou que nunca ficará doente nem morrerá. Pergunte a seus amigos se eles acham que você parece estar tão bem quanto no ano passado. Talvez você consiga segurar as coisas antes que escorreguem para muito longe. Talvez, antes de desmoronar completamente – ficar doente e perder o dinheiro, trabalho, amigos e sua boa aparência –, você consiga segurar isso tudo e reverter a situação em um heróico esforço de auto-ajuda. Talvez não seja tarde demais. Este é o ponto crucial no que se refere a exigir certeza. Você eliminará quaisquer escorregões. Não será ingênuo. Não será pego de surpresa.

Contudo, simplesmente estar motivado e não aceitar a incerteza não basta para se tornar uma pessoa preocupada. Você precisa de evidências de que as coisas possam ficar mal. Assim, a terceira regra é: *trate todos os seus pensamentos negativos como se eles fossem realmente verdade.*

Se pensa que alguém não gosta de você, provavelmente isso é verdade. Se acha que vai ser demitido, acredite nisso. Se acha que alguém está chateado, então é por sua causa. Quanto mais tratar seus pensamentos como se fossem realidade, mais você conseguirá se preocupar.

Mas por que deveria ligar para o que as pessoas pensam a seu respeito ou sobre como está se saindo no trabalho? Por que isso deveria ter importância para você?

A quarta regra resolve esse problema: *tudo de ruim que vier a acontecer é um reflexo de quem você é como pessoa.*

Se não vai bem em uma prova, você é um incompetente. Se alguém não gosta de você, você deve ser um perdedor. Se seu parceiro está zangado, deve significar que você acabará só e infeliz. É tudo uma questão de quem você *realmente* é.

Porém, algumas coisas não são um bicho-de-sete-cabeças. Por que uma perda ou um fracasso deveriam ser tão importantes? Por que se preocupar quando se trata de uma pequena perda ou de um pequeno fracasso?

Porque a quinta regra das pessoas altamente preocupadas é: *o fracasso é inaceitável.*

Talvez você pense que tudo é responsabilidade sua e, se fracassar, pode ficar preocupado com a possibilidade de todos ficarem sabendo e o quanto isso pode ser a prova final de quem você é. Você pode tornar suas preocupações tão poderosas quanto possível ao pensar: "Nunca vou conseguir lidar com fracassos".

Agora suas preocupações são realmente importantes.

Você sabe que são realmente importantes, pois sente como elas o afetam intensamente: apertos no estômago, batimentos cardíacos acelerados, zumbidos nos ouvidos, dores de cabeça, calafrios, noites de insônia. Agora que percebeu que tem todos esses sintomas, é preciso livrar-se deles imediatamente. E esta é a regra seis: *livrar-se de todos os sentimentos negativos imediatamente.*

Mas espere. Você não consegue se livrar deles? Eles não estão indo embora? Esse é um mau sinal. Você deveria ser capaz de se livrar dos sentimentos negativos *neste exato momento*. Quem sabe no que eles vão se transformar, caso se intensifiquem? Talvez o fato de não conseguir se livrar desses sentimentos ruins signifique que algo realmente ruim vai acontecer. Talvez existam coisas terríveis sobre as quais você não tenha pensado. Talvez esteja perdendo o controle. E isso é inaceitável. Isso é algo que precisa ser tratado tão logo seja possível. Portanto, a sétima regra é: *trate tudo como emergência*.

Não se engane pensando que pode esperar para lidar com isso. Tudo deve ser resolvido *agora mesmo* – todos os problemas, todas as preocupações, tudo. Você pode deitar-se na cama e repassar cada um dos problemas que enfrentará amanhã ou no ano que vem e dizer a si mesmo: "Preciso das respostas *imediatamente*".

Até aqui, estamos imaginando histórias ruins e tratando-as como fatos para motivá-lo a ser responsável e se preocupar. Você não aceitará quaisquer incertezas; irá se colocar no centro de cada situação e se ver como um fracasso. Você percebe que suas emoções devem ser completamente controladas e, assim, tratará tudo como emergência a fim de se livrar de quaisquer sentimentos ou pensamentos ruins.

Agora você pode retornar ao cara que veio da selva e dizer a ele que tem as Sete Regras das Pessoas Altamente Preocupadas. Vamos observá-las atentamente e certificar-nos de que temos tudo:

1. Se algo ruim pode acontecer – se você é capaz de simplesmente imaginá-lo –, então é sua responsabilidade preocupar-se com isso.
2. Não aceite quaisquer incertezas – você precisa ter certeza absoluta.
3. Trate todos os pensamentos negativos como se fossem realmente verdade.
4. Qualquer coisa ruim que venha a acontecer é reflexo de quem você é como pessoa.
5. O fracasso é inaceitável.
6. Livre-se de quaisquer sentimentos negativos imediatamente.
7. Trate tudo como emergência.

Mas espere. Não se esqueceu de nada? Não há algo que deixou escapar? Você realmente pode confiar em sua memória? Você se esqueceu da coisa mais importante. Esqueceu-se de *se preocupar com a preocupação*. Esqueceu-se de dizer ao selvagem: "Toda essa preocupação vai deixá-lo maluco, vai provocar um infarto e arruinar completamente sua vida". Como poderia se esquecer da oitava regra – aquela que diz: "Agora que está preocupado, você tem de parar de se preocupar imediatamente ou vai ficar louco e morrer"?

Mas talvez você não tenha se preocupado o suficiente com a tarefa. Não é com isso que se preocupa, afinal? Estar preparado? Que, assim, não vai deixar escapar nada? Se tivesse se preocupado com a forma de fazer a tarefa direito, teria percebido que ensinar seu novo amigo a se preocupar o teria feito ficar louco no final das contas – ou o teria matado.

Bem, você provavelmente está dizendo a si mesmo: "Muito engraçado. Isso se parece exatamente comigo. Mas o que isso tem a ver com ajudar a me livrar das minhas preocupações?"

É realmente bem simples. Você se preocupa porque segue um livro de regras que pensa que irá ajudá-lo de fato. Você pensa que vai segurar as coisas antes que lhe escapem das mãos, que vai se livrar de quaisquer emoções desagradáveis imediatamente e que vai resolver todos os problemas. Você pensa que seguir essas regras vai fazê-lo sentir-se mais seguro. Mas, até agora, não funcionou.

Na verdade, o problema são suas soluções. Seu livro de regras faz você se preocupar.

AQUI ESTÃO AS BOAS NOTÍCIAS

Durante os últimos 20 anos, tenho ajudado pessoas que sofrem de depressão e ansiedade por meio da terapia cognitiva. A terapia cognitiva aborda as *distorções do pensamento* (cognições são seus pensamentos) que causam ansiedade e depressão. Transtornos de ansiedade são na verdade *problemas no modo como você pensa*. A relevância da terapia cognitiva é que ela o ajuda a compreender e a modificar essas distorções para efetivamente diminuir sua ansiedade.

Por muitos anos, os preocupados crônicos tiveram de sofrer sem qualquer esperança significativa de melhora. Ocasionalmente, procuravam a ajuda de ansiolíticos ou antidepressivos, capazes de auxiliar na redução de alguns dos desconfortos. Formas tradicionais de psicoterapia poderiam ser úteis em cerca de 20% dos casos, mas os outros 80% não apresentariam melhora. Felizmente, no entanto, hoje temos várias boas notícias para as pessoas cronicamente preocupadas.

Nos últimos 10 anos, houve avanços significativos em novas abordagens que vão muito além daquilo que os terapeutas cognitivos costumavam fazer. Por exemplo, hoje sabemos que:

- As pessoas, na verdade, ficam *menos* ansiosas quando se preocupam.
- A intolerância à incerteza é o elemento mais importante na preocupação.
- Os preocupados temem as emoções e não processam o significado dos acontecimentos, pois eles têm "muita coisa na cabeça".

A preocupação não é simplesmente pessimismo; é o reflexo de muitas partes diferentes de quem você é. Uma vez que compreenda por que se preocupa e por que sua preocupação faz sentido para você, é possível começar a explorar algumas coisas que pode fazer – ou não fazer – para se ajudar.

> - Hoje temos uma compreensão muito maior sobre como a preocupação funciona.
> - Podemos usar essa nova compreensão para reverter essas preocupações perturbadoras.
> - Três quartos das pessoas com esse problema podem receber ajuda significativa com formas mais recentes de terapia.

Com base em novas pesquisas, desenvolvi um programa de sete passos para ajudá-lo a compreender sua própria "teoria" da preocupação, o funcionamento da mente, o modo como sua personalidade afeta a preocupação e as técnicas mais eficazes para vencê-la e romper com aquelas regras de uma vez por todas:

1. Identificar as preocupações produtivas e improdutivas.
2. Aceitar a realidade e comprometer-se com a mudança.
3. Contestar a preocupação.
4. Focalizar a ameaça mais profunda.
5. Transformar "fracasso" em oportunidade.
6. Usar as emoções em vez de se preocupar com elas.
7. Assumir o controle do tempo.

Vamos examinar brevemente cada passo.

1. *Identifique as preocupações produtivas e improdutivas.* A maioria dos preocupados pensa de duas maneiras: "Minha preocupação está me deixando louco" e "Preciso me preocupar para estar preparado". Assim, você pode ficar preocupado com relação a abandonar sua preocupação, pois pensa que ela o prepara e o protege. Verá que tem sentimentos confusos em relação a abandonar a preocupação, razão pela qual você persiste mesmo quando ela o torna infeliz. *Sua preocupação é uma estratégia que você pensa que o ajuda.* Enquanto não desistir dessa crença, continuará se preocupando. Você aprenderá a obter a motivação necessária para frear e desafiar as preocupações, em vez de considerá-las como sinal do quão responsável e consciencioso você é. Sem motivação para modificar a preocupação, todo o aconselhamento do mundo será inútil.

Você aprenderá como usar a *preocupação produtiva* ao identificar problemas que possa abordar imediatamente, como, por exemplo, obter um mapa rodoviário para sua viagem de Nova York a Boston. A preocupação improdutiva envolve muitos "*e se...*" imaginários, tais como "E se eu chegar lá e ninguém quiser falar comigo?". Após estabelecer essa distinção, você vai aprender a usar estratégias eficazes para a resolução de problemas reais.

2. *Aceite a realidade e comprometa-se com a mudança.* Você não quer aceitar determinados

fatos ou possibilidades dos quais possa não gostar. Sua preocupação é como *um protesto contra a realidade*. A aceitação de algo não significa que você goste ou o considere justo. A aceitação não significa que não possa fazer nada para modificar certas coisas. Mas, antes que possa modificar algo, terá de aprender a aceitar que problemas reais existem. Você vai aprender também a aceitar suas limitações. Suas preocupações são sempre relativas a algo que *você deveria fazer* – deveria ganhar mais, assegurar-se de não ficar doente, ajudar alguém que não lhe pediu ajuda. A preocupação o coloca no centro do universo. Nesta etapa, você aprenderá que pode se tornar mais um observador da realidade e menos uma força determinante do universo.

3. *Conteste a preocupação.* Você constantemente faz previsões do futuro ("Vou fracassar"), lê a mente das pessoas ("Ele pensa que sou um fracasso") ou cultiva pensamentos negativos ("Seria horrível se não conseguisse o que quero"). Apresentarei 10 maneiras de vencer esses pensamentos irracionais e extremos para que sua vida possa ficar mais equilibrada. Nesta etapa, você vai aprender ainda a identificar o que desencadeia a preocupação, os temas comuns de sua preocupação e várias técnicas, tais como praticar a preocupação a fim de reduzir o nível de ansiedade.

4. *Focalize a ameaça mais profunda.* Você se preocupa com algumas coisas, mas não com outras. Por quê? Sua crença nuclear é a fonte da preocupação. Pode ser a preocupação quanto a ser imperfeito, ser abandonado, sentir-se desamparado, parecer tolo ou agir de modo irresponsável. Aqui você descobrirá como identificar e desafiar as crenças nucleares a seu respeito, as quais lhe provocam tanto estresse.

5. *Transforme "fracasso" em oportunidade.* Suas preocupações são tentativas de estar preparado, prevenir e antecipar o fracasso. Para você o fracasso pode ser visto como uma eventualidade catastrófica – algo que pode acontecer a qualquer momento a menos que você mantenha a guarda e se preocupe. Vou sugerir 20 coisas para você dizer a si mesmo a fim de superar o medo do fracasso. Uma vez que saiba como lidar com o fracasso, com que teria de se preocupar?

6. *Use as emoções em vez de se preocupar com elas.* A preocupação é, na verdade, uma estratégia para evitar emoções desagradáveis. Você tem medo dos sentimentos, pois acha que deve ser racional, controlado, nunca se zangar, sempre ter clareza em relação ao que sente e estar acima de todas as coisas. Muito embora você reconheça que é uma pilha de nervos, o medo dos sentimentos o conduz a mais preocupação. Em vez de tentar eliminar as emoções, você vai aprender a vivenciá-las e usá-las a seu favor.

7. *Assuma o controle do tempo.* Você se sente controlado pela constante sensação de urgência, a necessidade de saber tudo imediatamente. Aqui você aprenderá a desligar a urgência e a melhorar o presente para que possa aproveitar mais a vida agora.

A Parte III, "Preocupações Específicas e Como Contestá-las", aborda as cinco áreas mais comuns de preocupação – interações sociais, relacionamentos, saúde, finanças e trabalho – e aplica a abordagem dos sete passos para lidar com elas. Embora cada área de preocupação explore o programa dos sete passos, vamos ainda examinar questões específicas envolvidas em cada uma delas. Por exemplo, ao descrevermos as preocupações com relacionamentos, observaremos como suas experiências da infância afetaram sua visão deles. Ao discutirmos as preocupações com a saúde, vamos avaliar suas idéias perfeccionistas quanto a aparência e capacidade físicas. E ao avaliarmos as preocupações com finanças, examinaremos também as distorções específicas do pensamento que o levaram a se tornar obsessivo quanto a perder dinheiro.

Agora, vamos começar observando as razões de sua preocupação – e por que você continua se preocupando.

parte I

As formas e as razões da preocupação

1

Como compreender a preocupação

A preocupação está em todo lugar. Todos nos preocupamos, inclusive eu. Você não está sozinho. Na verdade, 38% das pessoas se preocupam todos os dias. E muitas pessoas se descrevem como preocupadas crônicas – elas dizem: "Tenho sido um preocupado a vida toda". Mas isso é apenas uma modesta indicação de como a preocupação acabou por atingir cada aspecto de nossas vidas, limitando nosso prazer e nossa satisfação. A preocupação é o componente central de todos os transtornos de ansiedade e da depressão. Pesquisas demonstram que a preocupação *precede* as primeiras manifestações da depressão – você literalmente se preocupa até cair em depressão. Nos Estados Unidos, 50% das pessoas tiveram sérios problemas com depressão, ansiedade ou abuso de drogas em algum momento da vida.[1] Depressão, ansiedade e abuso de drogas têm aumentado ao longo dos últimos 50 anos.[2]

O problema da preocupação necessita urgentemente de solução. Para encontrá-la, primeiro precisamos compreender o problema.

OS DIFERENTES TIPOS DE PREOCUPAÇÃO

Vamos considerar três pessoas que se preocupam.

- Jane tem 32 anos e é solteira. Ela e Roger acabaram de se separar após um relacionamento de dois anos. Eles andaram conversando sobre casamento, mas Roger esfriou e Jane se fartou dele. Ela sentia que não queria esperar eternamente até que Roger se decidisse, então rompeu o relacionamento. Ela sabe que fez a coisa certa, mas agora se preocupa: "Será que um dia vou encontrar um cara que queira um compromisso?" e "Será que poderei ter filhos?". Ela fica sentada em seu apartamento à noite comendo biscoitos e assistindo a seriados na TV.
- Brian tem 45 anos. Ele não declara seus impostos há dois anos. Está sentado em casa sozinho – exatamente como Jane –, pensando que é um fracasso por ser tão tolo em não ter feito a declaração de renda. Ele imagina os agentes federais chegando a sua casa e levando-o algemado. Brian sabe, em sua mente racional, que não cometeu crime algum – seu empregador reteve os impostos, e ele está apenas atrasado com a declaração. A pior das hipóteses seria receber algum tipo de multa. Mas cada vez que ele se senta para começar a fazer a declaração, seu estômago aperta, sua mente dispara e ele é tomado por uma sensação de ameaça muito forte. Para fugir dessa

sensação, ele liga a TV no ESPN e pensa: "Vou deixar isso para outra hora".
- Diane fará 40 anos no mês que vem. Fez um exame médico completo duas semanas atrás, e tudo está em ordem. Mas ela sente uma leve irregularidade no seio e começa a pensar: "Será que é câncer?". Muito embora o médico garanta que ela está saudável, Diane sabe que ter cautela nunca é demais. Apenas seis meses atrás ela pensou que estava com a doença de Lou Gehrig. Ficou aliviada ao saber que não tinha nenhum problema neurológico sério – só uma acentuada crise de nervos. Ela sabe que seus temores são reais – apesar de todos os outros lhe dizerem para procurar um terapeuta.

Eu seria capaz de encher diversos volumes com histórias sobre pessoas que se preocupam. Um deles provavelmente poderia ser escrito por você! Nós nos preocupamos com tudo – ser rejeitado, acabar sozinho, ir mal em uma prova, não estar com a aparência tão boa, o que alguém pensa de nós, ficar doente, cair de desfiladeiros, sofrer acidente aéreo, perder dinheiro, chegar atrasado, ficar louco, ter pensamentos e sentimentos estranhos, ser humilhado.

Você fica perplexo com pensamentos como estes:

- Sei que fico imaginando o pior, mas não consigo evitar.
- Mesmo quando as pessoas me dizem que tudo vai ficar bem, ainda assim não consigo parar de me preocupar.
- Tento expulsar esses pensamentos de minha mente, mas eles simplesmente voltam.
- Sei que é improvável que isso aconteça, mas e se eu for *o escolhido*?
- Por que não consigo controlar meus pensamentos?
- Por que essas preocupações têm me enlouquecido?

Por exemplo, Greg fica preocupado com a possibilidade de que as coisas no trabalho acabem mal se ele não conseguir concluir um projeto no prazo. Mesmo que consiga, ele acha que o projeto pode estar fora do padrão desejado. Seu chefe pode ficar furioso com ele. E se ficar tão furioso a ponto de demiti-lo? Afinal, três pessoas foram demitidas no mês passado. E aí, o que sua esposa vai pensar? Ela ficaria desapontada. Agora Greg percebe que está se preocupando novamente e pensa: "Estou preocupado o tempo todo e não consigo me controlar. Não vou conseguir conciliar o sono esta noite e depois vou estar cansado e não conseguirei terminar o projeto". E assim por diante, em um círculo vicioso.

Greg sofre de *transtorno de ansiedade generalizada* (TAG), ou o que chamo de "doença do *e-se*". Muito do que vamos discutir neste livro relaciona-se diretamente a esse tipo particular de preocupação. Se você tem esse problema, então se preocupa com uma série de coisas diferentes – dinheiro, saúde, relacionamentos, segurança ou desempenho. E se preocupa por não ter controle sobre as preocupações. Esse é um dos transtornos de ansiedade mais duradouros. Você salta de uma preocupação para outra, prevendo uma catástrofe após outra. Além disso, você se preocupa com o fato de estar se preocupando tanto. Você não está apenas preocupado, mas também tem dificuldade para dormir, irrita-se facilmente, está tenso e cansado, tem indigestão, transpira demasiadamente e se sente nervoso boa parte do tempo. É difícil relaxar. Não é de admirar que esteja freqüentemente deprimido ou tenha problemas físicos, tais como síndrome do intestino irritável.[3]

Cerca de 7% entre nós sofrem de TAG. As mulheres têm duas vezes mais chances que os homens de apresentar esse problema. Esta é uma condição crônica, com muitas pessoas dizendo ficar preocupadas a vida toda.[4] A primeira preocupação grave tende a começar no final da adolescência ou no início da vida adulta. A maioria das pessoas com TAG nunca buscam psicoterapia; elas geralmente vão ao médico e reclamam de sintomas físicos vagos, tais como fadiga, dores e sofrimentos, intestino irritável e transtornos do sono. Aquelas que finalmente procuram tratamento esperam muito tempo antes de fazê-lo – em média 10 anos. Na verdade, a preocupação é um problema tão disseminado que pode até mesmo não parecer problema. Isso ocorre porque você pensa: "Ah, sou apenas um preocupado", e acredita que não há nada que possa fazer a respeito. Você pensa: "Sempre fui preocupado – e sempre serei".

A preocupação não se limita ao TAG. Além dessa doença geral do *e-se*, outros podem enfrentar tipos específicos de preocupação – o medo de determinada situação, por exemplo. Essas preocupações mais direcionadas são parte de todo transtorno de ansiedade e componente central da depressão. Isto é importante por duas razões. Primeiro, se você tem TAG – ou se é um preocupado crônico –, provavelmente tem alguns problemas com outro transtorno de ansiedade ou depressão. Segundo, se vencer sua preocupação, a ansiedade e a depressão devem melhorar consideravelmente.

Observe os diferentes tipos de preocupações e transtornos de ansiedade na Tabela 1.1 a seguir e veja se algum deles corresponde a você, às vezes. Você provavelmente tem algumas das preocupações listadas nessa tabela.

Se você sofre de ansiedade social, então se preocupa porque as pessoas vão vê-lo como fraco, vulnerável e ansioso. Fica inibido, intimidado, com medo de falar em público e preocupado porque as pessoas vão perceber que está ansioso. Se você tem transtorno de estresse pós-traumático, então se preocupa porque as imagens intrusivas e os pesadelos assustadores nunca irão embora e algo terrível acontecerá. Se você tem medos específicos, tais como o medo de viajar de avião, então se preocupa porque vai se machucar ou morrer. E se possui transtorno obsessivo-compulsivo, você se preocupa porque pode ter deixado algo sem fazer, ou porque está infectado, ou porque seus pensamentos vão conduzi-lo a impulsos perigosos.

Agora que analisou os diferentes tipos de preocupação que você tem devido a esses diferentes problemas de ansiedade, vamos examinar mais cuidadosamente as razões pelas quais a preocupação persiste, não importa quantas vezes as coisas acabem dando certo.

POR QUE CONTINUAR SE PREOCUPANDO

Você tem sentimentos confusos em relação às preocupações. Por um lado, suas preocupações o incomodam – você não consegue dormir nem expulsar os pensamentos pessimistas da cabeça. Mas existe maneira de compreender como essas preocupações fazem sentido para você. Por exemplo, você pensa:

- Talvez eu encontre a solução.
- Não quero deixar escapar nada.
- Se continuar pensando um pouco mais, talvez consiga compreender.
- Não quero ser pego de surpresa.
- Quero ser responsável.

Você tem dificuldades para deixar as preocupações de lado porque, de certo modo, elas têm funcionado.

Seus pais ensinaram você a se preocupar

De onde vem essa preocupação toda?

É interessante notar que os preocupados geralmente não descrevem coisas terríveis acontecendo em sua vida recente. Na verdade, nada incomum parece estar acontecendo. Nenhum grande trauma, poucas grandes perdas – *pelo menos não agora*.

- *Trauma.* Os preocupados crônicos tiveram um nível mais elevado de trauma – especialmente ameaça de agressão física – quando eram crianças. Porém, como adultos, os preocupados crônicos eram os *menos prováveis* a se preocuparem com ameaça física![5] Uma razão é que eles podem evitar pensar em coisas desagradáveis. Estu-

Tabela 1.1

Preocupação	Exemplos	O que você evita ou faz	Transtorno de ansiedade
Ser avaliado por outros Humilhação Rejeição	Eles vão perceber que estou nervoso. Minhas mãos vão tremer. Vai dar um branco.	O que você evita: Falar em público Conhecer gente nova	Transtorno de ansiedade social
Medo de situação ou coisa específica	Vou despencar lá de cima. Vou me afogar. Vou cair numa armadilha. O avião vai cair. É perigoso.	O que você evita: Altura Água Insetos, cobras, ratos Espaços fechados Viajar de avião	Fobia específica
Deixar algo por fazer, estar infectado, cometer erros, pensar e sentir coisas temidas	Não tranquei a porta. Tenho germes em minhas mãos. Se pensar algo violento, posso agir de forma violenta.	O que você faz: Repete ações várias vezes Verifica repetidamente Não toca certas coisas Evita situações ou pessoas que desencadeiem seus pensamentos e sentimentos indesejáveis	Transtorno obsessivo-compulsivo
Sentir que suas sensações físicas vão fugir ao controle e fazê-lo enlouquecer ou ficar doente	Meu coração está disparado – vou ter um ataque cardíaco. Estou com tanta tontura que vou cair. Vou ficar tão ansioso que vou começar a gritar.	O que você evita: Estar em lugares – teatros, restaurantes, aviões – onde sua saída está bloqueada Espaços abertos – ruas, feiras, campos	Transtorno de pânico
Acreditar que imagens e pensamentos inoportunos significam que algo terrível irá lhe acontecer	Tive outra visão de uma tragédia – tenho que sair daqui. Tive um pesadelo – é perigoso.	O que você evita: Situações associadas ao trauma inicial – pessoas, lugares, cinemas, histórias	Transtorno de estresse pós-traumático
Pensar que o futuro não tem jeito e não vai melhorar Ter pensamentos repetitivos e sentimentos sobre o próprio sofrimento	Nada vai dar certo. Vou ser um fracasso. O que há de errado comigo? Por que tenho tantos problemas?	O que você evita: Fazer coisas para se ajudar – encontrar pessoas, aceitar novos desafios, estabelecer metas e resolver os problemas	Depressão

dantes universitários que se preocupavam muito diziam preocupar-se com certas coisas por não quererem pensar em *outras* coisas mais ameaçadoras.[6] Isso é importante porque, como você verá mais tarde, muito da preocupação é uma tentativa de evitar as próprias emoções.

- *Pais preocupados e superprotetores.* Adultos que se preocupam tiveram pais que se preocupavam. As crianças podem muito bem ter imitado esse estilo de pensamento. As mães de preocupados eram superprotetoras e tentavam proteger os filhos daquilo que viam como um mundo perigoso.[7] "Não volte muito tarde – é perigoso" e "Não se esqueça de colocar as luvas" e "Trate de olhar para os dois lados quando atravessar a rua". A mensagem era a de que você tinha sempre de manter a guarda e tinha de controlar o ambiente.

Muitas dessas mães combinavam a superproteção com falta de calor humano. Essas mães eram controladoras e invasivas, e demonstravam bem pouco afeto. As crianças aprendiam: "Não apenas o mundo é inseguro e eu não sou competente (porque minha mãe precisa me dizer o que fazer), mas também não há lugar seguro e confortável onde eu possa buscar apoio".

- *Pais invertidos.* Essas mães geralmente faziam a criança desempenhar o papel dos pais para ela. A mãe compartilhava os problemas com a criança e esperava que ela a acalmasse. A inversão de papéis contribui para a tendência de se preocupar mais tarde – especialmente com o que outras pessoas pensam e sentem. Uma pessoa preocupada me relatou que a inversão de papéis de sua mãe a fazia sentir que não havia ninguém para protegê-*la*. Dessa forma, ela se preocupava.

Um desdobramento disso é que a preocupação mais comum para os preocupados crônicos é com os relacionamentos. As pessoas preocupadas ficam imaginando não estarem nutrindo e cuidando o suficiente de outras pessoas. Elas se preocupam em não desapontar outras pessoas, com os outros estarem chateados com elas ou estarem infelizes. Na verdade, os preocupados tendem a ser melhores que os despreocupados em adivinhar os sentimentos dos outros.[8]

- *Pais desprezaram as emoções.* As pessoas preocupadas tiveram pais que tratavam as emoções dos filhos como se fossem aborrecimentos ou como se a criança fosse auto-indulgente por ter sentimentos dolorosos ou desagradáveis. Conseqüentemente, as crianças crescem pensando que não podem ter emoções e que ninguém será compreensivo com elas.
- *Vínculos inseguros.* Os adultos que se preocupam têm maior probabilidade de ter perdido um dos pais antes que completassem 16 anos. A perda de um dos pais pode tornar a criança mais preocupada com outras perdas interpessoais, tais como fim de relacionamento, pessoas ficando chateadas com elas ou quaisquer conflitos ou discussões que possam surgir. Eles geralmente tiveram vínculos muito inseguros com os pais. Isso significa que nem sempre se sentiam seguros de que seus pais estariam disponíveis quando necessitassem, não poderiam esperar que eles lhes dessem atenção ou temiam que pudessem ir embora ou morrer.

Uma pessoa que se preocupava com o final do relacionamento me disse que, quando era pequena, sua mãe costumava ameaçar suicidar-se. Ela agora sentia que todo relacionamento poderia acabar a qualquer momento, a menos que ficasse alerta.[9] Outra pessoa preocupava-se com as finanças e com a possibilidade de ser abandonada, embora fosse economicamente independente e tivesse muitos amigos. Ela explicara que, quando era criança, sua mãe reclamava de dores no peito e lhe dizia que havia todo tipo de perigos lá fora. Ela tinha medo de que a mãe morresse se ela saísse para brincar por muito tempo. Na verdade, ela me contou que sentia não ser capaz de fazer as coisas por conta própria porque pensava que isso mataria sua mãe. Por mais irracional que possa parecer, isto continuou sendo um temor para ela na vida adulta.

- *Vergonha.* Mães de pessoas tímidas centram-se demais na vergonha como forma de controlar os filhos. Elas dizem coisas como: "O que as pessoas vão pensar?" ou "Estou realmente desapontada com você" ou "Não deixe ninguém saber que você fez aquilo". A vergonha o faz sentir que quem você é e o que você é precisam ficar escondidos. As crianças que crescem com pais assim ficam envergonhadas porque as pessoas vão vê-las como imperfeitas ou nervosas.

Isto faz sentido para você

Não acredito que a pessoa queira estar ansiosa ou queira sofrer. Na verdade, a preocupação é uma forma pela qual ela pensa poder evitar que coisas *piores* aconteçam. A preocupação é a estratégia de adaptação a uma realidade que a pessoa vê como incerta, fora de controle, perigosa e repleta de problemas. Concebe a preocupação como forma de agir de modo responsável, de impedir que seus piores medos se realizem, de estar motivada para fazer as coisas e de evitar os sentimentos desagradáveis que acredita estarem logo abaixo da superfície. Até reconhecer a razão pela qual a preocupação faz sentido e por que suas teorias sobre a preocupação podem estar erradas, ela pode relutar em deixá-la de lado. Vamos examinar essas idéias mais de perto.

1. *Você acredita que a preocupação ajuda a resolver problemas.* As pessoas se preocupam e ruminam por achar que vão encontrar as respostas para os problemas. Elas acreditam que a preocupação irá prepará-las, protegê-las e impedir que coisas ruins aconteçam. Quando pesquisadores lhes perguntam o que esperam ganhar preocupando-se com coisas ruins, elas dizem: "Talvez eu encontre uma maneira de resolver meus problemas" ou "Talvez eu descubra o que está errado".[10]

2. *Você acredita que o mundo é perigoso e que não consegue lidar com ele.* Você acredita que coisas horríveis estão prestes a acontecer; assim, preocupa-se para impedir que aconteçam.

Os preocupados ficam atentos a informações ameaçadoras (por exemplo, sinais de rejeição) e interpretam informações ambíguas como ameaçadoras.[11] Informações ambíguas podem ser algo como: "Não estou certo quanto ao que Carol realmente sente, mas aposto que ela não fala comigo porque não gosta de mim". As pessoas preocupadas ficam com as antenas ligadas em busca de ameaças. Vêem perigo mesmo quando não existe. Mantêm o radar funcionando, pois parecem estar sempre em tempo de guerra.

Em um estudo, foi solicitado a pessoas preocupadas que anotassem suas preocupações durante um período de duas semanas e adivinhassem o que aconteceria. Na verdade, 85% dos resultados reais foram *positivos*. As coisas quase sempre acabam melhor do que você pensa. Além disso, em 79% das ocasiões, os preocupados lidaram com diferentes resultados negativos melhor do que esperavam.[12]

Os preocupados consideram que o mundo está repleto de oportunidades de rejeição e fracasso e que suas previsões são precisas. Uma mulher, após os eventos catastróficos de 11 de setembro em Nova York, achava que as chances de ser morta no futuro por um ataque terrorista eram de 100%. Outros preocupados acreditam ser provável que tenham uma doença grave, que vão falir ou vão fracassar nos relacionamentos. Eles são guiados pelo pessimismo generalizado.

3. *A preocupação ajuda-o a não pensar no pior resultado possível.* Você fica centrado em coisas que pode perceber antecipadamente, impedindo que algum futuro e temido desastre ocorra.[13] Embora eu tenha acabado de dizer no item acima que você poderia ficar preocupado com o pior desfecho possível, o que você realmente faz é se preocupar com todos os desfechos ruins que acontecem *antes* que o pior possa acontecer. A lógica por trás disso é: "Se eu puder estar atento a todas as coisas menores que antecedem a catástrofe, posso percebê-la antecipadamente e, assim, evito pensar ou imaginar a própria catástrofe".

Por exemplo, um cirurgião-dentista ficava preocupado com a possibilidade de retração de sua atividade. Ficava ansioso sempre que um paciente cancelava ou um horário ficava vago: "Puxa, tenho horas vagas em minha agenda. Minha renda está caindo. Será que está havendo uma queda em minha atividade? Será que o Dr. Smith não está me indicando clientes por eu ter falhado com o último? Será que estou perdendo meus contatos com fontes de indicação? Será que deveria convidar o Dr. Smith para almoçar?".

Ele não se permitia chegar ao pensamento mais temido: "Minha ocupação entrará em colapso total e vou falir". Ele evitava esse pensamento ao focalizar os acontecimentos imediatos diante dele – um paciente cancelando – e depois tentava imaginar como poderia evitá-los no futuro.

Quando peço a pessoas cronicamente preocupadas para tentarem pensar sobre a série de acontecimentos que poderiam levar ao pior desfecho possível, elas na verdade *demoram mais* para chegar a ele. Ficam apontando resultados menos ruins ou todas as coisas que acontecem antes do pior desfecho. Isto é importante: uma vez que os preocupados crônicos focalizam as pequenas coisas a serem identificadas e modificadas (se possível), eles raramente encaram seus piores temores – os temores de uma terrível catástrofe. Conseqüentemente, não têm a oportunidade de *rejeitá-los*.

4. *Sua preocupação não o deixa sentir emoções fortes.* Provavelmente alguém já lhe disse: "Você pensa demais". Existe alguma verdade nisso. A preocupação é uma maneira de evitar sentimentos ao "pensar demais". Sendo pessoa preocupada, você pensa mais do que sente. Você tenta pensar sobre os problemas em vez de sentir as emoções. A preocupação é o seu jeito de "manter isso na cabeça", em vez de sentir o impacto emocional.

5. *Você não fica ansioso quando está preocupado.* Enquanto se preocupa, seu nível de ansiedade não aumenta. Pessoas preocupadas e despreocupadas reagem de modo muito diferente às ameaças. Quando despreocupados observam uma imagem ameaçadora, sentem medo e seus batimentos cardíacos se aceleram. Diante da exposição repetida à imagem ameaçadora, sua ansiedade diminui. Mas, para as pessoas preocupadas, o processo é bem diferente. Elas tendem a estar em níveis mais elevados de tensão na maioria das vezes; assim, quando uma imagem ameaçadora é apresentada, o preocupado crônico não apresenta qualquer aumento. É como se ele a estivesse experimentando como "ameaça normal".

O preocupado não apresenta diminuição da ansiedade diante da exposição repetida à imagem ameaçadora.[14] Isso é muito importante, pois, diante de quase todas as outras coisas que tememos, quanto mais permanecemos na situação, menos assustados nos sentimos. Conseqüentemente, se tenho medo de pegar o elevador, mas o pego milhares de vezes, fico bem menos assustado. Mas isso não acontece com os preocupados. Eles levam muito mais tempo para diminuir a ansiedade quando diante de uma ameaça. *É como se não a sentissem.* Isto ocorre porque os preocupados estão sempre em guarda – em estado de tensão. A preocupação suprime a ansiedade porque você realmente pensa estar fazendo algo construtivo quando se preocupa. Contudo, quando pára de se preocupar, o nível de ansiedade se eleva.[15] É como se a ansiedade estivesse encubada durante a preocupação. Esta é a razão pela qual os preocupados são realmente mais ansiosos em geral, muito embora fiquem menos ansiosos quando estão se preocupando de verdade!

6. *A preocupação proporciona a ilusão de controle.* Se você é uma pessoa preocupada, alguém provavelmente já o chamou de "louco por controle". Quando está ansioso, você acredita que as coisas fugirão ao controle. Tenta controlar o que vai acontecer pensando nas piores possibilidades e depois procura soluções. Você se diz: "Preciso descobrir como as coisas dão errado e então me assegurar de que não aconteçam". Você tenta resolver um problema antes que cresça – antes que se torne uma *catástrofe*.

Por sentir que as coisas ou os acontecimentos estão fora de controle, você começa a se preocupar para ganhar controle. Fica pensando: "O que pode dar errado?" e "Como posso controlar isso?". Quando antecipamos perigos ou ameaças, tentamos ganhar algum controle. Por exemplo, se tem medo de cachorro, você manifesta controle ao evitar cachorros quando se depara com eles na calçada. Se tiver preocupação obsessiva quanto a se infectar com algo, você manifesta controle ao lavar as mãos 30 vezes. Se você se preocupa quanto a fazer papel de bobo diante de estranhos, pode se apoiar em um lado da mesa para se sentir seguro. Você busca alguma maneira de controlar as coisas. Chamamos isso de "comportamentos de segurança", pois eles o fazem se sentir seguro. Na verdade, você usa a preocupação como forma de ganhar controle. Dado que você se preocupa antes que a coisa ruim *possa* acontecer, e ela não acontece, você começa a acreditar que a preocupação impediu o resultado ruim.

Assim, se estou preocupado com a possibilidade de coisas ruins acontecerem – ir mal na prova, ser atropelado por um ônibus, ser rejeitado por toda mulher com quem conversar – mas essas coisas ruins não acontecem na realidade, por que será que simplesmente não deixo de lado todas as preocupações e me transformo na pessoa feliz que deveria ser? Porque meu cérebro primitivo está me dizendo algo como: "Bob, vamos somar dois mais dois. Você não foi mal na prova, não foi atropelado por um ônibus e *nem todas* as mulheres o rejeitaram. Então, nada terrível aconteceu. Isso não *prova* que a preocupação está funcionando? Você se preocupou. Coisas ruins não aconteceram. Funcionou. Caso encerrado. Pare de me incomodar. Estou ocupado me preocupando".[16]

Isto é o que os psicólogos chamam de "correlação ilusória". Duas coisas estão correlacionadas quando parecem ocorrer ao mesmo tempo. Assim, quando o sinal fica verde, os carros avançam. As duas coisas ocorrem quase ao mesmo tempo. Mas a correlação não prova que uma seja a *causa* da outra. Vamos imaginar que Penny se levante todas as manhãs e, 15 minutos mais tarde, o sol aparece. Ela fez o sol aparecer?

7. *Você sente que a preocupação significa que você é responsável.* Você pode acreditar que tem a responsabilidade de pensar sobre todos os resultados ruins que possam acontecer e, então, de buscar formas de impedir que aconteçam. Você pensa: "Será que essa mancha escura é câncer? Agora que acho que pode ser, eu seria irresponsável e negligente se não fizesse tudo que posso para descobrir o que isso realmente é".

As pessoas se preocupam porque pensam que a preocupação é um sinal de estarem sendo cuidadosas, responsáveis e conscienciosas.[17] Vejamos Lisa. Seu filho de 32 anos, Chuck, não era casado, mas estava vivendo com uma mulher de quem realmente gostava. Ele tinha um bom emprego e acabara de obter seu MBA em uma renomada escola de administração. Porém, Lisa ficava pensando que Chuck nunca se casaria, poderia não ser bem-sucedido na profissão e, é claro, não estava se cuidando. A preocupação de Lisa estava enlouquecendo Chuck. Mas ela pensava que preocupar-se com Chuck era um sinal de que se importava com ele e de que era boa mãe.

8. *A preocupação é uma forma de reduzir a incerteza.* Você não suporta não saber algo com certeza. Fica dizendo coisas como: "Realmente, não sei" ou "Poderia acontecer" ou "É sempre possível" ou "Ainda não estou certo". Você sente que não consegue tolerar não ter certeza.

As pessoas preocupadas não toleram a incerteza.[18] De fato, os preocupados preferem ter a certeza de um desfecho ruim a encarar a possibilidade de um desfecho incerto que poderia ser positivo. Você acredita que pode considerar todas as maneiras possíveis de algo dar errado e reduzir a incerteza coletando informações e considerando cada alternativa. Isso, é claro, aumenta a sensação de que as coisas estão fora de controle. Desta forma, você se preocupa ainda mais.

Você acredita que finalmente conseguirá compreender as coisas, ou aparecer com nova informação que tornará as coisas absolutamente claras, ou chegar à solução perfeita. Essas tentativas de eliminar a incerteza apenas o tornam mais frustrado, uma vez que é impossível eliminá-la.

Se você é um preocupado crônico, então o que se segue soará familiar:

- Você acredita que ter certeza reduzirá o risco de prejuízo.
- Você busca reasseguramento para ganhar mais confiança.
- Você demanda mais informações.
- Você espera indefinidamente para agir.
- Você sente que precisa saber com certeza.
- Se você não sabe algo com certeza, então conclui que vai acabar mal.
- Mesmo quando parece ter a solução nas mãos, pergunta se ela irá resolver tudo absoluta e definitivamente. Se não resolver, você a rejeita.
- Você fica se preocupando a fim de encontrar a resposta absolutamente perfeita que eliminará a incerteza.
- A incerteza equivale a ameaça, falta de controle, erros e arrependimento.

Mas, se você pensar sobre isso racionalmente, a incerteza na realidade é *neutra*. Se digo que não tenho certeza quanto ao tempo no mês que vem (como não tenho mesmo), então não significa que o clima vai estar ruim. Eu simplesmente não sei.

Você vasculha o *Manual Merck* em busca dos sintomas de uma doença. Uma vez que está tirando conclusões sobre o pior resultado possível, você pensa: "Se estou com uma dor de cabeça, *pode ser* tumor no cérebro". Conseqüentemente, você vai atrás de enorme quantidade de informações sobre tumores cerebrais e vários transtornos neurológicos, vai a médicos sem necessidade e exige confirmação de cada um em sua volta. Você quer certeza.

Informação é poder, mas ela deve ser equilibrada. O que você coleta são informações que pendem para o negativo. Isso faz sentido para você porque o faz sentir que descobrirá algo antecipadamente e reverterá o perigo. O que não percebe é que – por estar influenciado – você usa informações que não são precisas. Assim, pode facilmente acabar tomando a decisão errada.

Você pode chegar a soluções razoáveis para os problemas, mas rejeitar as soluções mais tarde por não estar absolutamente certo ou por elas não serem perfeitas. Isso é uma resolução pobre dos problemas, pois você não está apenas procurando a solução, está procurando a *solução perfeita*. Como ela não existe, você se preocupa ainda mais até poder encontrá-la.

Algumas pessoas se preocupam tanto que chegam a *evitar* as informações. Isto ocorre porque podem ver certas informações como garantia de que realmente têm um problema catastrófico. O raciocínio é: "Se eu souber com certeza que tenho um problema sério, será devastador para mim e eu simplesmente vou ficar preocupado o tempo todo".

Uma mulher de 48 anos não passava por exame ginecológico há mais de 20 anos. Ela estava muito preocupada com o fato de que o exame iria fazê-la preocupar-se com câncer. Um homem preocupado recusava-se a ver seu portfólio de ações por sentir que isso o deixava muito ansioso; tinha medo de ter perdido muito dinheiro. Outra mulher, preocupada com a aparência, evitava espelhos para que eles não a lembrassem de que estava se tornando um "bucho". Na verdade, ela era saudável e atraente, mas poderia ser a última a saber.

A intolerância à incerteza é mostrada na Figura 1.1 a seguir. Ao examinar a figura, pense nas preocupações quando não tem certeza de algo. Por exemplo, você pensa: "Talvez minha chefe esteja furiosa comigo" (algo ruim poderia acontecer). Você então pensa: "Não suporto não saber ao certo. Se tivesse certeza, talvez pudesse resolver o problema" ou "Não quero ser pego de surpresa". Você decide que precisa coletar mais informações, então começa a procurar qualquer sinal – passado, presente ou futuro – de que ela esteja furiosa com você. Então, começa a vislumbrar todas as coisas ruins que podem acontecer – ser criticado, humilhado e demitido, e nunca mais conseguir outro trabalho nessa área. Você começa a aparecer com soluções: bajular a chefe, trabalhar

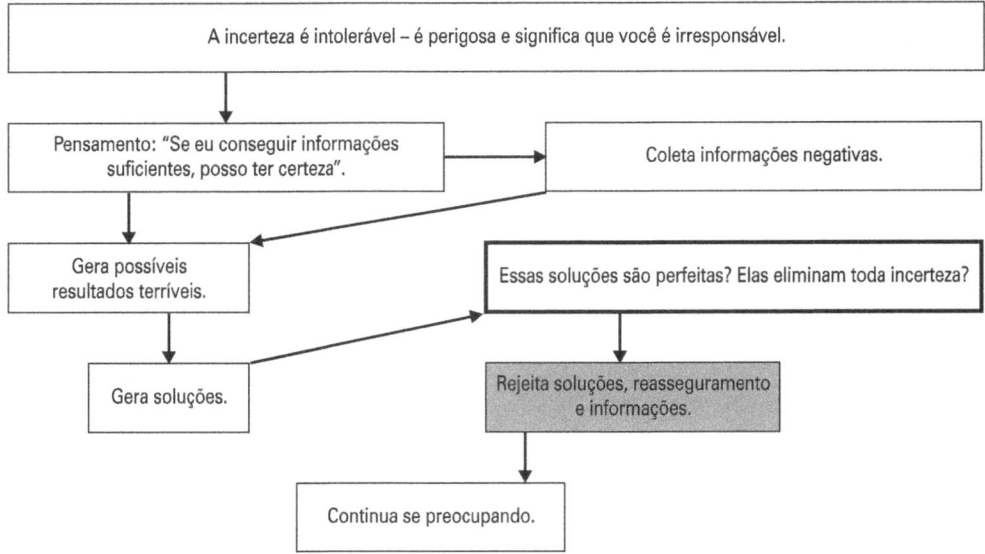

Figura 1.1 O ciclo da incerteza.

mais, voltar aos trilhos. Você também se volta para os colegas de trabalho e pede reasseguramento de que as coisas ficarão bem. Você obtém reasseguramento, mas o rejeita, e rejeita todas as soluções em que pensou, pois não tem certeza de que elas o farão ter *certeza* absoluta de que sua chefe não está furiosa e que finalmente não vai demiti-lo. Assim, você continua a se preocupar.

9. *Você se preocupa a fim de controlar os pensamentos e sentimentos.* Você pode supervalorizar a racionalidade à custa de experimentar ou processar as emoções. Você tem uma visão negativa delas e não tolera os sentimentos. Você acredita que as emoções vão fugir do controle e durar muito tempo, e seus sentimentos simplesmente não fazem sentido para você.

Por que você seria tão intolerante quanto às emoções?

Primeiro, como preocupado, você se situa provavelmente mais elevado na escala do que se denomina "sensibilidade à ansiedade". De acordo com o psicólogo Stephen Reiss, alguns indivíduos são altamente sensíveis ou adversos a sentimentos de ansiedade.[19] Por exemplo, se você tem sensibilidade à ansiedade, então acredita que a ansiedade ou estresse vai fazê-lo ficar doente ou perder o controle. Você *fica com medo de suas próprias sensações*. As mulheres têm maior probabilidade que os homens de apresentar grau mais elevado de sensibilidade à ansiedade – e têm maior propensão à preocupação.[20]

A segunda razão pela qual você evita as emoções e fica dependente da preocupação é que tem *crenças negativas sobre suas emoções* em geral. Em nossa pesquisa, verificamos que os preocupados acreditam que as outras pessoas não validariam ou não compreenderiam o quão mal eles se sentiam.[21]

Os preocupados têm as seguintes crenças:

- Não posso aceitar meus sentimentos.
- Ninguém compreende como me sinto.
- Minhas emoções não fazem sentido.
- Tenho vergonha do que sinto.
- Se tiver uma emoção forte, ela vai fugir ao meu controle.

- Meus sentimentos fortes vão durar muito tempo.
- Devo estar absolutamente certo em relação ao que sinto – não suporto ter sentimentos confusos.

Dessa forma, você depende da preocupação para suprimir quaisquer emoções desagradáveis.

Terceiro, você tem medo de que sua preocupação fuja ao controle e o sobrecarregue emocionalmente. Quando está preocupado, pode ainda pensar: "Esta preocupação vai me deixar louco. Tenho que parar com isso já". Então, você procura não ficar emotivo demais – busca soluções, antecipa os problemas, evita situações desconfortáveis. Por acreditar que suas preocupações estão fugindo ao controle, você começa a prestar mais e mais atenção nelas, o que o faz ter ainda mais medo de estar perdendo o controle dos pensamentos. Você começa a vigiá-los – o que chamamos de "monitoração do pensamento" – para ver se está se preocupando. Isso o faz se preocupar ainda mais.

Uma vez que não consegue controlar os pensamentos e sentimentos o tempo todo, você pode preocupar-se com sua falta de controle. Você então se preocupa acerca de como pode obter mais controle – fazendo-o sentir-se ainda menos no controle.

10. *A preocupação o motiva.* Você pensa que a preocupação irá motivá-lo a fazer as coisas. Uma das explicações mais comuns para a preocupação entre estudantes universitários é que ela irá motivá-los a se esforçar mais: "Preciso me preocupar para conseguir estudar". As pessoas preocupam-se com provas e pensam que isso fará com que estudem. Você se preocupa com o relacionamento e acha que isso irá fazê-lo se dedicar mais à relação. Você se preocupa com a saúde e a aparência e acha que isso o fará ir ao médico, fazer exercícios e começar a fazer dieta.

Algumas pessoas dizem: "Se não me preocupasse, ficaria preguiçoso" ou "Não conseguiria fazer nada". Agora, é verdade que uma certa dose de ansiedade e desconforto pode ser motivadora. Por que se incomodar estudando para uma prova ou trabalhando em um projeto desagradável? Você pensa: "Talvez um pouco de preocupação possa me ajudar a me motivar. Será que me preocupar muito mais vai realmente me acordar e me levar a fazer as coisas?"

Há duas estratégias muito diferentes que as pessoas usam. Uma é chamada "pessimismo defensivo". As pessoas pessimistas defensivas preocupam-se com o desempenho e, em conseqüência disso, preocupam-se por não estarem motivadas a se empenharem o suficiente – elas não querem baixar a guarda.[22] Os pessimistas defensivos diminuem as expectativas em relação a si mesmos; dizem às pessoas que estão preocupados por não estarem suficientemente preparados. Entretanto, os pessimistas defensivos realmente se esforçam mais, e, no final das contas, saem-se bem. Quando são impedidos de se preocuparem (por meio de distração), eles realmente se saem pior nas provas.

Ao contrário dos pessimistas defensivos, nas pessoas deprimidas e altamente ansiosas a preocupação leva à dificuldade de concentração, esquiva, procrastinação e dificuldade de se lembrarem das informações. A ansiedade intensa geralmente prejudica o desempenho, conduzindo a pensamentos intrusivos, dúvidas e sensações de pânico.[23] Se você é um preocupado e não é pessimista defensivo, sua preocupação provavelmente interfere em seu desempenho nas provas e agrava os conflitos nos relacionamentos.

RECAPITULAÇÃO

Você acredita que a preocupação o protege, prepara-o e o mantém a salvo em um mundo que considera perigoso e imprevisível. Você pensa que a preocupação irá motivá-lo a resolver os problemas e permitir coletar todas as informações necessárias para ter certeza de que tudo acabe do seu jeito. Acredita estar sendo responsável quando se preocupa, pois está levando as coisas *a sério*. Acredita que evitará arrependimentos e erros e ficará a salvo de escorregões. Você mantém as emoções sob controle, vivendo-as abstratamente na imaginação, e adia lidar com aquelas que o incomodam.

Mas isso está mesmo funcionando?

Você pode estar coletando informações erradas, focalizando coisas erradas e assumindo que o rio é perigoso antes de entrar na água. Na verdade, você pode preocupar-se tanto que nem vai experimentar a água. Em vez de estar motivado, você está preso a seu caminho, procrastinando as coisas importantes.

Na verdade, a preocupação pode ser uma "solução" que na realidade é um problema. Em vez de tornar o mundo mais repleto de certezas, ela apenas faz você se sentir mais incerto em relação a ele. Em vez de ajudá-lo a lidar com as emoções, a preocupação torna-o medroso e confuso em relação a elas. Em vez de resolver os problemas, a preocupação produz mais problemas para resolver.

É claro, você tem tentado lidar com a preocupação durante anos. Obteve todos os melhores aconselhamentos que pôde e nenhum deles funcionou. Vamos ver agora a razão pela qual esses maus conselhos não apenas não funcionam como também, na verdade, agravam a preocupação.

NOTAS

1. Pesquisas nacionais indicam que 48% da população em geral têm histórico de transtorno psiquiátrico, com os transtornos de ansiedade e a depressão liderando a lista. Ver: Kessler, R.C., McGonagle, K.A., Zhao, S., Nelson, C.B., Hughes, M., Eshleman, S., Wittchen, H.-U., and Kendler, K.S. (1994). Life time and 12-month prevalence of DSM-II-R psychiatric disorders in the United States. *Archives of General Psychiatry, 51*, 8-19.
2. Cross-national Collaborative Group (1992). The changing rate of major depression. *Journal of the American Medical Association, 268*, 3098-3115.
3. Kessler, R.C., Walters, E.E., and Wittchen, H.-U. (2003), Epidemiology of Generalized Anxiety Disorder. R. Heimberg, C.L. Turk, and D.S. Mennin (Eds.), *Generalized Anxiety Disorder: Advances in Research and Practice.* New York: Guilford.
4. Ver: Heimberg, R., Turk, C.L., and Mennin, D.S. (Eds.) (2003). *Generalized Anxiety Disorder: Advances in Research and Practice.* New York: Guilford. Davey, G.C.L., and Tallis, F. (Eds.) (1994). *Worrying: Perspective on Theory, Assessment, and Treatment.* Chichester, UK: Wiley.
5. Roemer, L., Molina, S., Litz, B.T., and Borkovec, T.D. (1997). Preliminary investigation of the role of previous exposure to potentially traumatizing events in generalized anxiety disorder. *Depression and Anxiety, 4*, 134-138.
6. Borkovec, T.D. (1994). The Nature, Functions, and Origins of Worry. In G.C.L. Davey and F. Tallis (Eds.), *Worrying: Perspectives on Theory, Assessment and Treatment* (pp. 5-33). Chichester, UK: Wiley.
7. Perris, C., Jacobsson, L., Lindstrom, H., von Knorring, L. and Perris, H. (1980). Development of a new inventory for assessing memories of parental rearing behavior. *Acta Psychiatrica Scandinavica, 61*, 265-274.
Parker, G. (1979). Reported parental characteristics in relation to trait depression and anxiety levels in a non-clinical group. *Australian and New Zealand Journal of Psychiatry, 13*, 260-264.
Parker, G. (1979). Reported parental characteristics of agoraphobics and social phobics. *British Journal of Psychiatry, 135*, 555-560.
Parker, G. (1981). Parental representation of patients with anxiety neurosis. *Acta Psychiatrica Scandinavica, 63*, 33-36.
Parker, G. (1983). *Parental Overprotection: A Risk Factor in Psychosocial Development.* New York: Grune and Stratton.
8. Chorpita, B.F., and Barlow, D. (1998). The development of anxiety: The role of control in the early environment. *Psychological Bulletin, 124*, 3-21.
Nolen-Hoeksema, S., Wolfson, A., Mumme, D. and Guskin, K. (1995). Helplessness in children of depressed and nondepressed mothers. *Developmental Psychology, 31*, 377-387.
Rapee, R.M. (1991). Psychological Factors Involved in Generalized Anxiety. In R.M. Rapee and D.H. Barlow (Eds.), *Chronic Anxiety: Generalized Anxiety Disorder and Mixed Anxiety-Depression* (pp. 76-94). New York: Guilford.
9. Roemer, L., Molina, S., Litz, B.T., and Borkovec, T.D. (1997). Preliminary investigation of the

role of previous exposure to potentially traumatizing events in generalized anxiety disorder. *Depression and Anxiety, 4*, 134-138.

10. Borkovec, T.D., Shadick, R.N., and Hopkins, M. (1991). The Nature of Normal and Pathological Worry. In R.M. Rapee and D.H. Barlow (Eds.), *Chronic Anxiety: Generalized Anxiety Disorder and Mixed Anxiety-Depression* (pp. 29-51). New York: Guilford.

    Borkovec, T.D. (1994). The nature, functions, and origins of worry In G.C.L. Davey and F. Tallis (Eds.), *Worrying: Perspectives on Theory, Assessment and Treatment* (pp. 5-33). Chichester, UK: Wiley.

    Nolen-Hoeksema, S. (2000). The role of rumination in depressive disorders and mixed anxiety/depressive symptoms. *Journal of Abnormal Psychology, 109*, 504-511.

11. MacLeod, C., Mathews, A., and Tata, P. (1986). Attentional bias in emotional disorders. *Journal of Abnormal Psychology, 95*(1), 15-20.

    Butler, G., and Mathews, A. (1983). Cognitive processes in anxiety. *Advances in Behaviour Research & Therapy, 5*(1), 51-62.

12. Matthews, G., and Wells, A. (2000). Attention, automaticity, and affective disorder. *Behavior Modification, 24*, 69-93.

13. Borkovec, T.D., Newman, M.G., Pincus, A.L., and Lytle, R. (2002). A component analysis of cognitive-behavioral therapy for generalized anxiety disorder and the role of interpersonal problems. *Journal of Consulting & Clinical Psychology, 70*(2), 288-298.

    Mennin, D.S., Turk, C.L., Heimberg, R.G., and Carmin, C.N. (no prelo). Focusing on the Regulation of Emotion: A New Direction for Conceptualizing and Treating Generalized Anxiety Disorder. In M.A. Reinecke and D.A. Clark (Eds.), *Cognitive Therapy over the Lifespan: Theory, Research and Practice*. New York: Guilford.

14. Matthews, G., and Wells, A. (1999). The Cognitive Science of Attention and Emotion. In T. Dalgleish and M.J. Power (Eds.), *Handbook of Cognition and Emotion* (pp. 171-192). Brisbane, Australia: Wiley.

    Wells, A. (1995). Meta-cognition and worry: A cognitive model of generalized anxiety disorder. *Behavioural and Cognitive Psychotherapy, 23*, 301-320.

    Borkovec, T.D., and Hu, S. (1990). The effect of worry on cardiovascular response to phobic imagery. *Behaviour Research and Therapy, 28*, 69-73.

    Borkovec, T.D., Alcaine, O.M., and Behar, E. (2004). Avoidance Theory of Worry and Generalized Anxiety Disorder. In R.G. Heimberg, C.L. Turk, and D.S. Mennin (Eds.), *Generalized Anxiety Disorder: Advances in Research and Practice*. New York: Guilford.

15. York, D., Borkovec, T., et al. (1987). Effects of worry and somatic anxiety induction on thoughts, emotion and physiological activity. *Behaviour Research & Therapy 25*(6), 523-526.

16. Papageorgiou, C., and Wells, A. (1999). Process and meta-cognitive dimensions of depressive and anxious thoughts and relationships with emotional intensity. *Clinical Psychology and Psychotherapy, 6*, 156-162.

    Wells, A. (1995). Meta-cognition and worry: A cognitive model of generalized anxiety disorder. *Behavioural and Cognitive Psychotherapy, 23*, 301-320.

    Wells, A. (2004). Meta-Cognitive Beliefs in the Maintenance of Worry and Generalized Anxiety Disorder. In R.G. Heimberg, C.L. Turk, and P.S. Mennim (Eds.), *Generalized Anxiety Disorder: Advances in Research and Practice*. New York: Guilford.

17. Salkovskis, P.M., Forrester, E., and Richards, C. (1998). Cognitive-behavioural approach to understanding obsessional thinking. *British Journal of Psychiatry, 173*(Supl. 35), 53-63.

    Purdon, C., and Clark, D.A. (1994). Obsessive intrusive thoughts in non-clinical subjects: II. Cognitive appraisal, emotional response and thought control strategies. *Behaviour Research and Therapy, 32*, 403-410.

    Wells, A. (1997). *Cognitive Therapy of Anxiety Disorders: A Practice Manual and Conceptual Guide*. New York: Wiley.

18. Dugas, M.J., and Ladouceur. R. (1998). Analysis and Treatment of Generalized Anxiety Disorder. In V.E. Caballo (Ed.), *International Handbook of Cognitive-Behavioural Treatments of Psychological Disorders* (pp. 197-225). Oxford: Pergamon Press.

19. Reiss, S. (1999). The Sensitivity Theory of Aberrant Motivation. In S. Taylor (Ed.), *Anxiety Sensitivity: Theory, Research, and Treatment* (pp. 35-58). Mahwah, NJ: Erlbaum.

20. Reiss, S., Silverman, W.K., and Weems, C.F. (2001). Anxiety Sensitivity. In Vasey and Dadds,

(Eds.), *The Developmental Psychopathology of Anxiety*. (pp. 92-111). New York: Oxford.
21. Leahy, R.L. (2003). Emotional schemas and metacognitive beliefs about worry. Artigo apresentado na reunião anual da European Association of Cognitive and Behavioral Psychotherapy, Praga, República Tcheca. Setembro.
22. Norem, J.K., and Cantor, N., (1986). Defensive pessimism: Harnessing anxiety as motivation. *Journal of Personality & Social Psychology. 51*(6), 1208-1217.
23. Sarason, I.G. (1984). Stress, anxiety, and cognitive interference: Reactions to tests. *Journal of Personality & Social Psychology, 46*(4), 929-938.

2

As piores maneiras de lidar com a preocupação

Esses comentários lhe parecem familiares?

- Tente ser mais positivo.
- Você não tem nada com que se preocupar.
- Tudo vai ficar bem.
- Você tem que acreditar em si mesmo.
- Acredito em você.
- Tente tirar isso da cabeça.
- Pare de se preocupar!

A maioria dos preocupados ouviu esses conselhos de amigos bem-intencionados ou mesmo de terapeutas. Você deve – se realmente tiver sorte – sentir-se melhor por cerca de 10 minutos.

Tentar ser mais positivo é uma boa idéia às vezes, mas, como pessoa preocupada, *você, na verdade, tem medo de ser mais positivo*. Dizer-lhe para "pensar positivamente" é como dizer a alguém que tem medo de altura: "Confie em mim, você não vai cair. Você pode escalar aquela montanha". A chance de que esse conselho funcione é zero.

Que tal dizer "Você precisa acreditar em si mesmo"? Soa bem, mas se você é uma pessoa preocupada, como fazer para que isso aconteça? Imagine que alguém diga: "Puxa, vejo que você tem todas essas dúvidas sobre si mesmo e seu relacionamento. Quero apenas que você comece a acreditar em si próprio agora – neste exato momento". Qual a probabilidade disso ser útil?

Novamente, zero.

O fato de seu amigo acreditar em você é maravilhoso, mas como isso o ajuda a acreditar em si mesmo quando você é uma pessoa preocupada? De fato, não apenas a confiança de seu amigo parece não ter absolutamente nenhuma relevância para sua autoconfiança como também você pode concluir: "Ele não conhece meu verdadeiro eu". Se você é uma pessoa preocupada, provavelmente abriga um "eu particular" que é o núcleo de sua "autodúvida", o "eu neurótico" que ninguém conhece. Assim, quando seu amigo diz que acredita em você, isso pode simplesmente demonstrar que ele de fato não o conhece tão bem quanto você mesmo.

Parece familiar?

E se seu amigo disser: "Tente tirar isso da mente" e o obrigar a se distrair com alguma outra coisa, como sair para uma caminhada? Enquanto caminha, você provavelmente pensa: "Será que Pete está tentando me ligar e não consigo atender?". E, quando a caminhada termina, você vai para casa e volta direto para sua preocupação. E então pergunta a si mesmo: "O que ele pensa que eu deveria fazer, passar minha *vida inteira* numa longa e agradável caminhada?". Como você não se vê na pele do maratonista Forrest Gump, acredita que aquele conselho bem-intencionado – tirar isso da mente – não vai ser a salvação.

Talvez seu terapeuta lhe diga: "Essa idéia de que Pete vai romper com você parece uma obsessão". Uma vez que o terapeuta é um "especialista", você acredita que o que vai sair de sua boca em seguida serão inacreditáveis e valiosas palavras de sabedoria. Ele está prestes a proporcionar um *insight* que tornará tudo claro como cristal e o libertará para sempre dessas terríveis preocupações. Conforme você se inclina para frente em sua cadeira, com seu coração batendo rapidamente, ouvidos se esticando para pegar cada importante sílaba que o terapeuta está prestes a pronunciar, ele diz: "Pare de se preocupar".

Seus olhos piscam de descrença. Certamente deixou escapar algo. "Mas como eu simplesmente faço para parar de me preocupar?", você pergunta.

Ele sorri, olhando confiantemente para sua face perplexa, e diz: "Sempre que ficar preocupado, simplesmente grite para si mesmo: 'Pare!'"

Essa solução simples não lhe ocorreu durante os últimos 10 anos de preocupação recorrente. Você poderia ter resolvido isso simplesmente dizendo a si mesmo para parar. Tão simples! Você pode usar esta técnica de parar pensamentos.

Então, o terapeuta abre a gaveta de sua mesa e retira um elástico de borracha.

"Aqui. Coloque isto em seu pulso. Sempre que se preocupar, simplesmente puxe bastante o elástico e depois solte-o a si mesmo: 'Pare!'"

Ainda mais perplexo, mas com um leve sentimento de esperança, você vai para casa e começa a fazer o que o terapeuta pediu. Faz isso a semana toda. Você continua dizendo a si mesmo para frear esses pensamentos. Algumas vezes, quando ninguém está olhando, você diz em voz alta: "*Pare!*". Isso o distrai por um momento, mas depois as preocupações voltam novamente.

Você volta ao terapeuta na semana seguinte, agora preocupado com o fato de que a última tentativa de curar a preocupação não funcionou, e lhe diz: "Doutor, isso funcionou nas poucas primeiras vezes. Eu ficava distraído com a dor. Mas simplesmente ainda me preocupo tanto quanto antes".

O terapeuta olha para você, pensando que você pode ser um caso de tratamento prolongado, e diz: "Você vai ter que dizer a si mesmo para parar de se preocupar".

"Não sei se isso é suficiente", você responde.

"Bem, você terá de acreditar em si mesmo."

Se você é como os milhões de pessoas que se preocupam, então provavelmente ouviu parte, senão a totalidade, desses maus conselhos. Se surtiu algum efeito, foi fazê-lo sentir-se ainda mais deprimido. Você não se sente compreendido e até pensa que sua situação deve ser realmente desesperadora, pois todas as pessoas bem-intencionadas e os especialistas altamente treinados parecem não poder ajudá-lo. A verdade é: eles não podem ajudá-lo porque estão tentando livrá-lo das preocupações.

Você provavelmente deve estar dizendo: "Não é disso que trata este livro?".

É. Mas as preocupações persistem por causa das *maneiras* pelas quais você tenta se livrar delas. Você usa técnicas que tornam as coisas piores. É como o alcoolista tentando livrar-se da dependência tomando outro drinque. Isso vai afastar o problema de sua cabeça por uma hora, mas o problema continua ali, e pior que antes.

A razão pela qual você insiste em fazer muitas dessas coisas autodestrutivas para livrar-se da preocupação é que todas elas funcionam a curto prazo. Cada uma das estratégias que você usa vai fazê-lo sentir-se menos ansioso por alguns instantes ou algumas horas. Você pode perguntar: "Bem, isso não é uma vantagem? Afinal, se consigo me sentir melhor durante uns poucos minutos ou mesmo poucas horas, então o que há de errado com um pouquinho de alívio das preocupações?". Essas técnicas são autodestrutivas porque mantêm a crença de que você precisa se preocupar a fim de reduzir a ameaça; elas o convencem de que você não consegue conviver com a incerteza e o impedem de enfrentar e derrotar seus piores temores. Neste capítulo, vamos rever 12 estratégias comuns, porém falhas, que não apenas deixarão de reduzir suas preocupações a longo prazo como também tornarão as coisas muito piores para você. Ao destacar tais estratégias, você pode começar a compreender por que precisa abandonar as "soluções" que vem tentando. Na verdade, a menos que deixe de lado as soluções e estratégias falhas, você continuará a se preocupar.

Vamos observar mais cuidadosamente a "dúzia suja"*.

A "DÚZIA SUJA": 12 ESTRATÉGIAS QUE NÃO FUNCIONAM

1. Buscar reasseguramento

Você está preocupado porque não está com a aparência tão boa quanto gostaria (quem está?) e, então, vira-se para seu parceiro e diz: "Você acha que pareço bem?". Ou você pensa que uma pequena mancha na pele seja um sinal de câncer e vai a médicos seguidamente para descobrir se vai sobreviver. Ou está preocupado com a pessoa que conheceu em uma festa e que bocejou enquanto você falava com ela, e pergunta aos amigos: "Ela se encheu de mim?".

Mas, é claro, você não busca reasseguramento apenas uma vez. Fica batendo na mesma tecla repetidamente. Na verdade, você pode ter lido outros livros sobre preocupação que realmente o encorajavam a buscar reasseguramento de pessoas que acham que você está bem, ou fica dizendo a si mesmo que as coisas vão dar certo.

Buscar reasseguramento não funciona, porque você *sempre pode duvidar disso mais tarde*. Talvez seu amigo esteja tentando levantar seu ego ao dizer que você está com boa aparência, mas ele na verdade acredita que você está pior que nunca. Ou talvez o médico não possa realmente dizer se é câncer sem fazer muitos exames. Como veremos ao longo

---

* N. de R.T.: "Dirty dozen", no original.

deste livro, o principal problema com a busca de reasseguramento é que isso tenta eliminar a incerteza. Depender de reasseguramento o impede de aprender a conviver com a incerteza – elemento essencial na redução da preocupação. Conseqüentemente, buscar reasseguramento é uma estratégia que irá falhar. E, o que é pior, isso vai fazê-lo voltar novamente à tentativa de obter mais reasseguramento, já que ele reduzirá sua ansiedade (e incerteza) por uns poucos minutos. Buscar reasseguramento é como a compulsão de checar se trancou a porta. Se verificar a porta 40 vezes, então, provavelmente, da próxima vez que sair de casa irá checar 41 vezes. O verdadeiro truque é ser capaz de passar pela porta.

2. Tentar suprimir os pensamentos

Talvez você tenha feito um curso de psicologia e tenha ouvido falar de "supressão de pensamentos", tratamento que envolve livrar-se de pensamentos negativos ou indesejados suprimindo-os. Assim, sempre que ficar preocupado com a perda de todo o capital na bolsa de valores, você será estimulado a se obrigar a bloquear os pensamentos puxando e soltando um elástico de borracha no pulso (para distraí-lo) ou simplesmente gritando para si mesmo: "Pare!". Isso deveria reduzir as preocupações. Infelizmente, não apenas a supressão dos pensamentos não funciona como também leva a um verdadeiro "rebote dos pensamentos" e torna as coisas piores a longo prazo.

Vamos experimentar a supressão de pensamentos. Feche os olhos e relaxe. Gostaria que você tivesse uma imagem bem clara de um urso branco na mente – um doce e peludo urso branco. Agora que tem claramente o pensamento de um urso branco na mente, quero que pare de pensar em ursos brancos durante os próximos 10 minutos. O que quer que faça, não pense em nenhum urso branco. O psicólogo David Wegner verificou que tentativas de suprimir pensamentos sobre ursos brancos na verdade levavam ao *aumento* deles após a supressão.[1] Assim, se você suprime um pensamento durante 10 minutos, terá um *aumento* substancial deste depois de decorridos os 10 minutos.

A supressão de pensamentos baseia-se na idéia de que você não consegue suportar certo tipo de pensamento – digamos, uma obsessão ou preocupação. Isso confirma sua idéia de que esses pensamentos são prejudiciais ou o levarão à perda de controle. O rebote do pensamento ocorre porque você não consegue eliminar pensamentos – não consegue apagá-los da memória. Não apenas é impossível apagar a memória como também, ao se engajar ativamente na supressão de um pensamento, você deve prestar atenção nele – deve, na verdade, buscar o pensamento que está tentando suprimir! Para tornar as coisas ainda piores, você está dizendo a si mesmo que isso que está tentando suprimir pode realmente ser um pensamento perigoso (ou seja, importante). Portanto, quando tiver o pensamento novamente, deve realmente prestar atenção nele. A Figura 2.1 mostra o processo de rotular um pensamento como "indesejado" ou "ruim" e como tentativas de suprimi-lo levarão ao rebote. Veremos que praticar intencionalmente as preocupações por meio da "inundação de pensamento" é melhor que a inútil tentativa de suprimi-lo.

3. Coletar informações

Quando se preocupa com algo, você pode procurar e coletar tantas informações quanto conseguir a respeito disso. Você pode dizer: "Informação não é poder? Informação não é chegar aos fatos?". As informações que você obtém podem ser um conjunto de fatos (ou podem não ser). Mas, mesmo sendo, podem entretanto tratar-se de uma *seleção tendenciosa de fatos*. Eles podem ser fatos que não apenas são inúteis como também enganosos. Isso ocorre porque você busca informações para confirmar as crenças negativas, vê tendências que não existem, superestima riscos e usa informações irrelevantes.

Você tenta confirmar apenas pensamentos negativos

Quando se preocupa, você tenta descobrir se a previsão negativa poderia se tornar

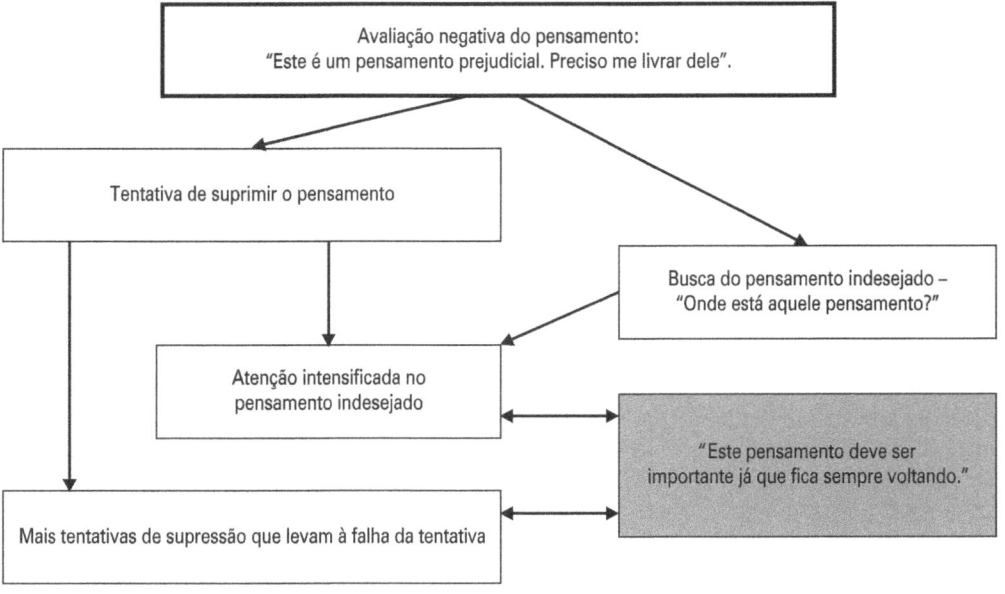

Figura 2.1

verdade – "Será que estou com câncer?" Como resultado disso, você acaba sendo guiado pelo que se chama de "viés de confirmação". Se está preocupado com a possibilidade de ter um câncer, buscará informações que sugerem que você realmente tem câncer.

Você vê tendências que não existem

Vamos tomar o caso de um observador de mercado que possui ações. Ele se senta diante do monitor e acompanha suas ações durante horas, todos os dias. Seu pensamento é: "Vou identificar uma tendência antes de todo mundo".

Em um livro fascinante, *Iludido pelo Acaso*, o investidor e estatístico Nassim Taleb observa que ações individuais variam *aleatoriamente* todos os dias e que tendências reais não aparecem durante meses ou anos.[2] O investidor, sentado lá, observando o monitor, olha para uma confusão de dados, mas os interpreta como informações úteis. Observar o monitor todas as horas de cada dia o leva a ver padrões que na realidade não existem. De acordo com Taleb, é muito difícil aceitarmos a existência de acontecimentos aleatórios (tais como flutuações diárias do mercado). Conseqüentemente, quando observamos as variações do preço de uma ação de hora em hora, acreditamos haver tendências emergindo, mas na verdade estamos vendo flutuações aleatórias dos preços.

Quando coletamos informações sobre nossas preocupações, a seleção e a interpretação da informação são orientadas pelo viés de confirmação. Assim, se pensa que alguém está aborrecido com você, a tendência é pender para todas as informações negativas acerca de como aquela pessoa age em relação a você. Desse modo, interpreta um comportamento neutro como indicativo de algo realmente negativo. As pesquisas mostram que os preocupados crônicos interpretam informações neutras ou ambíguas como ameaçadoras. Dessa forma, pessoas tímidas interpretam faces ambíguas como zangadas.

Você superestima riscos

Ao coletar informações sobre ameaças, você está, na verdade, tentando avaliar riscos: "Qual a probabilidade de algo ruim acontecer?". Mas hoje sabemos que quase sempre superestimamos riscos quando estamos ansiosos.

Os psicólogos Paul Slovic e Gerd Gigerenzer demonstram em sua pesquisa que calcular riscos é um processo complicado.[3] Vamos imaginar que estejamos tentando calcular o risco de um acidente aéreo. De forma ideal, para calculá-lo, devemos fazer o seguinte:

1. coletar todas as informações sobre o número de vezes que acidentes aéreos aconteceram no passado;
2. coletar informações sobre a quantidade de exposição a esse risco (ou seja, o número de vezes que as pessoas voaram);
3. estimar se existem novas condições que aumentam ou diminuem o risco (por exemplo, avanços tecnológicos o diminuem e o terrorismo o aumenta);
4. avaliar quão precisas são as estimativas (ou seja, como realmente saber se a tecnologia ou o terrorismo afetam o risco);
5. estimar quão negativo será o resultado (neste caso, ser morto é um resultado altamente negativo).

Infelizmente, ao estimar riscos, você quase nunca usa esses processos de pensamento racional. Você não coleta as informações sobre acidentes anteriores, não sabe quantas pessoas viajaram de avião no ano passado, não tem qualquer informação precisa sobre como a tecnologia ou o terrorismo poderiam afetar riscos futuros e enfoca somente o lado pior (ser morto). Na verdade, Slovic verificou que você provavelmente estima riscos com base em inúmeras regras irracionais da experiência, delineadas na tabela a seguir.[4]

Ficamos mais propensos a superestimar os riscos quando podemos recordar com facili-

Tabela 2.1
Como você usa mal as informações e superestima os riscos

- Acessibilidade: Se posso me lembrar facilmente da informação, ela deve ser muito importante.
- Atualidade: Se há informação recente, deve ser mais provável.
- Imagens fortes: Se tenho uma imagem forte disso, deve ser mais provável.
- Relevância pessoal: Se for relevante para meus planos, é mais provável.
- Pensamento emocional: Se estou ansioso, é mais provável.
- Gravidade do desfecho: Se puder ser realmente horrível, então isso é mais provável.

dade episódios com desfechos negativos (por exemplo, imagens de acidentes aéreos); se esses eventos negativos aconteceram recentemente (um avião se acidentou em um aeroporto local na semana passada); se a imagem que temos é muito forte (vimos a imagem de um avião se incendiando); se for relevante para nossos planos (estamos planejando viajar de avião amanhã); se ficamos perturbados ao pensar sobre isso (nossa emoção nos "diz" ser mais provável que aconteça), e se imaginarmos o desfecho como horrível (imaginamos morrer no acidente). Também ficamos mais propensos a superestimar riscos se pensarmos que a causa do evento negativo é invisível e difícil de bloquear. Por exemplo, provavelmente superestimamos os riscos quando pensamos em terrorismo ou doenças contagiosas, tais como SARS ou AIDS, pois a causa é invisível e pode parecer difícil de ser bloqueada.

Assim, quando buscamos informações, raramente somos objetivos. Na verdade, não apenas somos dirigidos por regras irracionais da experiência como também quase nunca buscamos as informações mais importantes – *com que freqüência o resultado previsto não ocorre?* Conseqüentemente, se você tem medo de viajar de avião, com que freqüência coleta dados sobre aviões que voam em segurança? Ou, se você tem medo de ser despedido, há quanto tempo não foi despedido?

Sua informação é irrelevante

Enquanto navega na Internet à procura de informações sobre doenças infecciosas raras ou cânceres difíceis de detectar, você pensa que sintomas como falta de ar ou uma dor em algum lugar do corpo são sinais evidentes da doença alarmante que duas pessoas em três milhões adquirem. As informações podem ser enganosas. A questão é se a informação é *representativa*. Será que a informação representa o que é geralmente verdadeiro, ou será que ela reflete com precisão as circunstâncias?[5]

Vamos tomar como exemplo as dores de cabeça. Você percebe que está com dor de cabeça; vai para a Internet e começa a ler sobre problemas neurológicos e outras enfermidades graves. Talvez você tenha um derrame, um aneurisma, um tumor cerebral. Quando acaba de pesquisar sobre "dor de cabeça", você está convencido de que deve rever o testamento e arrumar alguém que adote seu gato.

A informação é útil somente se for *relevante*. Por exemplo, a informação sobre dor de cabeça é relevante se um Tylenol ajudar. Outra informação poderia ser: "Qual é a percentagem de pessoas que têm dor de cabeça uma vez ou outra?" Seria... vejamos... de 100%? Quando recorre à Internet e verifica todas as doenças associadas a dores de cabeça, você está condicionado às regras da experiência que mencionei acima. As informações sobre doenças alarmantes na Internet estão amplamente acessíveis, são muito destacadas (são fortes no sentido de que você pode ver as doenças alarmantes listadas ali), são recentes (você pode vê-las agora mesmo) e são relevantes do ponto de vista pessoal (é a sua dor de cabeça). Além disso, você está ansioso (o que aumenta as estimativas de risco), e o resultado é um evento alarmante (invalidez ou morte). Quanto mais você observa essas informações tendenciosas, maior lhe parece o risco e maior é a probabilidade de se preocupar e buscar reasseguramento.

4. Checar repetidamente

Você tenta reduzir a ansiedade checando para se certificar de que tudo está em ordem.

Você pensa: "Devo ter me esquecido de alguma coisa", "Posso não ter notado algo", "Se puder perceber algo antes, posso evitar que coisas piores aconteçam" e "Tenho o dever de checar essas coisas, já que talvez possa fazer algo a respeito". Os elementos-chave da checagem são os seguintes:

- Se checar, posso reduzir a incerteza.
- Não consigo tolerar a incerteza.
- Se perceber antecipadamente, posso evitar que coisas piores aconteçam.
- Não posso confiar inteiramente em minha memória.
- Todo cuidado é pouco.
- É meu dever.

Vamos considerar duas pessoas preocupadas, verificadoras e ansiosas.

Brenda achava que parecia velha e feia. Toda vez que pensava nisso, achava que deveria olhar-se no espelho para certificar-se de que sua maquiagem estava em ordem e que seu rosto não havia despencado. Ela inspecionava o rosto em um espelho de aumento e observava uma ruga ou vaso capilar dilatado no olho. Isso levava a mais preocupações quanto à aparência decadente. Brenda dizia: "Confiro o espelho para ter certeza de que posso descobrir alguma coisa e fazer algo a respeito". O "fazer algo a respeito" envolvia retocar a maquiagem, esconder-se na penumbra de uma sala ou mesmo recusar-se a participar de eventos sociais. Brenda acreditava que esconder-se na penumbra não deixava que as pessoas percebessem quanto ela estava velha e pouco atraente, e que evitar festas quando não se sentia bem a mantinha longe das pessoas em seus piores momentos.

As checagens de Brenda levavam a três coisas: retocar a maquiagem, novas checagens e evitar ir a festas ou sentar-se sob a luz. Em cada caso, a checagem realmente reduzia sua ansiedade, pois retocar a maquiagem fazia com que ela se sentisse melhor e evitar festas (ou a luz) deixava-a mais segura. Conseqüentemente, Brenda não poderia saber que ir a festas sem checagem poderia realmente ajudá-la a superar as preocupações. Como ela poderia algum dia descobrir que estava errada sobre essas crenças, a menos que parasse de checar e de se esconder?

Debbie estava preocupada porque o namorado não tinha telefonado e checava a secretária eletrônica a cada meia hora. Ao não receber uma chamada nas primeiras duas horas, ligou para seu próprio número para deixar uma mensagem e depois checou a mensagem para ver se a secretária eletrônica estava funcionando. Sua idéia era: "Se checar, posso ver que ele ligou e aí vou parar de me preocupar". Mas o que a estava realmente incomodando era o pensamento: "Se ele não me liga exatamente quando eu quero, significa que ele está me enganando".

As checagens de Debbie eram condicionadas pelo pensamento de que ela poderia se sentir reassegurada ao receber a mensagem imediatamente. Quando agia e checava a secretária eletrônica, isso fazia com que ela acreditasse estar assumindo o controle e descobrindo o que realmente estava acontecendo. Debbie me relatou que precisava saber se ele a estava enganando. Por estar tão condicionada à necessidade de ter certeza, o que ela conseguiu foi provocar brigas com o namorado e terminar o relacionamento: "Acho que pensei que, se pudesse simplesmente terminar tudo, não teria mais de me preocupar com o rompimento".

Checar é uma *compulsão*, um comportamento que você usa para diminuir a ansiedade. É desencadeado por um pensamento obsessivo ou por preocupação.[6] A preocupação pode ser: "Talvez haja algo errado com o avião", e assim você busca sinais e sons de falhas mecânicas. Ou a checagem pode envolver o exame dos seios ou da pele diariamente à procura de sinais de câncer se desenvolvendo. Cada vez que você checa, a checagem é condicionada pelo pensamento: "Devo assegurar-me de que não tenho câncer". Você checa, descobre que não tem um caroço e sente-se aliviada. Ou você checa, encontra um caroço, corre para sua médica e pede uma biópsia, e ela lhe assegura que não é nada. Você se sente melhor por *uma hora*. E depois fica pensando onde a médica cursou medicina e se ela é tão inteligente quanto você acreditava.

A checagem jamais pode aplacar sua preocupação fundamental: "Não suporto a incerteza". Os custos são que você fica nervosa, despende uma porção de tempo e energia checando e reforça a crença de que precisa checar para estar a salvo. Quais são os benefícios? Você se sente melhor por uma hora, mas depois checa novamente.

5. Evitar desconforto

Uma estratégia muito comum para lidar com as preocupações é evitar ou procrastinar coisas que o tornam ansioso ou preocupado. Se estiver preocupado com os impostos, então evita fazer a declaração. Se estiver preocupada por não ser a mulher mais bonita do mundo, então evita festas. Se vê um homem atraente, mas acha que ele vai rejeitá-la, evita olhar para ele. Se estiver preocupado porque pode estar doente, então não vai ao médico.

Evitar coisas que fazem você se preocupar funciona de imediato.[7] Entretanto, reforça a crença de que você não tem competência para lidar com os problemas, e isso o deixa ainda mais preocupado com eles no futuro. Além disso, não tem a chance de descobrir que pode lidar com as coisas por conta própria. *Você não tem qualquer chance de refutar suas crenças negativas.*

6. Alienar-se com bebida, drogas ou comida

Todo transtorno de ansiedade e depressão está associado ao aumento de abuso de álcool, drogas e comida. Se está preocupado com a possibilidade de perder o emprego, você come demais e bebe em excesso para se acalmar. Se se preocupa quanto a ser ignorado em uma festa, toma vários drinques e fuma maconha para "diminuir a pressão". Alienar-se com drogas, álcool ou comida significa que você não consegue lidar com preocupações ou sentimentos. Você nunca pensa melhor sobre essas coisas, nem examina quão irracional seu pensamento realmente é.

O grande apelo da alienação e da fuga é que isso funciona imediatamente e está facilmente acessível. E os custos podem ser adiados – pelo menos por umas poucas horas. Você não vai passar mal tão cedo, sua ressaca é amanhã e você pode aproveitar o baseado e não pensar sobre a vida no mundo real porque sua motivação ou ambição estarão reduzidas. Você pode adiar os custos para mais tarde – exatamente como a conta do American Express, com juros de 20%.

Você pode fugir dos sentimentos – alienar-se, drogar-se ou se encher de comida. Talvez pareça menos assustador fazer essas coisas. Mas o problema é que não conseguirá descobrir o que o está aborrecendo de fato nem resolver os problemas.[8] Em conseqüência, ficará com dois problemas – a ansiedade e o comportamento autodestrutivo.

7. Preparar-se demais

Você está preocupado com a palestra que tem que fazer na semana que vem. Embora saiba que é muito competente e tem considerável experiência no assunto, começa a se preocupar: "E se me der um branco? E se alguém me perguntar algo que não consiga responder?". Você sabe que é razoavelmente inteligente e trabalhou no material e leu o que precisava ser lido... mas *não sabe tudo.* Você não é perfeito. Então, imagina que o melhor a fazer é preparar a fala agora mesmo até a última palavra, a fim de lê-la em voz alta. Você se levanta, lê a fala para o grupo e... bem, acaba sendo realmente chato.

Você estava preocupado com o fato de que até mesmo ser um pouco espontâneo poderia deixá-lo vulnerável ao esquecimento e a se desviar dos objetivos. Assim, você não se esqueceu de nada – mas pareceu mecânico. Você pensa: "Preciso estar totalmente preparado para jamais perder a linha de pensamento". Pensa que tudo deve ser totalmente previsível e estar sob seu controle, senão as coisas irão se desmantelar. Assim, na vez seguinte, se prepara ainda mais e ensaia à frente da câmera de vídeo – 30 vezes. Mas ainda assim fica chato.

Ficar superpreparado retroalimenta a crença de que você deve estar totalmente no controle das preocupações ou tudo irá se desintegrar. Isso também alimenta a preocupação com o fato de que, se não for perfeito, parecerá um idiota. E, é claro, você corrobora isso porque soa como um idiota – seja fazendo uma pausa ou se desviando do objetivo por um minuto, ou não se sentindo absolutamente seguro – ao não saber *tudo*. Ironicamente, pesquisadores verificaram que os oradores considerados melhores em qualidade realmente preparam-se muito pouco antes de uma palestra. Simplesmente sentem que conhecem o material. Os oradores de quem o público gosta menos são aqueles que mais se preparam antes da apresentação.[9]

A superpreparação não funciona porque jamais é possível ficar totalmente preparado – sempre vai haver imprevistos. Mais importante, isso reforça sua crença de que deve ser perfeito e saber tudo a fim de se sentir seguro.

8. Usar comportamentos de segurança

Quando nos sentimos preocupados ou ansiosos, usamos "comportamentos de segurança". Essas são coisas que nos fazem sentir momentaneamente a salvo e seguros. Por exemplo, se vai fazer um discurso, mas tem medo de parecer nervoso, irá se superpreparar e ler a fala conforme descrevi acima, mas também ficará mais tenso, evitará olhar o público, não tomará o copo de água porque não quer que ninguém veja suas mãos tremendo, ficará se perguntando se esqueceu algo, checará as anotações, irá rezar, suspirar e fará longas inspirações, pois pensa que isso o acalma.

Comportamentos de segurança são muito comuns, e freqüentemente não percebemos que estamos nos engajando neles até que alguém os aponte. Por exemplo, um homem com medo de dirigir em pontes tinha os seguintes comportamentos de segurança: ir bem devagar, planejar o caminho a fim de prever cada ponte possível, evitar olhar para os lados, dirigir nos limites da faixa, não olhar o espelho retrovisor, agarrar-se à direção, respirar profundamente e bombear os freios. Ele achava que cada um desses comportamentos de segurança proporcionava maior sensação de controle. É claro, a realidade era que o engajamento nesses comportamentos reforçava sua crença de não ter qualquer controle real enquanto dirigia em pontes.

Comportamentos de segurança são importantes na *manutenção* do medo e da preocupação.[10] Seu uso continuado apenas confirma que você não consegue lidar com a situação por conta própria e que ela continuará perigosa ou problemática, a menos que você se "proteja" com esses comportamentos de segurança preventivos. Assim que os abandona e se expõe às coisas das quais tem medo, vai perceber que fica realmente bem sem eles.

Observe a Tabela 2.2 e veja se algum dos exemplos de comportamentos de segurança lhe parece familiar.

9. Tentar causar sempre boa impressão

Você pode estar preocupado com a aparência, se vai ter algo interessante a dizer, se alguém irá ao menos iniciar uma conversa com você e se você vai dizer algo tolo e embaraçoso. Você se preocupa se as outras pessoas vão perceber sua ansiedade, insegurança e embaraço, e então julgá-lo com rigor.

Seu pensamento é: "Se não causar impressão realmente boa em tudo que faço, serei menosprezado". Aí você vai um pouco além: "Vão pensar que sou um fracasso e espalhar minha fama". Conforme observei na seção sobre as razões pelas quais a preocupação faz sentido para você, as pessoas preocupadas foram criadas com vínculos inseguros por parte dos pais, com ênfase naquilo que outras pessoas pensam e sentem, com o dever de aliviar os sentimentos de outras pessoas e com falta de afeto. Como conseqüência dessas experiências problemáticas durante a infância, você se sente inseguro quanto a ser amado ou manter relacionamentos, fica demasiadamente centrado em fazer todos se sentirem bem em relação a você e fica hipervigilante à leitura mental – "O que eles estão pensando?". Se acredita ter sempre que impressionar as pessoas, você vai antecipar o julgamento pelos críticos mais severos – e ter a preocupação correspondente.

Tabela 2.2
Exemplos de comportamentos de segurança

Preocupação	Comportamentos de segurança
Vou parecer um idiota falando para aquele grupo.	Superpreparar-se, ler anotações, ensaiar repetidamente, evitar olhar o público, examinar o público procurando sinais de rejeição, não pegar o copo d'água devido ao medo de as mãos tremerem.
Serei rejeitado por aquela pessoa atraente na festa.	Esperar a pessoa falar comigo, evitar olhá-la diretamente, sorrir de forma boba (assim vou parecer amigável), falar mais baixo para não chamar atenção sobre mim, responder com frases curtas, sair tão logo a conversa fique chata.
Vou perder o controle do carro e cair da ponte.	Evitar pontes, levar um acompanhante, desligar o rádio porque ele me distrai, bombear os freios, ir mais devagar, não olhar para os lados.
A ansiedade vai fazer com que eu respire tão rápido a ponto de me sufocar.	Evitar exercícios puxados, respirar profundamente, bocejar, observar minha respiração, procurar saídas.
Quando estiver ansioso, vou ficar tonto e cair.	Procurar lugares para me sentar, andar devagar, firmar meu corpo, respirar profundamente, evitar andar até muito longe, checar meu pulso, pedir a alguém que me acompanhe.

10. Ruminar e remoer indefinidamente

Quando rumina, você fica remoendo as coisas repetidamente, como uma vaca mastiga o capim. A ruminação é um pouco diferente da preocupação. A preocupação envolve previsões sobre o que vai acontecer no *futuro*, enquanto a ruminação envolve a revisão do que está acontecendo agora ou do que aconteceu antes. Pessoas que ruminam têm chances muito maiores de ficar deprimidas e ansiosas, e têm mais chances de apresentar recorrências de depressão e ansiedade.[11] Além disso, as mulheres são mais propensas a ruminar do que os homens.

Se você rumina, acredita que se ficar pensando sobre o problema, encontrará a solução, vai parar de se sentir mal e parar de ruminar. A crença na utilidade da ruminação é totalmente falsa. A ruminação aumenta a consciência do quanto você se sente mal – você se torna internamente focado nos sentimentos ruins. Ela reduz sua percepção dos sentimentos positivos ou das alternativas e também a probabilidade de procurar comportamentos positivos ou recompensas. Os ruminadores estão geralmente em busca de explicação simples para tudo e não suportam ter sentimentos confusos.[12] Além disso, você rejeita possíveis soluções por serem imperfeitas e continua a ruminar até que possa encontrar a solução perfeita – que nunca chega. Fica remoendo as coisas indefinidamente porque *existe uma realidade que não consegue engolir.*

11. Exigir certeza

Você pode pensar que alcançar a certeza – e alcançá-la *agora* – vai fazê-lo sentir-se menos ansioso, mas a busca de certeza, na verdade, torna-o mais preocupado. *Não há certeza em um mundo incerto.* Você fica pensando: "Tenho que ter certeza" e se preocupa até que possa se sentir assegurado. Assim que chega à sensação de certeza, você verifica se tem a solução perfeita – aquela sem nenhuma possibilidade de falha. Conforme examina a solução, percebe que não é perfeita – ainda há alguma incerteza – e, assim, se preocupa ainda mais.

Porque tudo é possível, procurar certeza garantirá apenas uma coisa: mais preocupação. Viver com a incerteza é viver no mundo real.

12. Recusar-se a aceitar o fato de que tem "pensamentos loucos"

Muitas pessoas preocupam-se com pensamentos que parecem fora do esperado.[13] Quase todo mundo relata ter pensamentos "loucos" sobre coisas desagradáveis, ilegais ou violentas.[14] Três coisas fazem as pessoas se preocuparem com tais pensamentos. Primeiro, você os interpreta como sinal de perda de controle e estar ficando louco. Segundo, sente-se envergonhado e culpado em relação a esses pensamentos. Terceiro, acha que deve se livrar deles imediatamente.

Preocupados de todos os tipos acreditam que seus pensamentos ou impulsos são sinais de que algo realmente ruim está prestes a acontecer. Por exemplo, as pessoas com transtorno de pânico acham que seus pensamentos sobre ter um ataque de pânico significam que vão ter esse ataque; as pessoas com transtorno obsessivo-compulsivo acreditam que os pensamentos sobre perda de controle irão fazê-las agir de modo violento ou inapropriado; as pessoas com transtorno de ansiedade social acreditam que pensar que podem ter um branco provocará a perda do controle de todos os processos mentais diante de outras pessoas. Os preocupados tendem ainda a acreditar que seus pensamentos conduzirão à ação (fusão pensamento-ação) e, conseqüentemente, temem os pensamentos "loucos".[15]

É bastante útil perguntar-se: "Quantas vezes tive pensamentos 'loucos?'" e "Quantas vezes as previsões se realizaram?". Pesquisas sobre pessoas com transtorno obsessivo-compulsivo indicam que quase 30% delas têm obsessões puras – pensamentos indesejados – *sem* quaisquer rituais ou compulsões associados. Pensar sobre algo não é o mesmo que fazê-lo nem prova que irá fazê-lo.

Muitas pessoas acreditam que ter determinados pensamentos significa que elas são imorais, desagradáveis ou particularmente confusas;[16] que os pensamentos supostamente revelam algo central sobre seu caráter ou sanidade. Caráter e sanidade, entretanto, não são determinados pelos pensamentos – são determinados por aquilo que realmente se faz. Por exemplo, se você tem pensamentos ou imagens violentos, a verdadeira questão é se vai *agir* de acordo com eles. Se não agir, os pensamentos nada dizem acerca de seu caráter.

Lutar para se livrar dos pensamentos, em vez de reconhecer que são normais, apenas aumenta a preocupação.

RECAPITULAÇÃO

Como muitas pessoas que se preocupam, você tem se apoiado em estratégias, técnicas e aconselhamentos que supostamente o ajudariam. Você pode ter ficado surpreso pelo fato de que algumas dessas coisas não apenas não ajudam como também tornam os problemas piores. A "dúzia suja" não funciona porque o convence de que você não consegue vencer os temores, que deveria pensar sobre o pior desfecho e evitar coisas que o aborrecem, que precisa de outra pessoa para lhe dizer que tudo ficará bem, que não pode encarar a incerteza e que precisa se livrar das emoções negativas. Tais técnicas inúteis o impedem de refutar as crenças negativas sobre a preocupação. Saber que deve evitar essas estratégias vai ajudá-lo a superar as preocupações. Terá de aprender a romper com esses maus hábitos – os quais você concebe como "soluções".

Resumi as estratégias inúteis na tabela a seguir. Guarde esta tabela como uma lista de coisas que *não* deve fazer.

Agora que você sabe o que *não* deve fazer para lidar com a preocupação, é hora de descobrir mais sobre seu estilo pessoal de se preocupar. Nem todos os preocupados são iguais. Vamos verificar seu perfil de preocupação. Assim que compreender com quais questões em particular você se preocupa – e como isso se relaciona com seu estilo de preocupação e com sua personalidade – estará mais capacitado a definir suas preocupações e a modificá-las.

Tabela 2.3
As piores maneiras de lidar com a preocupação

1. Buscar reasseguramento.
2. Tentar frear os pensamentos.
3. Coletar informações.
4. Checar repetidamente.
5. Evitar desconforto.
6. Alienar-se com álcool, drogas e comida.
7. Preparar-se demais.
8. Usar comportamentos de segurança.
9. Tentar causar sempre boa impressão.
10. Ruminar e remoer indefinidamente.
11. Exigir certeza.
12. Recusar-se a aceitar o fato de que tem pensamentos loucos.

NOTAS

1. Wegner, D.M. (1989). *White Bears and Other Unwanted Thoughts: Suppression, Obsession, and the Psychology of Mental Control*. New York: Penguin.
2. Taleb, N.N. (2001). *Fooled by Randomness: The Hidden Role of Chance in the Markets and in Life*. New York: Texere.
3. Gigerenzer, G. (2003). *Calculated Risks*. New York: Simon & Schuster.
4. Slovic, P. (Ed.). (2000). *The Perception of Risk*. Sterling, VA: Earthscan.
5. Tversky, A., and Kahneman, D. (1974). Judgment under uncertainty: Heuristics and biases. *Science, 185*(4157), 1124-1131.
6. Salkovskis, P.M., and Kirk, J. (1997). Obsessive-Compulsive Disorder. In D.M. Clark and C.G. Fairburn (Eds.), *Science and Practice of Cognitive Behaviour Therapy* (pp. 179-208). New York: Oxford University Press.
7. Wells, A. (1997). *Cognitive Therapy of Anxiety Disorders: A Practice Manual and Conceptual Guide*. New York: Wiley.
8. Mennin, D.S., Turk, C.L., Heimberg, R.G., and Carmin, C.N. (no prelo). Focusing on the Regulation of Emotion: A New Direction for Conceptualizing and Treating Generalized Anxiety Disorder. In M.A. Reinecke and D.A. Clark (Eds.), *Cognitive Therapy over the Lifespan: Theory, Research and Practice*. New York: Guilford.
9. Hinrichsen, H., and Clark, D.M. (2003). Anticipatory processes in social anxiety: Two pilot studies, *Journal of Behavior Therapy & Experimental Psychiatry, 34*(3-4), 205-218.
10. Salkovskis, P.M., Clark, D.M., Hackmann, A., Wells, A., and Gelder, M.G. (1999). An experimental investigation of the role of safety-seeking behaviours in the maintenance of panic disorder with agoraphobia. *Behaviour Research and Therapy, 37*, 559-574.
Clark, D. M. (1999). Anxiety disorders: Why they persist and how to treat them. *Behaviour Research and Therapy, 37*, S5-S27.
11. Nolen-Hoeksema, S. (2000). The role of rumination in depressive disorders and mixed anxiety/depressive symptoms. *Journal of Abnormal Psychology, 109*, 504-511.
Papageorgiou, C., and Wells, A. (2001). Metacognitive beliefs about rumination in major depression. *Cognitive and Behavioral Practice, 8*, 160-163.
12. Leahy, R.L. (2002). A model of emotional schemas. *Cognitive and Behavioral Practice, 9*(3), 177-190.
13. Purdon, C., and Clark, D.A. (1993). Obsessive intrusive thoughts in nonclinical subjects: I. Content and relation with depressive, anxious and obsessional symptoms. *Behaviour Research & Therapy, 31*(8), 713-720.
Rachman, S. (1998). A cognitive theory of obsessions: Elaborations. *Behaviour Research and Therapy, 36*, 385-401.
14. Rachman, S. (2003). *The Treatment of Obsessions*. New York: Oxford University Press.
15. Rachman, S. (1997). A cognitive theory of obsessions. *Behaviour Research and Therapy, 35*: 793-802.
Rachman, S. (1993). Obsessions, responsibility and guilt. *Behaviour Research and Therapy, 31*, 149-154.
16. Rachman, S. (2003). *The Treatment of Obsessions*. New York: Oxford University Press.

3

Determine seu perfil de preocupação

Você não se preocupa com tudo. Alguns entre nós se preocupam com relacionamentos, outros com finanças e outros, ainda, com a saúde. Já vimos que você é alguém que se preocupa com a preocupação, mas ainda não identificamos as áreas específicas com as quais fica preocupado. Neste capítulo, determinaremos seu perfil pessoal de preocupação. Isso envolverá as seguintes dimensões:

- Você se preocupa muito?
- Com que áreas de sua vida você se preocupa?
- Como você pensa sobre sua preocupação?
- Você consegue suportar a incerteza?
- De que modo sua preocupação está relacionada a sua personalidade?

Cada um de nós tem um perfil diferente que mostra como e por que nos preocupamos. Neste capítulo, incluímos cinco questionários que podem ajudá-lo a determinar seu perfil de preocupação. Os resultados vão ajudá-lo a focalizar as técnicas deste livro que serão mais úteis para você.

VOCÊ SE PREOCUPA MUITO? O QUESTIONÁRIO DE PREOCUPAÇÕES DA UNIVERSIDADE DA PENSILVÂNIA

Tom Borkovec e colaboradores da Universidade Estadual da Pensilvânia desenvolveram uma medida direta, chamada Questionário de Preocupações da Universidade da Pensilvânia (QPUP), que pode ser empregada para determinar se você se preocupa mais que as outras pessoas.[1] O QPUP consiste, na verdade, em um fator geral – *preocupação*.[2] Os escores do QPUP estão relacionados ao nível geral de ansiedade e se relacionam também com estilos problemáticos de lidar com os problemas, tais como culpa, medo, fantasia e esquiva.[3]

Some sua pontuação no teste – e certifique-se de observar quais itens têm os escores invertidos (veja na Tabela 3.1 como somar os escores invertidos das respostas). As pessoas com certo grau de preocupação pontuam uma média acima de 52 e os preocupados realmente crônicos têm escore superior a 65. As pessoas sem ansiedade têm média em torno de 30.[4] É também perfeitamente possível obter escores abaixo da faixa clínica (algo entre 30 e 52), mas ainda sentir que as preocupações o perturbam. Se seus escores forem elevados no QPUP, talvez você queira examinar quais áreas em sua vida são as principais fontes de preocupação. Vamos dar uma olhada nisso agora.

COM QUE ÁREAS DA VIDA VOCÊ SE PREOCUPA? O QUESTIONÁRIO DOS DOMÍNIOS DE PREOCUPAÇÃO

O segundo teste avalia diferentes áreas em sua vida com as quais você se preocupa. Por exemplo, você é mais propenso a se preocupar com finanças e trabalho ou com o futuro e os relacionamentos? Ou se preocupa com tudo? Verifiquei que as pessoas que se preocupam com relacionamentos podem não se preocupar com trabalho; outra pessoa que se preocupa com trabalho não se preocupa com a saúde. Os estudantes universitários preocupam-se mais com relacionamentos interpessoais e desempenho acadêmico e menos com danos físicos.[5] Escores mais elevados no Questionário dos Domínios de Preocupação (QDP) relacionam-se a comportamentos desadaptados, incluindo fumo, bebida e comida, bem como depressão.[6] Vamos observar essas diferentes áreas de sua vida e ver o que tende a se aplicar a você.[7]

O Questionário dos Domínios de Preocupação está dividido em cinco áreas gerais de preocupação: relacionamentos, falta de confiança, ausência de perspectivas futuras, tra-

Tabela 3.1
Questionário de Preocupações da Universidade da Pensilvânia

Insira o número que mais típica ou caracteristicamente o descreve em cada item, anotando-o no espaço em branco correspondente.

1	2	3	4	5
Nada típico		**Um tanto típico**		**Muito típico**

___ 1. Se não tenho tempo suficiente para fazer tudo, não fico preocupado. (I)
___ 2. Minhas preocupações são esmagadoras.
___ 3. Não tenho tendência a me preocupar com as coisas. (I)
___ 4. Muitas situações me deixam preocupado.
___ 5. Sei que não deveria me preocupar com as coisas, mas simplesmente não consigo evitar.
___ 6. Quando estou sob pressão, fico muito preocupado.
___ 7. Sempre estou preocupado com algo.
___ 8. Acho fácil dissipar as preocupações. (I)
___ 9. Assim que termino uma tarefa, começo a me preocupar com tudo o mais que tenho para fazer.
___ 10. Nunca me preocupo com nada. (I)
___ 11. Quando não há mais nada que eu possa fazer em relação a um problema, não me preocupo mais com ele. (I)
___ 12. Tenho sido um preocupado a vida toda.
___ 13. Percebo que tenho estado preocupado com as coisas.
___ 14. Quando começo a me preocupar, não consigo parar.
___ 15. Fico preocupado o tempo todo.
___ 16. Fico preocupado com projetos até que eles terminem.

Sua Pontuação Total: _____

(I) Indica um escore invertido. Para inverter o escore de sua questão, se você marcar 1 como resposta ("nada típico"), pontue-a como 5. Se responder 2, pontue-a como 4. Se sua resposta for 4, pontue-a como 2. Se for 5, pontue-a como 1. O escore 3 permanece inalterado.

Tabela 3.2
Questionário dos Domínios de Preocupação

Por favor, assinale o quadrado apropriado, indicando quanto você se preocupa em relação ao seguinte:

Preocupo-me com o fato de que...	Nem um pouco	Um pouco	Moderadamente	Muito	Extremamente
	0	1	2	3	4
1. Meu dinheiro vai acabar.	☐	☐	☐	☐	☐
2. Não consigo ser assertivo ou expressar minhas opiniões.	☐	☐	☐	☐	☐
3. Minhas perspectivas futuras de trabalho não são boas.	☐	☐	☐	☐	☐
4. Minha família vai ficar zangada comigo ou reprovar algo que eu faça.	☐	☐	☐	☐	☐
5. Nunca alcançarei minhas ambições.	☐	☐	☐	☐	☐
6. Não conseguirei manter meu trabalho em dia.	☐	☐	☐	☐	☐
7. Os problemas financeiros vão restringir feriados e viagens.	☐	☐	☐	☐	☐
8. Não consigo me concentrar.	☐	☐	☐	☐	☐
9. Não consigo dar conta das coisas.	☐	☐	☐	☐	☐
10. Sinto-me inseguro.	☐	☐	☐	☐	☐
11. Não consigo pagar as contas.	☐	☐	☐	☐	☐
12. Minhas condições de vida são inadequadas.	☐	☐	☐	☐	☐
13. A vida pode não ter sentido.	☐	☐	☐	☐	☐
14. Não trabalho o suficiente.	☐	☐	☐	☐	☐
15. Outros não vão me aceitar.	☐	☐	☐	☐	☐
16. Acho difícil manter um relacionamento estável.	☐	☐	☐	☐	☐
17. Deixo trabalho inacabado.	☐	☐	☐	☐	☐
18. Não tenho confiança.	☐	☐	☐	☐	☐
19. Não sou atraente.	☐	☐	☐	☐	☐
20. Posso parecer idiota.	☐	☐	☐	☐	☐
21. Vou perder amigos próximos.	☐	☐	☐	☐	☐
22. Não realizei muita coisa.	☐	☐	☐	☐	☐
23. Não sou amado.	☐	☐	☐	☐	☐
24. Vou me atrasar para o compromisso.	☐	☐	☐	☐	☐
25. Cometo erros no trabalho.	☐	☐	☐	☐	☐

balho e finanças.[8] Você pode obter o escore para cada uma dessas áreas somando a pontuação para as questões indicadas na tabela abaixo. A resposta "nem um pouco" tem escore 0 e a resposta "extremamente" tem escore 4, com as respostas intermediárias correspondendo aos números próximos ao topo da Tabela 3.2. Na tabela a seguir, poderá encontrar o escore para cada uma das áreas de preocupação somando os escores nos itens indicados. Depois, na coluna da direita, escreva o escore total naquele domínio.

Em média, os preocupados crônicos (pessoas com transtorno de ansiedade generalizada – TAG) têm escore de 5,7 quanto aos relacionamentos; 10,2 para falta de confiança; 9,5 para ausência de perspectivas futuras; 7,7 para trabalho e 7,1 para questões financeiras. As pessoas com TAG têm escore global médio de 40 no QDP.[9] Mesmo que seu escore global não esteja na faixa de alguém com TAG, você pode verificar se sua preocupação em determinadas áreas diminui à medida que usa as técnicas descritas neste livro.

Vejamos como duas pessoas diferentes responderam ao Questionário dos Domínios de Preocupação. Paul trabalha para uma grande empresa de investimentos. Ele estabelece padrões muito elevados para si mesmo quando se trata de ganhar dinheiro. Chega ao trabalho antes de todo mundo, lê todas as revistas e jornais financeiros e tenta pesquisar sobre diferentes empresas que possa avaliar para sua firma. Embora pareça estar se saindo bem no trabalho, ele se queixa de estar preocupado com a possibilidade de as coisas saírem do controle – perder a calma. No QDP, ele indica preocupar-se com o fato de que "Nunca alcançarei minhas ambições" e "Não conseguirei manter meu trabalho em dia". Ele diz ainda: "Não consigo me concentrar", "Deixo trabalho inacabado", e "Cometo erros no trabalho". As preocupações de Paul estão focadas em seus padrões exigentes no trabalho – ele quer ser o número um.

Compare-o com Lenore. Ela também é muito inteligente e tem um bom emprego. Trabalha bastante e seu trabalho geralmente é difícil e desafiador. Mas ela não parece se preocupar com isso. No QDP, Lenore preocupa-se com o seguinte: "Minha família vai ficar zangada comigo ou reprovar algo que eu faça", "Sinto-me insegura", "Não tenho confiança", "Não sou atraente", "Posso parecer idiota", e "Não sou amada". Suas preocupações referem-

Tabela 3.3

Seu domínio de preocupação	Seu escore
Relacionamentos Some os itens 4, 16, 19, 21, 23	
Falta de confiança Some os itens 2, 10, 15, 18, 20	
Ausência de perspectivas futuras Some os itens 3, 5, 8, 13, 22	
Trabalho Some os itens 6, 14, 17, 24, 25	
Finanças Some os itens 1, 7, 9, 11, 12	
Seu escore total (Some todos os escores na coluna à direita)	

se a relacionamentos e a falta de confiança – ser amada e aceita, bem como desapontar outras pessoas.

COMO VOCÊ PENSA SOBRE SUA PREOCUPAÇÃO: O QUESTIONÁRIO METACOGNITIVO

Dentre as mais intrigantes áreas de atuação nos últimos anos, estão a pesquisa e a teoria conduzidas pelo psicólogo Adrian Wells. De acordo com ele, quando nos preocupamos, temos pensamentos conflitantes em relação a nossa atividade mental. Isso é chamado modelo "metacognitivo" – no qual *meta* significa "ficar além" e *cognitivo* significa "relativo a pensamentos". Assim, seu modelo tenta dar conta do modo como nos afastamos e pensamos sobre nossos pensamentos – especialmente quando estamos preocupados. Wells desenvolveu um questionário relativo a vários pensamentos ou teorias que temos sobre nossa preocupação. O Questionário Metacognitivo (QMC) consiste de 30 questões.[10]

Este questionário identifica as cinco idéias mais comuns sobre preocupação. Elas envolvem *crenças de preocupação positiva* ("A preocupação me ajuda a evitar problemas futuros"), *crenças sobre a incontrolabilidade e o perigo da preocupação* ("Minha preocupação é perigosa"), *crenças sobre confiança ou competência cognitiva* ("Tenho dificuldade de saber se realmente fiz algo, ou se simplesmente imaginei"), *a necessidade de controlar a preocupação* ("Se não controlar a preocupação e ela se realizar, será minha culpa") e a *autoconsciência cognitiva* ("Penso muito sobre meus pensamentos").

Esses fatores refletem funções conflitantes para as quais você acredita que a preocupação serve. Por exemplo, você pode ter concepções positivas sobre a preocupação e, ao mesmo tempo, acreditar que ela seja incontrolável e perigosa. Você pode igualmente desconfiar de sua própria memória, acreditando haver algo que possa ter passado despercebido. A desconfiança sobre sua memória pode fazê-lo ficar preocupado com a possibilidade de negligenciar algo. Você pode escanear a memória para monitorar os próprios pensamentos, ficando continuamente focado no que está pensando, talvez porque acredite que os pensamentos sobre preocupação possam sinalizar perigo iminente. Preencha o Questionário Metacognitivo, determine a pontuação conforme o guia de escores fornecido a seguir e, em seguida, examine qual o grau em que suas preocupações se encontram nessas cinco dimensões.

Para determinar o escore em cada um desses cinco fatores, use a Tabela 3.5. Assim, para determinar a pontuação relativa às crenças de preocupação positiva, some os escores referentes a cada uma das seis questões listadas (1, 7, 10, 19, 23, 28). Proceda da mesma forma com cada um dos fatores. Depois, ao final, totalize os escores para todos os fatores. Embora ainda não existam normas estabelecidas para esta escala, você poderá verificar se está relativamente mais elevado em certos fatores que em outros.

Vamos avaliar as respostas de Carl. Ele está preocupado com as finanças, pois seus negócios retrocederam no ano passado. Carl se queixa de que parece não conseguir lidar com a preocupação nem consegue concentrar-se no trabalho. Também acredita ser responsável por se assegurar de tudo relativo ao cuidado com os negócios ou com a família. Ele teve pontuação elevada nos fatores de incontrolabilidade e perigo, competência cognitiva e crenças negativas gerais sobre preocupação. Ele sofre de transtorno de ansiedade generalizada bem como de depressão e sente-se incapacitado por sua preocupação. Ao contrário dos efeitos debilitantes que Carl está vivenciando, Bonita está preocupada se conseguirá sustentar-se financeiramente na eventualidade de um divórcio. Embora a separação pareça pouco provável, ela está cercada de preocupações com o fato de não estar preparada para viver sozinha. Bonita tem escores elevados nas crenças de preocupação positiva, uma vez que acredita que a preocupação pode levá-la à solução. Apresenta escore elevado também em competência cognitiva, pois não acredita ser capaz de processar todas as informações financeiras que precisará examinar. Entretanto, Bonita não acredita que sua preocupação esteja muito fora do controle ou que seja perigosa, e ela não se

Tabela 3.4
Questionário Metacognitivo 30

Este questionário é dedicado às crenças que as pessoas têm sobre seus pensamentos. Listada abaixo está uma diversidade de crenças que as pessoas expressam. Leia cada item e diga quanto você *geralmente* concorda com ele, circulando o número apropriado. Por favor, responda a todos os itens; não há respostas certas ou erradas.

	Não concordo	Concordo um pouco	Concordo moderadamente	Concordo muito
1. A preocupação me ajuda a evitar problemas no futuro.	1	2	3	4
2. Minha preocupação é perigosa para mim.	1	2	3	4
3. Penso muito sobre meus pensamentos.	1	2	3	4
4. A preocupação pode me deixar doente.	1	2	3	4
5. Estou ciente do modo como minha mente funciona quando estou pensando sobre um problema.	1	2	3	4
6. Se não controlar a preocupação e ela se realizar, será minha culpa.	1	2	3	4
7. Preciso me preocupar para continuar organizado.	1	2	3	4
8. Tenho pouca confiança em minha memória para palavras e nomes.	1	2	3	4
9. Minhas preocupações persistem, não importa quanto tente bloqueá-las.	1	2	3	4
10. A preocupação me ajuda a organizar as coisas em minha cabeça.	1	2	3	4
11. Não posso ignorar minhas preocupações.	1	2	3	4
12. Monitoro meus pensamentos.	1	2	3	4
13. Deveria ter o controle de meus pensamentos todo o tempo.	1	2	3	4
14. Minha memória pode me enganar às vezes.	1	2	3	4
15. Minha preocupação pode me levar à loucura.	1	2	3	4
16. Estou constantemente ciente de meus pensamentos.	1	2	3	4
17. Tenho memória fraca.	1	2	3	4
18. Presto muita atenção à maneira como minha mente funciona.	1	2	3	4
19. A preocupação me ajuda a lidar com as coisas.	1	2	3	4
20. Não conseguir controlar os pensamentos é um sinal de fraqueza.	1	2	3	4
21. Quando começo a me preocupar, não consigo parar.	1	2	3	4
22. Serei punido por não controlar determinados pensamentos.	1	2	3	4
23. A preocupação me ajuda a resolver problemas.	1	2	3	4
24. Confio pouco em minha memória para lugares.	1	2	3	4
25. É ruim ter determinados pensamentos.	1	2	3	4
26. Não confio em minha memória.	1	2	3	4
27. Se não puder controlar meus pensamentos, não conseguirei funcionar.	1	2	3	4
28. Preciso me preocupar a fim de funcionar bem.	1	2	3	4
29. Tenho pouca confiança em minha memória para ações.	1	2	3	4
30. Examino meus pensamentos constantemente.	1	2	3	4

preocupa demais com o senso de responsabilidade. O que é interessante ao contrastarmos esses dois indivíduos é que Carl é consciencioso em demasia, tem personalidade um tanto compulsiva e acredita que deve tomar conta de todos na família e que deveria ter sucesso

Tabela 3.5

Fator – teoria sobre sua própria preocupação	Escore
Crenças de preocupação positiva 1, 7, 10, 19, 23, 28	
Incontrolabilidade e perigo 2, 4, 9, 11, 15, 21	
Confiança cognitiva 8, 14, 17, 24, 26, 29	
Necessidade de controle 6, 13, 20, 22, 25, 27	
Autoconsciência cognitiva 3, 5, 12, 16, 18, 30	

em todos seus intentos. Bonita, por outro lado, é dependente, tem personalidade um pouco histriônica (dramática) e está mais preocupada com a perda do relacionamento e com seu potencial para o desamparo, se ficar sozinha.

VOCÊ NÃO TOLERA A INCERTEZA? ESCALA DE INTOLERÂNCIA À INCERTEZA

Todos vivenciamos a incerteza regularmente, mas as pessoas diferem consideravelmente em suas atitudes com relação a isso. A Escala de Intolerância à Incerteza (EII) relaciona-se com ansiedade e preocupação globais.[11] As pessoas com intolerância mais elevada à incerteza têm maior probabilidade de focalizar informações (ou palavras) que denotem incerteza e a interpretá-las como ameaçadoras. As pesquisas mostraram que a intolerância à incerteza precede a preocupação, e que mudanças na intolerância à incerteza reduzem em geral a preocupação e o transtorno de ansiedade generalizada.[12]

Observe a escala da Tabela 3.6 e anote as respostas.[13]

Existem cinco fatores diferentes na EII:

1. A incerteza é inaceitável e deve ser evitada.
2. A incerteza reflete mal sobre a pessoa.
3. A incerteza é frustrante.
4. A incerteza provoca estresse.
5. A incerteza impede a ação.

Para obter o escore total, basta somar as respostas para cada questão. De modo geral, escores abaixo de 40 refletem tolerância a alguma incerteza, escores acima de 50 refletem problemas com incerteza e escores acima de 70 sugerem problemas concretos na forma de lidar com a incerteza.[14] As pessoas com TAG obtêm escores de 87, em média, na EII.[15] Contudo, mesmo que seu escore esteja abaixo de 87, sua intolerância à incerteza pode ser um fator presente em sua preocupação e ansiedade.

Vejamos Carl, cujos problemas nos negócios foram descritos anteriormente. Ele era altamente intolerante à incerteza, mostrando que este era exatamente o seu problema – a necessidade de saber tudo com certeza. O escore de Carl na EII foi 108, indicando extraordinário nível de intolerância à incerteza. Suas pressuposições eram que, se não soubesse exatamente o que iria acontecer com os negócios, tudo acabaria em desastre. Curiosamente, entretanto, sua intolerância à incerteza estava totalmente focada nas finanças e nos negócios, não no relacionamento com a esposa ou na saúde.

DE QUE MODO A PREOCUPAÇÃO RELACIONA-SE COM A PERSONALIDADE? O QUESTIONÁRIO DE CRENÇAS PESSOAIS

Algumas pessoas preocupam-se quanto a serem criticadas, outras com a partida de pessoas amadas e alguns de nós se preocupam com a possibilidade de não viver conforme os próprios padrões. Os psicólogos categorizaram as pessoas de acordo com os diferentes tipos de personalidade e vincularam determinadas crenças a essas personalidades. Por exemplo, uma pessoa com baixa auto-estima que acredita não poder se firmar em um relacionamento talvez se preocupe quanto a ser rejeitada e abandonada. Se sua auto-esti-

Tabela 3.6
Escala de Intolerância à Incerteza (EII)

Você vai encontrar abaixo uma série de afirmações que descrevem como as pessoas podem reagir às incertezas da vida. Por favor, use a escala abaixo para descrever até que ponto cada item se encaixa em você (por favor, escreva o número que melhor o descreve no espaço antes de cada item).

1	2	3	4	5
Nem um pouco característico de mim	Um pouco característico de mim	Um tanto característico de mim	Muito característico de mim	Totalmente característico de mim

___ 1. A incerteza me impede de ter opinião firme.
___ 2. Ficar na incerteza significa que a pessoa é desorganizada.
___ 3. A incerteza torna a vida intolerável.
___ 4. Não é justo que não haja garantias na vida.
___ 5. Minha mente não pode relaxar se não sei o que vai acontecer amanhã.
___ 6. A incerteza me torna apreensivo, ansioso ou estressado.
___ 7. Acontecimentos imprevistos me aborrecem profundamente.
___ 8. Frustra-me não ter todas as informações de que preciso.
___ 9. Ficar na incerteza me permite prever as conseqüências de antemão e estar preparado para elas.
___ 10. Deve-se sempre olhar adiante a fim de evitar surpresas.
___ 11. Um pequeno imprevisto pode estragar tudo, mesmo com o melhor planejamento.
___ 12. Quando é hora de agir, a incerteza me paralisa.
___ 13. Estar na incerteza significa que não tenho classe.
___ 14. Quando estou indeciso, não consigo avançar.
___ 15. Quando estou indeciso, não consigo funcionar muito bem.
___ 16. Ao contrário de mim, outras pessoas parecem sempre saber o que estão fazendo com suas vidas.
___ 17. A incerteza me torna vulnerável, infeliz ou triste.
___ 18. Sempre quero saber o que o futuro me reserva.
___ 19. Detesto ser pego de surpresa.
___ 20. O menor sinal de dúvida me impede de agir.
___ 21. Deveria ser capaz de organizar tudo com antecedência.
___ 22. Estar indeciso significa que não tenho confiança.
___ 23. Acho que não é justo que outras pessoas pareçam seguras sobre seu futuro.
___ 24. A incerteza não me deixa dormir bem.
___ 25. Devo me livrar das situações de incerteza.
___ 26. As ambigüidades da vida me estressam.
___ 27. Não suporto ficar indeciso quanto a meu futuro.
___ Escore total (soma dos escores acima)

ma é baixa, ela também pode preocupar-se quanto a não poder se manter por conta própria. Outra pessoa pode pensar que deveria ser responsável e estar no controle o tempo todo.[16] Essa pessoa, do tipo consciencioso em excesso, talvez se preocupe com a possibilidade de cometer erros, fazer algo que possa ser visto como antiético ou perder o controle das coisas em sua vida.

Psicólogos da Escola de Medicina da Universidade da Pensilvânia desenvolveram um questionário que identifica as crenças sobre diferentes aspectos da vida – especialmente como a pessoa vê a si mesma e a seus relacionamentos. Chama-se Questionário de Crenças Pessoais (QCP).[17] Examine este questionário e marque as respostas que melhor descrevem a maneira como você pensa e se sente. Depois, vamos observar os padrões que podem emergir a partir das respostas.

Novamente, ainda não temos normas para cada um destes estilos de personalidade – mas você pode observar o padrão de seus escores e ver quais estilos estão elevados em você. Tenha em mente que nós todos tendemos a ser um misto de estilos de personalidade – muito raramente alguém pertence exclusivamente a um estilo.

O psiquiatra John Oldham, da Universidade de Columbia, delineou diferentes categorias para identificar os estilos de personalidade. Existem tanto aspectos positivos quanto negativos para cada estilo. Por exemplo, se você tem o estilo "consciencioso", então provavelmente é um trabalhador muito esforçado, que leva as coisas a sério – mas algumas vezes seu trabalho coloca-se no caminho dos relacionamentos e da diversão. Vamos observar alguns desses estilos de personalidade que correspondem a algumas das escalas do QCP.

- *Esquivo – sensível*. Pessoas com este estilo freqüentemente têm baixa auto-estima e são sensíveis à crítica. Elas estabelecem relacionamentos com pessoas com as quais possam se abrir tão logo acreditem que é possível confiar nelas.
- *Dependente – devotado*. Pessoas com esse estilo freqüentemente apegam-se aos relacionamentos e esforçam-se para mantê-los. Preocupam-se quanto a serem abandonadas e deixadas sozinhas. Elas geralmente sentem que não conseguem funcionar sem mais alguém em suas vidas – normalmente alguém que sentem que tomará conta delas. Podem ser muito devotadas e fiéis.
- *Passivo-agressivo – relaxado*. Essas pessoas têm sentimentos confusos sobre como conduzir as coisas. Podem dizer que farão algo, mas geralmente não cumprem o que dizem. Parecem ter uma atitude despreocupada em relação a prazos e regras.
- *Compulsivo – consciencioso*. Essas pessoas são altamente devotadas ao trabalho e à produtividade. Geralmente gostam de elaborar listas, manter a agenda apertada e estabelecer padrões elevados para si mesmas e para os outros. São freqüentemente vistas como confiáveis e honestas, mas, às vezes, podem ser vistas como dedicadas demais ao trabalho. Algumas delas estocam coisas por acreditar que poderão encontrar alguma utilidade para elas no futuro.
- *Anti-social – aventureiro*. Essas pessoas gostam de excitação e de correr riscos. Geralmente, acreditam que as regras não se aplicam a elas e que podem quebrá-las apenas para conseguir seu intento. Buscam aventuras radicais e podem, às vezes, parecer charmosas e divertidas. Parecem não ligar para os direitos e necessidades dos outros.
- *Narcisista – autoconfiante*. Essas pessoas acreditam ser superiores às outras e merecer especial atenção e admiração. Geralmente, podem ser insensíveis com relação a outras pessoas; algumas vezes são incapazes de compreender como podem ofender as pessoas. Por terem geralmente muita confiança, conseguem às vezes obter o que

Tabela 3.7
Questionário de Crenças Pessoais – forma reduzida

Por favor, leia as afirmações abaixo e avalie *quanto acredita em cada uma delas.* Tente avaliar como se sente acerca de cada afirmação *a maior parte do tempo.* Não deixe nenhuma afirmação em branco.

4 – Acredito totalmente
3 – Acredito muito
2 – Acredito moderadamente
1 – Acredito pouco
0 – Não acredito

1. Ser exposto como inferior ou inadequado é intolerável.	4	3	2	1	0
2. Devo evitar situações desagradáveis a qualquer custo.	4	3	2	1	0
3. Se as pessoas agem amigavelmente, devem estar tentando me usar ou me explorar.	4	3	2	1	0
4. Devo resistir ao domínio de autoridades, mas ao mesmo tempo manter sua aprovação e aceitação.	4	3	2	1	0
5. Não consigo tolerar sentimentos desagradáveis.	4	3	2	1	0
6. Falhas, defeitos ou erros são intoleráveis.	4	3	2	1	0
7. As outras pessoas são freqüentemente muito exigentes.	4	3	2	1	0
8. Devo ser o centro das atenções.	4	3	2	1	0
9. Se eu não tiver sistemas, tudo vai desabar.	4	3	2	1	0
10. É intolerável se não recebo o devido respeito ou não consigo o que tenho direito.	4	3	2	1	0
11. É importante ser perfeito em tudo que faço.	4	3	2	1	0
12. Gosto mais de fazer as coisas sozinho do que com outras pessoas.	4	3	2	1	0
13. As outras pessoas tentarão me usar ou me manipular se eu não ficar atento.	4	3	2	1	0
14. As outras pessoas têm razões ocultas.	4	3	2	1	0
15. A pior coisa possível seria ser abandonado.	4	3	2	1	0
16. As outras pessoas deveriam reconhecer o quanto sou especial.	4	3	2	1	0
17. Os outros tentam deliberadamente me humilhar.	4	3	2	1	0
18. Preciso que outros me ajudem a tomar decisões ou me digam o que fazer.	4	3	2	1	0
19. Os detalhes são extremamente importantes.	4	3	2	1	0
20. Se considero as pessoas como sendo muito mandonas, tenho o direito de desconsiderar suas exigências.	4	3	2	1	0
21. Figuras autoritárias tendem a ser inoportunas, exigentes, intrometidas e controladoras.	4	3	2	1	0
22. O jeito de conseguir o que quero é impressionar ou agradar as pessoas.	4	3	2	1	0
23. Devo fazer qualquer coisa para me safar.	4	3	2	1	0
24. Se as outras pessoas descobrirem coisas a meu respeito, vão usá-las contra mim.	4	3	2	1	0
25. Os relacionamentos são confusos e interferem na liberdade.	4	3	2	1	0
26. Só pessoas tão brilhantes quanto eu me compreendem.	4	3	2	1	0
27. Como sou tão superior, tenho direito a tratamento especial e a privilégios.	4	3	2	1	0
28. É importante para mim ser livre e independente dos outros.	4	3	2	1	0
29. Em muitas situações fico melhor sozinho.	4	3	2	1	0
30. É necessário fixar-se a padrões mais elevados o tempo todo, ou as coisas desabam.	4	3	2	1	0
31. Sentimentos desagradáveis vão aumentar e fugir ao controle.	4	3	2	1	0
32. Vivemos em uma selva e a pessoa mais forte é quem sobrevive.	4	3	2	1	0

(Continua)

Tabela 3.7
Questionário de Crenças Pessoais – forma reduzida (*continuação*)

33. Devo evitar situações nas quais eu atraia a atenção, ou ser tão discreto quanto possível.	4	3	2	1	0
34. Se não mantenho outras pessoas ligadas, elas não vão gostar de mim.	4	3	2	1	0
35. Se quero algo, devo fazer qualquer coisa que seja necessário para consegui-lo.	4	3	2	1	0
36. É melhor estar sozinho do que ficar preso a outras pessoas.	4	3	2	1	0
37. A menos que eu distraia ou impressione as pessoas, não sou nada.	4	3	2	1	0
38. As pessoas vão me criticar se eu não as criticar primeiro.	4	3	2	1	0
39. Quaisquer sinais de tensão em um relacionamento indicam que ele vai mal; portanto, devo rompê-lo.	4	3	2	1	0
40. Se meu desempenho não for o mais elevado, vou falhar.	4	3	2	1	0
41. Estabelecer prazos, cumprir exigências e obedecer são golpes diretos no meu orgulho e auto-suficiência.	4	3	2	1	0
42. Tenho sido injustamente tratado e tenho o direito de obter minha cota de justiça por quaisquer meios que consiga.	4	3	2	1	0
43. Se as pessoas se aproximarem de mim, elas descobrirão meu eu "verdadeiro" e irão me rejeitar.	4	3	2	1	0
44. Sou carente e fraco.	4	3	2	1	0
45. Fico impotente quando me deixam sozinho.	4	3	2	1	0
46. Outras pessoas deveriam satisfazer minhas necessidades.	4	3	2	1	0
47. Se seguir as regras do jeito que os outros esperam, isso irá cercear minha liberdade de ação.	4	3	2	1	0
48. As pessoas irão se aproveitar de mim se eu lhes der chance.	4	3	2	1	0
49. Preciso estar em guarda o tempo todo.	4	3	2	1	0
50. Minha privacidade é muito mais importante para mim do que a proximidade com as pessoas.	4	3	2	1	0
51. Regras são arbitrárias e me sufocam.	4	3	2	1	0
52. É terrível quando as pessoas me ignoram.	4	3	2	1	0
53. Não me importo com o que os outros pensam.	4	3	2	1	0
54. Para ser feliz preciso que outras pessoas prestem atenção em mim.	4	3	2	1	0
55. Se distrair as pessoas, elas não vão notar minha fraqueza.	4	3	2	1	0
56. Preciso de alguém disponível e por perto o tempo todo para me ajudar a realizar o que preciso ou caso algo ruim aconteça.	4	3	2	1	0
57. Qualquer falha ou imperfeição no meu desempenho pode levar a uma catástrofe.	4	3	2	1	0
58. Já que sou tão talentoso, as pessoas deveriam sair de seu caminho para promover minha carreira.	4	3	2	1	0
59. Se não pressionar outras pessoas, serei pressionado.	4	3	2	1	0
60. Não tenho que seguir as regras que se aplicam a outras pessoas.	4	3	2	1	0
61. Força ou astúcia são a melhor maneira de se conseguir as coisas.	4	3	2	1	0
62. Devo ser acessível o tempo todo a quem me sustenta ou me ajuda.	4	3	2	1	0
63. Sou basicamente sozinho – a menos que possa me vincular a uma pessoa mais forte.	4	3	2	1	0
64. Não posso confiar em outras pessoas.	4	3	2	1	0
65. Não consigo lidar com as situações como as outras pessoas.	4	3	2	1	0

Para obter o escore nas diferentes escalas (ou tipos de personalidade), verifique as respostas e some o escore total relativo aos itens que correspondem a cada escala. Por exemplo, totalize as respostas para a primeira escala, "esquiva", e escreva esse número na coluna chamada "escore bruto". Você pode usar a tabela a seguir para registrar os escores.

Tabela 3.8
Guia de escore, Questionário de Crenças Pessoais – forma reduzida[18]

Escala QCP	Some os itens para calcular o escore bruto	Escore bruto	Use a fórmula para calcular seu escore	Seu escore
Esquivo	Some os itens 1, 2, 5, 31, 33, 39, 43	_____	(Escore bruto – 10,86)/6,46	_____
Dependente	Some os itens 15, 18, 44, 45, 56, 62, 63	_____	(Escore bruto – 9,26)/6,12	_____
Passivo-agressivo	Some os itens 4, 7, 20, 21, 41, 47, 51	_____	(Escore bruto – 8,09)/5,97	_____
Obsessivo-compulsivo	Some os itens 6, 9, 11, 19, 30, 40, 57	_____	(Escore bruto – 10,56)/7,20	_____
Anti-social	Some os itens 23, 32, 35, 38, 42, 59, 61	_____	(Escore bruto – 4,25)/4,30	_____
Narcisista	Some os itens 10, 16, 26, 27, 46, 58, 60	_____	(Escore bruto – 3,42)/4,23	_____
Histriônico	Some os itens 8, 22, 34, 37, 52, 54, 55	_____	(Escore bruto – 6,47)/6,09	_____
Esquizóide	Some os itens 12, 25, 28, 29, 36, 50, 53	_____	(Escore bruto – 8,99)/5,60	_____
Paranóico	Some os itens 3, 13, 14, 17, 24, 48, 49	_____	(Escore bruto – 6,99)/6,22	_____
Borderline	Some os itens 31, 44, 45, 49, 56, 64, 65	_____	(Escore bruto – 8,07)/6,05	_____

desejam, embora sua confiança possa não ser embasada na realidade.
- *Histriônico – dramático*. Essas pessoas são muito dramáticas e tentam impressionar com seu charme e sua personalidade. Podem parecer muito emotivas – o que ocasionalmente se soma a quão interessantes e excitantes possam ser. Elas têm muita imaginação e energia, e freqüentemente concentram-se na aparência. Tentam ser sexualmente atraentes e sedutoras.

Suas preocupações podem refletir aspectos de sua personalidade, tais como necessidade de ser perfeito, medo de abandono, preocupação com a aceitação, crença de que deve estar no controle das coisas ou medo de ser controlado pelos outros.

SEU PERFIL DE PREOCUPAÇÃO

Agora que completou os cinco testes deste capítulo, você pode traçar um esboço de seu perfil de preocupação. Duas pessoas não terão exatamente o mesmo perfil. A seguir, há uma tabela para registrar seus escores em cada um dos cinco testes. Registre os escores no Questionário de Preocupações da Universidade da Pensilvânia, anotando na coluna da direita os itens mais elevados. No Questionário dos Domínios de Preocupação, você pode registrar seu escore global, assim como os itens e escores nas subescalas específicas correspondentes a preocupações com relacionamentos, falta de confiança, finanças e assim sucessivamente. No Questionário Metacognitivo, escreva os escores relativos aos vários fatores que correspondem a crenças positivas sobre preocupação, preocupação com incontrolabilidade e perigo e os demais fatores. Do mesmo modo, na Escala de Intolerância à Incerteza, insira o escore geral e os itens elevados. Finalmente, no Questionário de Crenças Pessoais, liste as subescalas elevadas que possam refletir a mistura de estilos de personalidade.

Para todos os questionários, observe quaisquer itens específicos que são de particular interesse ou importância para você.

Agora que completou os diferentes testes de preocupação e de estilo de personalidade, você pode começar a ter a noção das áreas específicas de vulnerabilidade que possui. Por exemplo, você parece se preocupar muito? Fica

Tabela 3.9
Seu perfil de preocupação

Questionário	Áreas específicas que são elevadas ou de importância
Questionário de Preocupações da Universidade da Pensilvânia	_____ _____
Questionário dos Domínios de Preocupação	Relacionamentos: _____ Falta de confiança: _____ Ausência de perspectivas futuras: _____ Trabalho: _____ Finanças: _____ Escore total: _____
Questionário Metacognitivo	Crenças de preocupação positiva: _____ Incontrolabilidade e perigo: _____ Competência cognitiva: _____ Necessidade de controlar a preocupação: _____ Autoconsciência cognitiva: _____
Escala de Intolerância à Incerteza	Escore total: _____
Questionário de Crenças Pessoais	Esquivo: _____ Dependente: _____ Passivo-agressivo: _____ Compulsivo: _____ Anti-social: _____ Narcisista: _____ Histriônico: _____ Esquizóide: _____ Paranóico: _____ *Borderline*: _____
Conclusões gerais sobre sua personalidade e suas preocupações	_____ _____ _____

mais preocupado com questões de saúde ou financeiras? Você acredita que a preocupação o prepara para o pior? Acredita que sua preocupação está fora de controle? Você não tolera incerteza? É alguém que está preocupado em ser abandonado ou rejeitado? Ou acha que precisa fazer tudo com perfeição porque é consciencioso demais?

Reserve alguns minutos para refletir sobre seus padrões. Escrava algumas idéias. Compreender seu perfil de preocupação vai ajudá-lo à medida que explorar o programa de sete passos para lidar com as preocupações. Isso porque você pode identificar os problemas específicos associados a sua preocupação – por exemplo, sua preocupação baseia-se principalmente em intolerância à incerteza, você possui a crença de que ela o prepara e protege, ou está relacionada a aspectos específicos de sua personalidade? Com o desenvolvimento de seu perfil de preocupação, você não apenas compreenderá seu estilo pessoal como também será capaz de adaptar a auto-ajuda a esse estilo.

NOTAS

1. Meyer, T.J., Miller, M.L., Metzger, R.L., and Borkovec, T.D. (1990). Development and validation of the Penn State Worry Questionnaire. *Behaviour Research and Therapy, 28,* 487-495.
2. Ladouceur, R., Freeston, M.H., Dumont, M., Letarte, H., Rheaume, J., Thibodeau, N., et al. (1992). The Penn State Worry Questionnaire: Psychometric properties of a French translation. Artigo apresentado na Annual Convention of the Canadian Psychological Association, Quebec City, Canada.
3. Molina, S., and Borkovec, T.D. (1994). The Penn State Worry Questionnaire: Psychometric properties and associated characteristics. In G.C.L. Davey and F. Tallis (Eds.), *Worrying: Perspectives on Theory, Assessment and Treatment* (pp. 265-283). New York: Wiley.
4. Ver Tabela 11-2 de Molina & Borkovec, 1994, na nota 3.
5. Borkovec, T., Robinson, E., Pruzinsk T., and DePree, J.A. (1983). Preliminary exploration of worry: Some characteristics and processes. *Behaviour Research & Therapy, 21*(1), 9-16.
6. Tallis, F., Davey, G.C., and Bond, A. (1994). The Worry Domains Questionnaire. In G.C.L. Davey and F. Tallis (Eds.), *Worrying: Perspectives on Theory, Assessment and Treatment* (pp. 285-297). New York: Wiley.
   Tallis, F., Eysenck, M.W., and Mathews, A. (1992). A questionnaire for the measurement of nonpathological worry. *Personality and Individual Differences, 13*(2), 161-168.
7. Tallis, F., Eysenck, M.W., and Mathews, A. (1992). A questionnaire for the measurement of nonpathological worry. *Personality and Individual Differences, 13*(2), 161-168.
8. Itens reimpressos em: Tallis, F., Eysenck, M., and Mathews, A. (1992). A questionnaire for the measurement of nonpathological worry. *Personality and Individual Differences, 13*(2), 161-168. © Elsevier Science. Avaliação completa reimpressa em: Tallis, F., Davey, G.C.L., and Bond, A. (1994). The Worry Domains Questionnaire. In G.C.L. Davey and F. Tallis (Eds.). *Worrying: Perspectives on Theory, Assessment and Treatment* (pp. 287-292). New York: Wiley. Reimpresso com permissão da Elsevier Science, John Wiley and Sons, Limited, and Frank Tallis, Ph.D.
9. Tallis, F., Davey, G.C., and Bond, A. (1994). The Worry Domains Questionnaire. In G.C.L. Davey and F. Tallis (Eds.), *Worrying: Perspectives on Theory, Assessment and Treatment* (pp. 285-297). New York: Wiley.
10. Wells, A. (1997). *Cognitive Therapy of Anxiety Disorders: A Practice Manual and Conceptual Guide.* New York: Wiley.
11. Freeston, M.H., Rhéaume, J., Letarte, H., Dugas, M.J., and Ladouceur, R. (1994). Why do people worry? *Personality and Individual Differences 17*(6), 791-802.
12. Dugas, M., Buhr, K., and Ladouceur, R. (2003). The Role of Intolerance of Uncertainty in the Etiology and Maintenance of Generalized Anxiety Disorder. In R. Heimberg, C.L Turk, & D.S. Mennin (Eds.), *Generalized Anxiety Disorder: Advances in Research and Practice.* New York: Guilford.
13. Freeston, M.H., Rhéaume, J., Letarte, H., Dugas, M.J., and Ladouceur, R. (1994). Why do people worry? *Personality and Individual Differences, 17*(6), 791-802.
14. Dugas, M., Buhr, K., and Ladouceur, R. (2003). The Role of Intolerance of Uncertainty in the

Etiology and Maintenance of Generalized Anxiety Disorder. In R. Heimberg, C.L. Turk, & D.S. Mennin (Eds.), *Generalized Anxiety Disorder: Advances in Research and Practice*. New York: Guilford.
15. Ladouceur, R., Dugas, M.J., Freeston, M.H., Leger, E., Gagnon, E., and Thibodeau, N. (2000). Efficacy of a cognitive-behavioral treatment for generalized anxiety disorder: Evaluation in a controlled clinical trial. *Journal of Consulting & Clinical Psychology, 68*(6), 957-964.
16. Beck, A.T., and Freeman, A.M. (1990). *Cognitive Therapy of Personality Disorders*. New York: Guilford Press.
17. Beck, A.T., Butler, A.C., Brown, G.K., Dahslgaard, K.K., Newman, C.F., and Beck, J.S. (2001). Dysfunctional beliefs discriminate personality disorders. *Behavioral Research and Therapy, 39*, 1213-1225.
18. Beck, A.T., Butler, A.C., Brown, G.K., Dahslgaard, K.K., Newman, C.E., and Beck, J.S. (2001). Dysfunctional beliefs discriminate personality disorders. *Behavioral Research and Therapy, 39*, 1213-1225.

parte II

Sete passos para assumir o controle da preocupação

4

Passo 1: Identifique as preocupações produtivas e improdutivas

Algumas preocupações são *produtivas* – por exemplo, vale a pena pensar em ter um mapa e o tanque cheio de combustível antes de uma longa viagem. *Preocupação produtiva* é aquela que o ajuda a resolver problemas e conduz a uma ação que se pode realizar no momento. *Preocupação improdutiva* é aquela que gera uma porção de *e-se* que não conduz a qualquer ação prática concreta.[1] Ela se baseia em três crenças:

1. "Se algo me preocupa, então é importante e devo insistir nisso";
2. "Se algo me preocupa, então preciso identificar todas as soluções possíveis";
3. "Não consigo aceitar a incerteza".

PREOCUPE-SE DE MODO MAIS EFICAZ

Ao contrário do conselho ingênuo de "simplesmente parar de se preocupar", sugiro que você se *preocupe de modo mais eficaz*. O importante é ser capaz de determinar quando deve prestar atenção a uma preocupação em particular e quando descartá-la. Aprender a se preocupar de modo mais eficaz envolve três passos:

1. Distinguir as preocupações produtivas das improdutivas.
2. Lidar com a preocupação improdutiva *sem usar preocupação*.
3. Transformar a preocupação produtiva em solução de problema tão logo seja possível.

Vamos imaginar que você esteja em julgamento e pense que o promotor quer colocá-lo atrás das grades por 20 anos. Seu advogado lhe diz: "Nunca me preocupo com nada. Sempre tento pensar positivamente". Você iria querer esse advogado para defendê-lo? De jeito nenhum. Você quer que o advogado cuide de tudo, imagine cada moção plausível que o promotor possa fazer e reúna evidências para defendê-lo. Em outras palavras, você deseja que o advogado se preocupe e faça algo para estar preparado.

E se ele disser: "Eu não me *preparo* para os casos – simplesmente me *preocupo*"? E se ele prosseguir dizendo: "A prova de que sou bom advogado é que me preocupo muito. Às vezes preocupo-me tanto que tenho vontade de vomitar"? Você pode pensar: "Talvez ele deva ler este livro, mas quero um advogado que me ajude a resolver os problemas".

QUAIS SÃO AS REGRAS DA PREOCUPAÇÃO PRODUTIVA?

Como descobrir se sua preocupação é produtiva ou improdutiva? A melhor maneira de pensar sobre preocupação produtiva é fazer o seguinte:

1. Identificar um problema que seja plausível ou razoável.
2. Decidir se é um problema sobre o qual você possa fazer algo a respeito imediatamente (ou muito em breve).
3. Passar rapidamente da preocupação com o problema à busca de soluções para ele.

Vamos avaliar uma etapa de cada vez.

1. *Identifique um problema que seja plausível ou razoável.* O que se segue são alguns exemplos. Você vai de carro de Nova York para Washington, D.C. Possíveis problemas sobre os quais pensar são:

1. Você tem um mapa?
2. Está se permitindo tempo suficiente?
3. Tem combustível no carro?

Isso é plausível e razoável porque geralmente você deseja saber para onde está indo, se tem tempo suficiente e se o carro está em boas condições. Quase todos concordariam que você deve pensar nessas coisas antes de uma longa viagem. Outro exemplo de preocupação plausível e razoável é perguntar a si mesmo se pagou o aluguel ou o financiamento em dia. É plausível ou razoável porque você pode facilmente se esquecer de pagar as contas.

Um exemplo de preocupação implausível é: "E se houver um franco-atirador em Washington?" ou "E se eu for para Washington e minha esposa me trair enquanto estiver fora?". Isso é implausível porque (geralmente) é pouco provável de acontecer. Uma pessoa razoável não se preocuparia com essas coisas.

2. *Decida se é um problema sobre o qual você pode fazer algo neste momento (ou em breve).* Como pode ver pelos exemplos da viagem para Washington e do pagamento do aluguel, estas são preocupações que podem se tornar ações agora mesmo ou muito em breve. São preocupações que não continuam sendo preocupações por muito tempo. Posso abastecer o carro em 10 minutos, posso conseguir um mapa agora mesmo e posso pagar meu aluguel preenchendo um cheque. *Preocupações produtivas tornam-se soluções produtivas quase imediatamente.* Alguns anos atrás, lembro-me de ter começado a me preocupar por estar atrasado na redação de um livro (ironicamente, o livro estava resistindo). Percebi que estava no estágio de preocupação improdutiva, pensando que meu editor ficaria furioso comigo. Em vez de me preocupar, decidi me sentar e escrever uma página. Dar início a alguma ação transformou minha preocupação no começo da solução para o problema.

Se você pensar: "Há algo que eu possa fazer neste momento?", passará do foco em um futuro distante para o foco no presente. Por exemplo, digamos que esteja preocupado por se sentir sobrecarregado com muito trabalho. Você começa a produzir uma quantidade de *e-se* quanto a não cumprir prazos. Então se sente cada vez mais sobrecarregado. É possível modificar o pensamento para "este momento", perguntando a si mesmo que providências poderia tomar hoje. Sempre que tenho a sensação de estar sobrecarregado com muitos projetos, sento-me e elaboro uma lista de coisas que preciso fazer, começo a esboçar um projeto e passo a escrever. Isso desvia meu pensamento da preocupação com o futuro para o foco na tomada de providências agora.

3. *Passe rapidamente da preocupação com o problema à busca de soluções.* Preocupação produtiva rapidamente conduz à ação. A ação é plausível e razoável. Digamos que você esteja preocupado com as finanças. Quais são as ações plausíveis e razoáveis que pode empreender? Primeiro, você precisa definir o problema. Por exemplo, talvez consiga definir o problema como: "Estou gastando mais do que ganho". Agora, talvez você nem saiba se isso é verdade.

Assim, você pode dizer: "O primeiro problema a resolver é obter algumas informações sobre meus gastos e ganhos". Isso leva imediatamente à elaboração do orçamento. Após manter registros por um tempo, você pode analisá-los e determinar se há certas coisas que poderia cortar. Talvez não haja nada com que se preocupar. Talvez tudo de que precisasse fosse de informação seguida de um plano de ação.

Vejamos Brian, que estava preocupado por não fazer a declaração de renda há dois anos – embora seu empregador descontasse os impostos na fonte. Brian preocupava-se com quão desagradável seria se fizesse a declaração, pois imaginava que enfrentaria obrigações, juros e possivelmente até a prisão. Sempre que se preocupava com isso, adiava a busca de informações e a declaração. Decidimos focalizar as ações que ele pudesse empreender imediatamente a fim de lidar com dois problemas: primeiro, quais eram as leis relacionadas à declaração em atraso, e, segundo, que penalidades ele realmente enfrentaria? Seu compromisso imediato foi entrar em contato com o contador e obter as informações. Brian percebeu que o foco no presente e na ação imediata reduziria sua preocupação. Felizmente, suas penalidades eram bem brandas – algo que não teria descoberto se não tivesse tomado providências imediatamente. Os elementos da preocupação produtiva estão ilustrados na Figura 4.1.

COMO VOCÊ SE DESVIA PARA A PREOCUPAÇÃO IMPRODUTIVA

Identifiquei um conjunto simples de regras para ajudá-lo a transformar a preocupação a respeito da questão em um problema a ser resolvido e, rapidamente, partir para a solução deste desenvolvendo um plano e tomando providências. Mas você pode se desviar desta simples fórmula de diversas maneiras.

Preocupações com questões sem respostas

Como tenho observado, uma forma típica de preocupação é a ruminação – ficar remoendo inúmeras vezes um pensamento que você não consegue aceitar, como, por exemplo: "Não posso acreditar que tenham sido tão injustos comigo". Ou você pode ficar insistindo em uma questão sem resposta, como, por exemplo: "Por que a vida é tão injusta?" ou "Por que isso foi acontecer comigo?". A psicóloga Susan Nolen-Hoeksema, de Yale, descreveu o pensamento ruminante como sendo o foco contínuo em questões sem resposta e sentimentos negati-

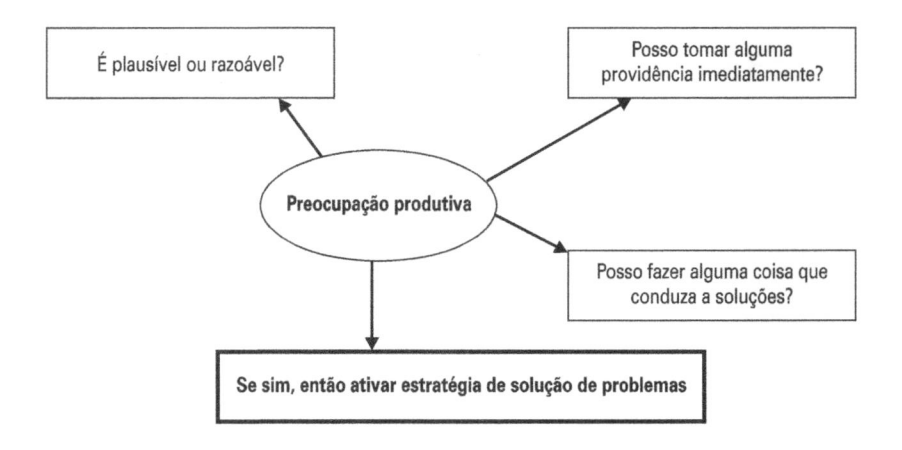

Figura 4.1

vos, conduzindo ao isolamento de atividades produtivas e a um maior risco de depressão.[2] Quando rumina, você se engaja em atividade mental inútil que o impede de fazer coisas que poderiam ser compensadoras. Fica prisioneiro de sua própria mente.

Nenhum de seus pensamentos ruminantes é afirmação sobre o problema que precisa ser resolvido. Uma forma de testar se a preocupação é ruminação é perguntar: "Qual poderia ser a resposta para esta questão?" ou "Como poderia saber se respondi a esta questão?". Vamos considerar a ruminação: "Por que a vida é tão injusta?". O que contaria como resposta? Talvez você reconheça estar se fazendo esse tipo de pergunta há anos sem nunca ter conseguido a resposta. Talvez não haja resposta. Outra pergunta sem resposta é: "Por que isso foi acontecer comigo?". Novamente, o que contaria como resposta? Uma vez ruminei durante um bom tempo por ter sido tratado injustamente por alguém, e, mais tarde, ocorreu-me que, mesmo se pudesse encontrar a explicação satisfatória para o comportamento da outra pessoa, não ficaria nem um pouco melhor. Assim, deixei de lado a ruminação.

Pergunte-se como pode transformar as questões e ruminações em problemas que realmente precisem ser resolvidos. Pergunte-se: "Qual é o problema que preciso resolver?". Uma pessoa estava preocupada com as baixas nas vendas e ficava ruminando: "Queria saber por que isto está acontecendo". Então, ocorreu-lhe que a ruminação não produziria nada de valor. Assim, o problema a ser resolvido – vender mais – deveria ser abordado fazendo mais telefonemas. Conforme fazia as ligações, ruminava menos. Transforme as ruminações em *questões que envolvam ação*: "O que eu deveria fazer?". Se não houver nada de imediato a ser feito, então isso pode ser caracterizado como preocupação inútil.

Preocupações com a reação em cadeia de acontecimentos

Outra forma de se desviar é preocupar-se com um evento que conduz a outro, o que, por sua vez, acaba levando a uma catástrofe.[3] "E se meu chefe ficar zangado, pensar que precisa se livrar de mim e então eu perder o emprego e não conseguir arrumar outro?" Essa reação em cadeia multiplica as preocupações várias vezes. Já que você não pode fazer nada em relação a coisas que nunca aconteceram e é pouco provável que a reação em cadeia se resolverá da maneira ameaçadora ou catastrófica que imagina, você pode se perguntar: "Qual é a questão imediata que tenho de enfrentar?" ou "Existe um problema imediato para eu resolver?".

Por exemplo, Ellen preocupava-se com a possibilidade de sua chefe estar zangada, de perder o emprego e de sua vida desmoronar. Em vez de tentar imaginar a vida desmoronando, centramos o foco em como enxergar o lado bom de sua chefe. Conseguimos uma solução imediata: elogiá-la e conversar sobre o trabalho que estava fazendo. Isso foi um sucesso. Sua chefe começou a apreciá-la e ela parou de se preocupar.

Preocupação improdutiva geralmente tem essa qualidade de reação em cadeia. Você gera uma série de conseqüências negativas, cada uma dependendo da conseqüência negativa anterior. A preocupação improdutiva trata as reações em cadeia como se fossem desfechos altamente prováveis. Entretanto, a verdadeira questão é: "Qual a probabilidade dessa reação em cadeia?". Na maioria dos casos, ela é altamente implausível.

Rejeição de uma solução por não ser perfeita

"Esta é uma solução perfeita? Vai me dar certeza absoluta?"[4] O que é solução perfeita, afinal? Talvez você pense que seja aquela sem nada de desagradável, sem aspectos negativos. Conseqüentemente, a solução perfeita para sua preocupação com relação a ir bem na prova é *saber absolutamente tudo* antes do exame. Isto não é possível, é claro; assim, você pode rejeitá-la como solução perfeita. Ou você pensa que a solução perfeita para o medo de estar com câncer é o fato de ter feito todos os exames possíveis e de cada médico ter assinado uma declaração garantindo que você não tem a doença. Como isto não vai acontecer, resta sempre uma brecha para a dúvida. Nenhum exame médico pode excluir completamente qualquer possibilidade.

Considere as desvantagens de exigir soluções perfeitas: você continuará a duvidar de tudo, nada irá satisfazê-lo, acabará se sentindo fraco e sem esperanças e irá equiparar a falta de perfeição ao fracasso e à vulnerabilidade. Existem vantagens em exigir perfeição? Você talvez pense que isso irá motivá-lo a encontrar a melhor solução – mas isso realmente conduz a ela? Rejeitar todas as alternativas por não serem perfeitas não garante qualquer solução, absolutamente. Ou talvez você pense que exigir perfeição reduzirá as chances de arrependimento. De novo, o perfeccionismo, na verdade, conduz ao oposto – se você exige perfeição, então irá olhar para trás e ver qualquer decisão que tomou e que não levou ao melhor resultado possível como razão para arrependimento. Seus arrependimentos serão exacerbados pela exigência de perfeição. Em compensação, se você se permitir algum espaço para erros, então provavelmente aceitará que algumas decisões podem conduzir a um desfecho negativo e irá considerar isso como algo que faz parte do processo. Resultados negativos são inevitáveis mesmo quando você toma decisões suficientes.

Considere o perfeccionista que investe em ações. Ele se preocupará com qualquer possível queda nos investimentos. Por outro lado, se aceitar que decisões são tomadas com conhecimento impreciso e sem previsibilidade total, ele concluirá que as quedas nos valores fazem parte da área de investimentos. Para investir é preciso aceitar riscos.

Se você exige perfeição na tomada de decisões, então evitará arriscar-se em qualquer coisa, pois qualquer decisão tem potencial desfavorável e pode levar a arrependimentos. Contudo, o risco de nunca se arriscar é que você perde oportunidades de crescimento. Se nunca toma decisões – ou se pensa que precisa se preocupar a fim de encontrar soluções perfeitas –, seu arrependimento será ainda maior, porque passar a vida se preocupando é perda de tempo valioso. O *arrependimento é inescapável*. A única questão é se você vai se arrepender da decisão ocasional que tomou ou dos milhares de preocupações inúteis.

Em vez de procurar soluções perfeitas, considere buscar soluções *altamente prováveis* ou *práticas*. Por exemplo, em vez de procurar a garantia de que não será despedido, imagine como pode ser mais produtivo no trabalho. Ou procure algumas opções para seu trabalho atual – não opções perfeitas, mas alternativas. Toda opção tem desvantagens. Se você consegue aceitar as desvantagens ou os custos de uma solução, então está com meio caminho andado. Caso contrário, ficará procurando soluções perfeitas eternamente.

Como disse uma vez o pintor Salvador Dalí: "Não se preocupe com a perfeição. Você nunca vai encontrá-la".

Pensamento de que deveria preocupar-se até sentir-se menos ansioso

Freqüentemente, pergunto às pessoas preocupadas: "Como você sabe a hora de parar de se preocupar?". Às vezes, elas me dizem: "Quando me sinto menos ansioso". Ora, essa é uma regra interessante, algo que vemos em muitas pessoas que ficam ansiosas por muitas coisas diferentes. Por exemplo, as pessoas obsessivo-compulsivas dizem que continuam realizando rituais e checando até terem a "sensação" de que fizeram o bastante.[5]

Os preocupados acreditam que deveriam se preocupar até sentirem que "se preocuparam o suficiente". Quando "me preocupei o suficiente", dizem eles, "não consigo pensar em mais nada que ainda não tenha examinado", e sua ansiedade diminui. Entretanto, a preocupação não é essencial para a redução da ansiedade. Se você se distrair da preocupação e, assim, não ficar buscando informações ou reasseguramento, perceberá redução gradual da ansiedade.[6] Leva algum tempo para ver essa redução. No entanto, de fato, o nível de ansiedade pode até aumentar temporariamente. Isto se dá porque você acredita estar deixando escapar algo importante, o que o faz se sentir vulnerável. Por exemplo, as pessoas que checam compulsivamente o fogão ou o gás antes de saírem de casa ficam mais ansiosas se não o fizerem. Contudo, uma vez que param de checar por tempo suficiente, a ansiedade diminui. Da mesma forma, o hipocondríaco que se preocupa com uma doença assustadora pode ter uma acentuação inicial da ansiedade ao ser impedido de buscar reasseguramento ou de procurar mais informações, mas a ansiedade diminuirá quanto mais ele se privar da preocupante busca de informações.

Pensamento que deveria preocupar-se até controlar tudo

Outra maneira comum de se desviar para a preocupação improdutiva é pensar que precisa controlar tudo para estar seguro e confortável. Isso interfere na abordagem de resolução de problemas, pois talvez você esteja tentando controlar coisas que não podem ser controladas.[7] Resolução de problemas envolve lidar com coisas que você *pode* controlar e ser capaz de distingui-las das coisas que *não pode*. Por exemplo, posso controlar o que digo quando faço uma palestra, mas não posso controlar se alguém gosta do que digo. Você pode se preocupar com o que as pessoas pensam a seu respeito, e assim imagina que o problema a ser resolvido é fazer todos gostarem de você. Mas não pode fazer com que todos gostem de você – não pode controlar isto. Desistir de algum controle sobre o incontrolável libera-o para focar os problemas imediatos a serem resolvidos. Contudo, uma vez que defina o problema em termos do que *não pode* controlar, você tem um problema que não pode ser resolvido.

Como diz o velho ditado: "Saiba que coisas pode controlar e as que não pode. E saiba a diferença entre elas". Se o problema são as "coisas que não pode controlar" (por exemplo, o que um estranho pensa a seu respeito), então você tem um problema sem solução.

RECAPITULAÇÃO

Agora que já examinou como a preocupação pode ser útil – e também quanto da preocupação é inútil –, pode decidir com que coisas vale a pena se preocupar e fazer algo a respeito; e quais são as preocupações improdutivas. Os sinais de preocupações improdutivas e produtivas são mostrados na Tabela 4.1. No próximo capítulo, vamos examinar como você pode aprender a aceitar a realidade e a se comprometer com a produção de mudanças significativas.

Tabela 4.1

Sinais de preocupação improdutiva

- Preocupar-se com questões sem resposta.
- Preocupar-se com uma reação em cadeia de acontecimentos.
- Rejeitar solução por não ser perfeita.
- Pensar que deve preocupar-se até sentir-se menos ansioso.
- Pensar que deve preocupar-se até controlar tudo.

Sinais de preocupação produtiva

- Existe uma questão e ela tem resposta.
- Focalizar um único acontecimento – não uma reação em cadeia.
- Estar preparado para aceitar soluções imperfeitas.
- Não usar a ansiedade como guia.
- Reconhecer o que se pode controlar e o que não se pode.

NOTAS

1. Wells, A. (2000). *Emotional Disorders and Metacognition: Innovative Cognitive Therapy*. New York: Wiley.
   Wells, A. (1997). *Cognitive Therapy of Anxiety Disorders: A Practice Manual and Conceptual Guide*. New York: Wiley.
2. Nolen-Hoeksema, S. (2000). The role of rumination in depressive disorders and mixed anxiety/depressive symptoms. *Journal of Abnormal Psychology, 109*, 504-511.
   Papageorgiou, C., and Wells, A. (2001). Positive beliefs about depressive rumination: Development and preliminary validation of a self-report scale. *Behavior Therapy, 32*(1), 13-26.
3. Wells, A. (1995). Meta-cognition and worry: A cognitive model of generalized anxiety disorder. *Behavioural and Cognitive Psychotherapy, 23*, 301-320.
   Wells, A. (1997). *Cognitive Therapy of Anxiety Disorders: A Practice Manual and Conceptual Guide*. New York: J. Wiley & Sons.
4. Dugas, M.J., Buhr, K., and Ladouceur, R. (2003). The Role of Intolerance of Uncertainty in the Etiology and Maintenance of Generalized Anxiety Disorder. In R.G. Heimberg, C.L. Turk, and D.S. Mennin (Eds.), *Generalized Anxiety Disorder: Advances in Research and Practice*. New York: Guilford.
5. Wells, A. (1997). *Cognitive Therapy of Anxiety Disorders: A Practice Manual and Conceptual Guide*. New York: Wiley.
   Wells, A., and Carter, K. (2001). Further tests of a cognitive model of generalized anxiety disorder: Metacognitions and worry in GAD, panic disorder, social phobia, depression, and nonpatients. *Behavior Therapy, 32*(1).
6. Rachman, S. (2003). *The Treatment of Obsessions*. New York: Oxford University Press.
   Shafran, R. and Mansel, W. (2001). Perfectionism and psychopathology: a review of research and treatment. *Clinical Psychology Review, 21*(6), 879-906.
7. Matthews, G., and Wells. A. (2000). Attention, automaticity and affective disorder. *Behavior Modification, 24*, 69-93.
   Wells, A. (1997). *Cognitive Therapy of Anxiety Disorders: A Practice Manual and Conceptual Guide*. New York: Wiley.

5

Passo 2: Aceite a realidade e comprometa-se com a mudança

Vimos que muito de sua preocupação é motivado pela crença de que ela o protege, prepara e motiva. Talvez você pense que suas preocupações sejam realistas e que precise se preocupar porque não quer deixar escapar algo, ou porque pensa que isso seja um sinal de responsabilidade. Mas, mesmo reconhecendo que a preocupação não funciona e que a sua não é produtiva, o que você pode fazer para mudar?

Vamos observar uma maneira diferente de "conhecer" a realidade – excluindo todas as interpretações, julgamentos, falsos alarmes, implicações e previsões do futuro. Você vai aprender a aceitar o que realmente é e comprometer-se a mudar o necessário a fim de conseguir o que quer.

O QUE É ACEITAÇÃO?

Aceitação é ver as coisas como elas *realmente são*, não como você *pensa* que são. Aceitação literalmente significa "receber" o que está aqui, no presente, e ver a realidade de modo transparente – não através das lentes distorcidas da preocupação.[1] Aceitação significa estar ciente do que é real neste momento, não do que pode acontecer.

Veja sua respiração, por exemplo.

Antes que a mencionasse, você provavelmente não a estava percebendo. Agora, leve a atenção para sua respiração. O que sente? Você está inspirando ou expirando? Neste momento, o que você percebe? Focar a respiração, seja se estiver meditando ou simplesmente parado para observar, significa que agora você está ciente. Está ciente *neste momento*, no qual ocorre esta experiência.[2] Também pode observar, enquanto se concentra na respiração, que você tem pensamentos que interferem no exercício de simplesmente estar atento, estar ciente, estar presente.

Você pode pensar que está respirando muito rápido, ou que precisa tomar fôlego, ou que focar a respiração não vai ajudá-lo com o problema da preocupação. Em vez de simplesmente estar focando sua respiração, está focando os *pensamentos*. Está agora *pensando sobre sua respiração* em termos de "estar muito rápida", "ter de tomar fôlego", ou "não ajudar a resolver a preocupação".

Todos esses pensamentos – essas distrações – tornam mais difícil estar aqui neste momento simplesmente com sua respiração. Você está indo além e pode agora se pegar tentando controlar a respiração. Conforme tenta controlá-la, percebe que não pode fazê-lo e que as coisas estão ficando cada vez mais fora de controle.

Você não está mais aceitando, nem ficando ciente e atento. Você começou a se preocupar.

Conforme observei, a aceitação de algo não significa que goste disso ou que diga que está tudo bem; significa que você sabe que isso é o que é, e este é seu ponto de partida. Digamos que esteja preocupado porque passou por um rompimento e agora está sozinho. Você fica alternando entre estar zangado pelo rompimento e estar deprimido por estar sozinho. Você diz a si mesmo: "Isso é terrível. Não posso conviver com isso!".

A psicóloga Marsha Linehan, da Universidade de Washington, sugere que a "aceitação radical" da realidade – enxergar a realidade e vê-la como ela é – pode nos ajudar quando estamos frustrados, zangados, deprimidos ou ansiosos.[3] Por exemplo, você rompeu com sua parceira e não sabe quanto tempo vai ficar sozinho. Aceitação radical significa que verá a realidade *não da forma como quer que seja, mas da forma como ela é*. Essa é a distinção fundamental. Você pode dizer a si mesmo: "Não suporto o fato de termos terminado. Exijo que as coisas se acertem!". Talvez você queira bater pés. Talvez queira gastar horas reclamando com os amigos. Você perde tempo ruminando e insistindo no assunto, perguntando incessantemente: "Por que eu?".

Nada disso lhe fará bem. Aceitação radical significa que você reconhece a existência de uma realidade com a qual vai viver: "Certo. Nós rompemos o relacionamento. Esta é a realidade. Não gosto disso. É de onde tenho de começar". A vantagem da aceitação radical é que ela proporciona um lugar por onde começar.

O QUE É COMPROMETIMENTO COM A MUDANÇA?

Comprometimento com a mudança significa que você é capaz de identificar o que realmente valoriza e deseja e que escolhe fazer as coisas difíceis para se tornar feliz. A preocupação não está incluída no comprometimento com a mudança. Na verdade, a preocupação é uma luta contra aceitar o que você não gosta, um protesto contra a realidade e uma recusa a aceitar a incerteza e a limitação.

Preocupação não é ação. *Ação* é ação. Resolver problemas significa realmente resolvê-los – ao invés de se preocupar com eles. Uma maneira de resolver o problema é aceitar que ele existe. Protestar, brigar, exigir perfeição, tentar eliminar incertezas, criticar-se e despertar falsos alarmes nunca resolvem problemas.

O que significaria aceitar o rompimento e comprometer-se com a mudança? Poderia significar que você dissese: "A realidade é que terminamos. Protestar e ficar chateado não vai mudar as coisas. Se eu aceitar isso como fato, talvez possa tornar minha vida melhor. Posso me comprometer a ver amigos, sair com alguém e me envolver em diferentes atividades. Mas, por enquanto, também devo aceitar que estarei sozinho".

ACEITE A REALIDADE

Atenção plena[*]

Mas como você pode aprender a começar a aceitar a realidade?

Os psicólogos Zindel Segal, Mark Williams e John Teasdale observaram que pessoas com maior probabilidade de ficarem deprimidas tendem a descrever as experiências em termos abstratos e gerais – "sou um fracasso" ou "preciso de sucesso" –, enquanto pessoas menos propensas à depressão descrevem as experiências em termos concretos e específicos – "estou trabalhando em um projeto" ou "quero ir bem na prova".[4] Fundamentar-se em conceitos gerais e abstratos torna-o mais propenso tirar conclusões precipitadas sobre o futuro de maneira negativa e autocrítica. Em uma série de estudos, Segal, Williams e Teasdale treinaram pessoas com episódios anteriores de depressão e, portanto, com probabilidade de recorrências. O treinamento que propiciaram aos pacientes foi no desenvolvimento da *atenção plena*. Atenção plena é uma técnica derivada dos ensinamentos budistas, em que você se concentra na experiência presente imediata em

---

[*] N. de R.T. *Mindfulness* no original.

vez de "escapar" para pensamentos sobre o futuro, generalizações sobre a experiência, julgamentos sobre o que está fazendo ou tentativas de controlar a experiência. Atenção plena é a capacidade de ficar atento a alguma coisa e de permanecer com o que está presente agora em sua experiência.

A aceitação da experiência inclui atenção plena: em vez de tentar controlá-la ou prever o futuro por meio da preocupação, a atenção plena permite-lhe permanecer com a experiência atual na realidade concreta, sem lutar para controlá-la ou julgá-la. Quando se preocupa, você fica preso demais ao pensamento – focando-o, pensando que deve fazer algo e tratando a preocupação como se fosse uma experiência que deve permanecer com você até que o problema seja resolvido. Por outro lado, com atenção plena, você aprende a prestar atenção ou ficar plenamente atento ao pensamento (ou à sensação), mas também toma distância da preocupação porque não reage a ela reunindo informações, resolvendo problemas ou prevendo o futuro. Você se torna mais um observador, simplesmente percebendo o pensamento e permitindo que ele aconteça. Vejamos alguns aspectos específicos da atenção plena – tomar distância, descrever o que está diante de você, suspender julgamentos e afastar-se do problema – e como você pode aplicá-los à preocupação.

Tome distância

Suas preocupações envolvem o que você *pensa* que a realidade é. O que significa isto? Pensamentos são experiências interiores que mudam a cada segundo e são diferentes dos pensamentos de outra pessoa. Por exemplo, o pensamento: "Vou acabar ficando sozinho para sempre" não é realidade, é? Você realmente não sabe o que vai acontecer. É simplesmente um pensamento.

Outro pensamento poderia ser: "Isto é um cachorro". Talvez o animal seja um cachorro, mas o *pensamento* não é o cachorro. Preciso observar, olhar, verificar. Preciso estar atento – neste momento. Um cachorro é um cachorro; o pensamento não é o cachorro. Não posso ter um pensamento de estimação e pensamentos não latem. Pensamentos não são a realidade.

Mas as preocupações são pensamentos que você trata como se fossem realidade. Você acredita que, se tem um pensamento – "Posso ficar sozinho para sempre" –, então deve prestar atenção nele, fazer algo a respeito e descartá-lo. Isso é o que psicólogos chamam de "autoconsciência cognitiva" ou simplesmente "monitoração de pensamentos".[5] Quando monitora os pensamentos, você examina a mente em busca de pensamentos ou sentimentos desagradáveis e depois fica dando voltas em torno deles. Conforme continua monitorando os pensamentos, você dá as costas à realidade – ao que está realmente diante de você e acontece neste momento. As pessoas que se engajam nesse processo, ficando envolvidas nos pensamentos, são bem mais propensas a se preocuparem – e a continuarem preocupadas.[6]

Tomar distância dos pensamentos significa afastar-se e observar que são apenas pensamentos. Você pode experimentá-lo ao considerar cada uma de suas preocupações e observar que está *apenas diante do* pensamento. Tente o seguinte:

Estou apenas *tendo o pensamento* de que ficarei sempre sozinha.
Estou apenas *percebendo que estou com a sensação* de tristeza.
Apenas *tive o pensamento* agora de que sou um fracasso.
Estou apenas *pensando* que preciso fazer algo neste exato momento.

A idéia de que ficará sozinho não é a mesma coisa que o futuro. O futuro será o futuro – e ele poderá ser muito diferente dos pensamentos. Você fica atrelado demais aos pensamentos e preocupações porque tem as seguintes equações:

Pensamento = futuro
Pensamento = realidade
Pensamento = responsabilidade
Pensamento = único pensamento possível
Pensamento = para sempre

O pensamento de que suas economias se esgotarão não é a mesma coisa que seu extrato bancário. É uma impressão, algo que pode perceber: "Tenho a impressão de que meu saldo bancário vai se esgotar". Agora observe que você pode ainda ter outro pensamento: "Percebo que também posso pensar que minhas economias podem aumentar". Nada mudou na realidade; apenas os pensamentos mudaram.

Tomar distância dos pensamentos pode significar o reconhecimento de que eles – suas preocupações – frequentemente têm estado equivocados sobre a realidade. A preocupação que teve no ano passado, de que seria sempre triste, acabou tornando-se falsa. A realidade era que você às vezes estava triste e às vezes estava alegre. O pensamento de que iria se dar mal na prova também acabou mostrando-se incorreto. E você também teve milhares de pensamentos e sentimentos com os quais achava que estaria sempre preocupado. Você pensava: "Serei sempre incomodado por este pensamento" ou "Sempre me sentirei deste jeito". Você não está e não se sente desse jeito. Seus pensamentos e sentimentos se modificaram; assim, a preocupação com as coisas continuando sempre as mesmas era pensamento, suposição, alarme falso. Não era realidade.

Tomar distância dos pensamentos também significa o reconhecimento de que eles podem ser experiências que você percebe e depois deixa para lá. Pegue uma pilha de fichas de indexação. No verso de cada uma escreva uma preocupação. Tente colocar nessas fichas tantas preocupações quanto conseguir. Após escrever todas, embaralhe as fichas, com as preocupações voltadas para baixo. Em seguida, pegue uma ficha de cada vez, olhe cada uma delas e depois jogue fora no cesto de lixo.[7] Após terminar o exercício, afaste-se.

Tomar distância significa aprender a distanciar-se do pensamento.

Descreva o que está diante de você

Suas preocupações parecem ir bem além da informação que está em sua frente. Você está sentado diante da mesa em sua sala, olhando o trabalho que tem para fazer, e começa a se preocupar. Começa a tirar conclusões: nunca terminará o trabalho, sua chefe vai ficar brava com você e irá demiti-lo. Depois, pensa que vai levar meses até conseguir outro emprego, suas economias vão acabar e vai se afundar cada vez mais em dívidas.

Repare como essas preocupações nada têm a ver com *o que está diante de você neste exato momento*. O que está em sua frente é o trabalho sobre a mesa. Pense como o descreveria: "Há uma pasta com alguns memorandos escritos por minha chefe e meus colegas". O que mais está diante de você? "Minha mesa tem alguns outros papéis – alguns dados impressos. Há também meu telefone e meu *laptop*."

Agora descreva o que aconteceu um pouco antes disso.

"Recebi um *e-mail* de minha chefe, Carol, dizendo que queria um relatório para amanhã cedo."

O que ela disse?

"Ela disse: 'Quero o relatório pronto amanhã às 9 horas'."

Descreva o que você já fez até agora.

"Revisei o material algumas vezes e esbocei algumas das coisas que quero escrever. Verifiquei as informações e outros relatórios."

Quando *descrevemos* algo, não tiramos conclusões precipitadas: não tentamos ler a mente de Carol para descobrir o que ela "realmente pensa", não olhamos uma bola de cristal para ver se vamos ser demitidos e não nos rotulamos como fracassos. Ficamos com a descrição dos fatos. *Descrever*, em vez de tirar conclusões precipitadas, permite-lhe colocar-se na realidade como ela é – e o impede de se preocupar com todas as possíveis realidades que talvez nunca venham a acontecer.

Suspenda os julgamentos

Pense sobre suas várias preocupações – não conseguir fazer todo o trabalho, não encontrar o par perfeito, o que alguém pensa a seu respeito, sua saúde está se deteriorando. Todas as preocupações carregam *julgamentos* sobre o que é bom ou ruim, essencial ou desnecessário. "Devo terminar todo o trabalho; se não terminar, terei fracassado." Dois julgamentos até aqui – o que deve fazer e que está fracassando. Ou você se preocupa com a busca do par perfeito. Outros dois julgamentos aqui – que existe o "par perfeito" e que você deve encontrá-lo. Na preocupação "isso pode ser câncer de pele e devo ter certeza absoluta de que não é", há outros dois julgamentos – classificar o sintoma como câncer de pele e dizer que você tem o dever de eliminar toda incerteza imediatamente.

Tente encontrar os julgamentos existentes em cada uma das preocupações. Os julgamentos da realidade podem aparecer quando você rotula alguém ("Ele é um mentiroso" ou "Ela é hostil"). Ou o julgamento pode ser: "Isso pode ser câncer" ou "Sou feia". Esses julgamentos não correspondem à realidade – eles são o que você pensa que a realidade pode ou deveria ser. E eles o deixam mais ansioso e mais preocupado.

Por exemplo, em vez de julgar a realidade, descreva-a em termos de cor ou sensação. Ou descreva os comportamentos que você realmente vê. Por exemplo, em vez de se julgar um fracasso porque não tem o parceiro especial neste momento, poderia suspender o julgamento e simplesmente observar: "Estou sentada em meu apartamento. São 21h25. Na mesa há um pedaço de pizza que ainda não terminei. Está um pouco quente aqui agora". Em vez de rotular um sinal como câncer – outro julgamento –, você poderia dizer: "Percebo um sinal em meu braço. É um pouco escuro. Percebo que, ao tocá-lo, a pele em volta fica vermelha".

Retire-se da cena

Observe que cada uma de suas preocupações parece ter *você no centro*. "Acho que nunca vou encontrar alguém. Devo fazer algo a este respeito." Ou: "Acho que ela está brava comigo. O que foi que eu fiz?". Ou: "Este trabalho nunca vai acabar. Devo realmente ter estragado tudo". Suas preocupações são quase sempre sobre como *você* vê as coisas e o que *você* deve fazer em relação a elas. Existem oito bilhões de pessoas no mundo e cada uma pensa uma hora ou outra: "Isso tudo tem a ver *comigo* e o que tenho de fazer agora mesmo".

Será que oito bilhões de pessoas podem estar enganadas?

Sim.

Vamos supor que você esteja sentado no sofá de casa, preocupado porque nunca irá encontrar o seu par dos sonhos: "Nunca vou achar a pessoa certa para mim". Isso tudo tem a ver com os *seus* sonhos – os únicos sonhos que *você* pode imaginar ter – então, você pensa que esses sonhos são os únicos que poderia ter. Você acha que estar sozinho esta noite diz algo a *seu* respeito. (Talvez existam outros dois bilhões de pessoas sentadas em casa esta noite – o que isso diz sobre *elas*?) *Você* pensa que tem de fazer algo para encontrar o par dos *seus* sonhos. *Tem de fazer algo.*

Ou você se preocupa com sua mãe idosa. Acha que *você* tem de fazê-la sentir-se bem. *Você* tem de se assegurar que ela esteja bem. *Você* tem de checar como ela está a cada hora. Seu amor por sua mãe não é suficiente para *você* – porque *você* tem de garantir que nada de ruim jamais lhe aconteça.

Retire-se da cena por um momento.

Se você está sentado no sofá de casa pensando que está sozinho, pense sobre o fato de não ser o único. Na verdade, é provável que quase todas as pessoas no mundo em algum momento tenham se sentado sozinhas e pensado que poderiam não encontrar alguém para amar para sempre. Você não está sozinho.

Ou se perdeu dinheiro na bolsa de valores, desprenda-se da situação. Você não está sozinho. Milhões de outras pessoas já perderam dinheiro assim.

E se você se preocupa com a saúde de sua mãe, desprenda-se disso também. Não significa que não ame sua mãe, mas a saúde dela não diz respeito a *você*; diz respeito a *ela*.

Desapareça para ver a realidade

Se você conseguiu desprender-se da cena, pode se imaginar agora dando um passo além.

Pode imaginar-se desaparecendo completamente. Pense sobre o que o preocupa neste exato momento. Algo deve ser feito, algo pode fugir ao controle, alguma parte deste vasto mundo em que vivemos pode não funcionar exatamente da maneira como deveria. Agora, imagine que *você não existe*. Você não está aqui. O tempo e os acontecimentos fluem sem você. Chega o amanhã e você não está aqui. As pessoas se movimentam, o sol nasce, os carros fluem pelas ruas. Você desapareceu.

Se você desapareceu, se não existe mais, então não há nada com que se preocupar, há? As pessoas podem não ter gostado de sua palestra? Bem, você não existe mais, então por que isso importa? A conta pode estar atrasada? Como poderia se importar, uma vez que não há mais *você* para se importar? Você não *é* mais.

Talvez isso possa soar como o lado escuro da espiritualidade, mas é realmente a natureza de quase tudo da realidade. Existem oito bilhões de pessoas no mundo. Quanto desse espaço você realmente ocupa?

Onde você está nesse espaço da humanidade – um entre oito bilhões? Uma maneira de ficar equilibrado em relação às coisas com que se preocupa é tentar lembrar a si mesmo que o mundo não *gira em torno de você*. Você não é o mundo.

Imagine uma praia imensa que se alonga por milhares de quilômetros e tem uns 80 quilômetros de largura. O vento sopra e um único grão de areia cai a uns 60 centímetros de onde costumava estar. Esse é você. Você é um grão de areia. Você luta contra a paisagem, empurrando e reclamando sobre como os outros grãos de areia entraram em seu caminho. Mas tome distância por um instante e observe o quadro mais amplo.

A praia ainda existe. As marés vêm e vão.

Agora, experimente isto: imagine que está preocupado com a possibilidade de não encontrar o par perfeito. Suas preocupações o estão deixando deprimido e ansioso; não consegue dormir. *Você* se tornou sua única preocupação neste momento – o que *você* pode fazer para encontrar o par perfeito. Sente que não está indo a lugar algum.

Bem, simplesmente faça isso. Tente não ir a *lugar nenhum*. Imagine que tenha desaparecido. Está olhando a Terra lá de cima. Observe o prédio onde mora. Afaste-se mais e mais. Seu bairro é como uma fração de cor que se vê de um avião. Você desistiu de qualquer fantasia de controle porque desapareceu por um momento. Você não pode tocar a realidade que deseja controlar.

Assim que conseguir desprender-se – imaginar-se desaparecendo, descrever o que está diante de você e suspender os julgamentos – estará pronto para aceitar a realidade. E quando conseguir aceitá-la, observando-a, você poderá fazer algo em relação às preocupações.

Mas o que atrapalha a aceitação da realidade?

Aceite as limitações

Associado à resistência em aceitar a realidade como ela é – porque se recusa a abandonar sua preocupação, sua luta e seu protesto – está a resistência em aceitar as limitações. Você sente que tem de saber tudo, planejar tudo, resolver todos os problemas que poderiam ocorrer no futuro. Você se recusa a aceitar as limitações do que pode e do que não pode controlar.

Uma vez tive um paciente, um advogado bem-sucedido, que me relatou ter sido reconhecido nacionalmente como jogador de basquete enquanto estava na universidade. O time para o qual jogava estava no *ranking* nacional, mas ele era surpreendentemente baixo, em minha opinião, para ter sido tão bem-sucedido como jogador de basquete. Eu disse isso a ele, e ele me respondeu: "Tive sucesso em diferentes áreas da minha vida porque conheço minhas limitações. Aprendi a me virar sendo mais baixo".

Existem várias limitações que precisamos aceitar para deixar de lado a preocupação com as coisas. Podemos aceitar que não gostamos do que vemos, em vez de protestarmos contra isso ou de nos preocuparmos. Podemos aceitar que pode não existir *a* resposta; assim, podemos conviver com a ambigüidade e a complexidade. Podemos aceitar que somos capazes de nos contentar com menos do que queremos, a fim de apreciar mais o que temos. Continuamente, descobrimos que não podemos controlar tudo, e, se não aceitarmos alguma perda de controle, iremos nos preocupar por não termos nenhum controle. E podemos aceitar que alguns problemas talvez não tenham solução e que simplesmente teremos de conviver com eles, ou, como diria o advogado jogador de basquete, "nos virarmos com eles".

Aceite a incerteza: reconheça aquilo que jamais vai saber

As pessoas preocupadas equiparam o desconhecido ao perigo. Entretanto, a incerteza é realmente *neutra* com respeito ao desfecho. Não sei como vão estar o tempo e a bolsa de valores na próxima semana. Não sei o que meu amigo vai me dizer quando encontrá-lo para o almoço. Não sei o que meu próximo paciente vai achar conflitante. Mas não saber como serão esses acontecimentos não significa que eles vão ser negativos. São simplesmente desconhecidos.

Também não sei que coisas positivas vão acontecer.

Em vez de estar focado no desconhecido, equiparando-o ao perigo ou a desfechos ruins, você deve focar a atenção nos fatos concretos que realmente conhece. Se pensa que o que tem de ser solucionado são os problemas sobre o desconhecido, então vai se sentir indefeso.

Por que você tem de resolver problemas sobre o que não se pode saber? Se algo não é conhecido ou não se pode saber, é possível que nunca se torne um problema.

Treino de incerteza

A *intolerância à incerteza* é a questão central para a maioria dos preocupados. Os psicólogos Michel Dugas e Robert Ladouceur verificaram que pessoas preocupadas são incapazes de tolerar não saber algo *com certeza*. Na verdade, uma pessoa preocupada relatou aos pesquisadores que preferia saber algo negativo com certeza do que ficar em dúvida quanto a algo positivo.[8] Os preocupados ficam buscando a solução perfeita, resposta para cada possível pergunta que possam fazer e previsão clara para cada *e-se*. Na ausência de certeza, eles se preocupam com o objetivo de encontrá-la.

Os preocupados também evitam confrontar o impacto emocional das experiências. Isso ocorre porque raramente chegam ao ponto de realmente encarar seus piores medos. Além disso, dado que estão tentando *pensar* sobre como resolver todos os problemas, não usam imagens visuais que possam fazê-los *sentir a emoção*. Sentir a emoção é uma forma de descobrir que pode suportar a realidade.

Agora, conforme observei anteriormente, as pessoas ficam na verdade menos ansiosas quando estão engajadas em uma preocupação. Isto ocorre porque a preocupação é abstrata e lingüística, e, quando as pessoas baseiam-se no pensamento abstrato, não vivenciam imagens visuais de maus acontecimentos. Uma vez que evitam as imagens visuais altamente emocionais, continuar a se preocupar faz com que não vivenciem a ansiedade. Portanto, a preocupação – e a busca de certeza – é uma forma de *esquiva emocional*.[9] É como se a pessoa pensasse: "Vou continuar buscando a certeza a fim de evitar a terrível imagem do possível mau resultado". *A busca de certeza torna-se uma forma de evitar a emoção.*[10]

Quanto mais você puder tolerar a incerteza, menos preocupado ficará. De fato, o treino de incerteza é altamente eficaz na redução da preocupação e da ansiedade em um período relativamente curto, ajudando significativamente 77% dos preocupados crônicos.[11]

Passo 1. Analise os custos e benefícios de aceitar a incerteza

Podemos identificar a preocupação improdutiva porque ela envolve perguntas sem resposta, reações em cadeia, problemas sem solução, coisas impossíveis de se saber, exigências de soluções perfeitas, base na ansiedade como guia e exigência de controle total. Por exemplo, considere a preocupação: "É possível que eu tenha um tumor cerebral, mesmo que o médico diga que estou bem". Ela inclui vários elementos de preocupação improdutiva – é uma pergunta sem resposta ("É possível"), baseia-se em uma reação em cadeia ("Meus problemas de saúde vão ser maldiagnosticados e vou acabar com um problema grave"), não tem solução (você não pode eliminar a possibilidade), é impossível de se saber (se for continuamente maldiagnosticada, não se podem eliminar futuros diagnósticos equivocados), exige solução perfeita (certeza absoluta) e exige controle do resultado ("Tenho de obter total garantia" – algo impossível). Esta preocupação é qualificada como improdutiva.

Podemos agora examinar os custos e benefícios da aceitação da incerteza, no que se refere à preocupação improdutiva. Por exemplo, se você pensa, "Talvez eu tenha um tumor cerebral", pode perguntar a si mesmo: "Quais são os custos e benefícios para mim de aceitar que isso seja possível?". Os benefícios (se aceitar que não pode eliminar a possibilidade) são: não ter de fazer nada a respeito, preocupar-se menos e parar de tentar controlar algo que não pode. Os custos são os de talvez se sentir imediatamente um pouco mais ansioso e pensar que está baixando a guarda. Se tiver esta reação, então pergunte a si mesmo: "Exatamente que providências posso tomar *hoje* que possam me ajudar?". Visto que a preocupação se relaciona a um tumor não-diagnosticado (após ter-se consultado com vários médicos), a única providência a ser tomada é continuar indo a mais médicos. Esta é uma tarefa sem fim.

Passo 2. Inunde-se de incerteza

Incerteza é realidade. Não tenho certeza do que vai acontecer amanhã ou depois de amanhã. Posso fazer uma previsão com base em informações, mas não posso dizer com certeza. Quando você não tolera a incerteza, os pensamentos são algo como o que segue: "Não é certo que as coisas ficarão bem; se não tenho certeza, devo preocupar-me até saber com certeza. Tenho estado preocupado e ainda não sei com certeza; portanto, vou continuar me preocupando até ter certeza absoluta de que tudo estará bem". Ao contrário da preocupação, que é a busca da certeza, no treino da incerteza você pratica milhares de vezes o pensamento: "Não sei com certeza" ou "É sempre possível que algo terrível aconteça".

Nancy pensava que poderia ser portadora de HIV, embora não houvesse qualquer evidência real disso. Ela não havia tido nenhum comportamento de risco. Mas começou a ter o pensamento intrusivo mesmo assim. Então, preocupava-se e examinava o corpo em busca de quaisquer sinais iniciais de AIDS. Fiz com que Nancy repetisse durante 20 minutos todos os dias: "É sempre possível que eu tenha AIDS". Eu disse a ela para não fazer nada a fim de neutralizar esse pensamento – não tentar se tranqüilizar, simplesmente praticar o pensamento "É sempre possível". Conforme esperado, sua ansiedade aumentou – e depois baixou, à medida que repetia esse pensamento centenas de vezes. Sempre que pensava: "Como seria se eu tivesse AIDS?" eu a fazia repetir 200 vezes. Ela começou a perceber que pensar sobre algo possível podia ser tolerado. Na verdade, o pensamento tornou-se chato.

Agora pense sobre como isto é diferente da técnica de supressão de pensamentos. Conforme vimos, esta técnica envolve perceber que se está pensando algo indesejado e então gritar para si mesmo: "Pare!". A idéia é que você *não suporta* ter esse pensamento. A supressão de pensamentos não funciona e, na verdade, pode piorar as coisas, pois você acredita que o pensamento – "É possível que eu esteja com AIDS" – é algo que precise temer e do qual precisa se livrar.[12] Por outro lado, a *inundação com pensamentos* de incerteza ensina que você pode pensar sobre o que é possível e, mesmo assim, não fazer nada para neutralizar o pensamento. Pode vivenciá-lo milhares de vezes e nada fazer além de chamá-lo de volta para se aborrecer novamente ao repeti-lo.

Aceitar a incerteza é uma estratégia central no modo de lidar com as preocupações. Uma vez aceitando que jamais se pode saber com certeza, pode-se reconhecer que continuar a se preocupar para obter essa certeza é total perda de tempo. A prática de se inundar com pensamentos de incerteza – repeti-los indefinidamente sem fazer nada para obter certeza – permite perceber que se pode viver com a incerteza. É como entrar em um elevador milhares de vezes. Você não vai mais ficar com medo, pois isso se tornou chato.

Entretanto, aceitar a incerteza não significa que se tenha desistido de participar da vida real, pois pode ser necessário promover algumas mudanças. Vejamos como você pode se comprometer com a mudança.

COMPROMETIMENTO COM A MUDANÇA

O poder de fazer o que não se quer fazer

O que é fortalecimento pessoal? Vamos defini-lo como *a capacidade de fazer o que deve ser feito*. É a capacidade de estabelecer metas saudáveis para si e de seguir um plano de ação. É a habilidade de manter-se no rumo, permanecer na tarefa e não se distrair. É a capacidade de manter as metas diante de si e de fazer o que *precisa* ser feito e não o que se *quer* fazer. Ser capaz de fazer o que não se quer fazer é uma forma de vencer a procrastinação, a preocupação, a baixa tolerância à frustração, a depressão e a ansiedade. Você terá de fazer coisas que considera desagradáveis. O trabalho árduo vem antes da recompensa.

Isso não é simples conversa para motivá-lo. Superar a intolerância à frustração – o desejo de driblar o desconforto – é o componente central em todos os exercícios de exposição neste livro. Se você se preocupa, existem muitas coisas que evita fazer ou pensar a respeito.

Existem três passos para o fortalecimento pessoal. Suponha que esteja dez quilos acima do peso e queira emagrecer. Se for honesto consigo mesmo, não vai querer fazer exercícios ou dieta. O fator essencial em perder peso é fazer uma *escolha*, comprometer-se com o *não-perfeccionismo bem-sucedido* e praticar o *desconforto construtivo*.

O poder da escolha

Isto envolve três perguntas a serem feitas:

- Qual é minha meta?
- O que preciso fazer para atingi-la?
- Desejo fazer isso?

Quando pergunto qual é sua meta, estou me referindo ao que você deseja como *resultado*. Neste exemplo, o objetivo é perder peso. Mas isto não vai acontecer, a menos que faça com que aconteça. Pergunte a si mesmo: "O que tenho de fazer para atingir minha meta?". Para perder peso, você deve diminuir a ingestão de calorias e aumentar a prática de exercícios. Esqueça as dietas extravagantes, fúteis, ou os aparelhos mecânicos que vão exercitar os músculos para você. Perder peso significa simplesmente diminuir a ingestão e aumentar a queima de calorias.

Isso significa que terá de ficar desconfortável. Não é o fim do mundo, mas na verdade envolve sua resposta à questão: "Você deseja fazer o que precisa ser feito? *Você aceita ficar desconfortável?*".

Quais são os custos e benefícios de conseguir fazer o que é desconfortável? O que você

Tabela 5.1
Escolha pessoal: exemplo

Qual é minha meta?	Perder cinco quilos.
O que devo fazer para atingi-la?	Aumentar os exercícios e diminuir a ingestão de calorias.
Desejo fazer isso?	Não tenho certeza. Gosto de doces e não gosto de fazer exercícios.
Conclusão:	Talvez eu não perca peso.

Tabela 5.2
Sua escolha pessoal

Qual é minha meta?
O que devo fazer para atingi-la?
Desejo fazer isso?
Conclusão:

conseguirá fazer se precisar fazer o que não quer? Como vai conseguir encarar as coisas com as quais se preocupa se constantemente tem que fazer o que não o agrada? Fazer o que não se quer significa optar por fazê-lo.

Você pode dizer: "Preciso estar pronto", "Preciso ter a motivação" ou "Preciso saber se isso irá funcionar". Se estas são suas diretrizes, não fará o que precisa ser feito. Mas, na verdade, todo dia você realiza coisas que não está "preparado" para fazer, para as quais não tem motivação e cujo resultado é duvidoso – digamos, em seu trabalho, quando comparece a uma reunião para a qual não se sente preparado ou motivado e não tem idéia do resultado. Como faz isso? Você faz uma escolha pessoal.

Experimente você mesmo a tabela de escolha pessoal. Pergunte-se se realmente quer pagar o preço para fazer as coisas acontecerem. Você quer ligar para aquele amigo que pode estar infeliz, ou se aproximar de alguém que quer conhecer melhor, ou terminar algum trabalho que está adiando, ou ir ao médico?

Imperfeição bem-sucedida

O passo seguinte é tornar-se *bem-sucedido ao se tornar imperfeito*. Isto parece contraditório, mas, digamos, se quer perder peso, você provavelmente não vai estar maravilhoso de traje de banho já na próxima semana. O sucesso para você significa adotar comportamentos que não terão resultado perfeito. Significa *progredir* por meio de passos imperfeitos. Cada passo imperfeito que der – cada exercício que fizer de modo imperfeito – irá conduzi-lo na direção certa. Você não precisa se transformar em um atleta olímpico para perder alguns quilos – deve simplesmente arregaçar as mangas e começar a se exercitar.

Vimos como o perfeccionismo o deixa preocupado com a necessidade de encontrar a solução perfeita. O perfeccionismo pode também esconder a procrastinação. Talvez você pense: "Para que fazer exercício hoje? Não vou ficar em forma amanhã". Você não precisa de perfeição – precisa de *progresso*. Precisa tornar-se bem-sucedido ao ser ativamente imperfeito em uma base diária. Assim, se você se exercitar e depois se olhar no espelho sem perceber nenhuma mudança, está fazendo progresso. Comprometa-se com a atitude agora – e não em ter o resultado na ponta dos dedos. A atitude – exercitar-se e recusar o bolo de chocolate – é o compromisso correto.

Pergunte a si mesmo se existem coisas um passo adiante na direção de sua meta. Digamos que sua meta seja perder peso. Será que você vai querer fazer coisas como caminhar 15 minutos a mais por dia, recusar a sobremesa, deixar de lado 20% da refeição, ficar atento ao que come e abandonar o lanche da noite? Cada passo é imperfeito. Você quer dar passos imperfeitos para se tornar bem-sucedido?

Desconforto construtivo

Como vimos, boa parte da preocupação é uma tentativa de evitar ansiedade ou outras emoções desagradáveis. O mesmo vale para a procrastinação, a esquiva do desconforto. A fim de fazer coisas que não quer, você precisará modificar a atitude frente ao desconforto, *tornando-o sua meta*. Você não fará qualquer progresso a menos que fique desconfortável. Se protela, então está "driblando o desconforto", constantemente evitando coisas que o fazem se sentir desconfortável.

Se você planeja resolver os problemas, talvez tenha de fazer algumas coisas que considera desconfortáveis. Vamos examinar sua atitude frente ao desconforto. Alguma das afirmações a seguir lhe parece familiar?

- Não suporto me sentir desconfortável.
- Devo esperar até me sentir preparado.
- Não devo ter que me sentir desconfortável.
- Simplesmente vou ficar sem energia.
- Este desconforto vai durar para sempre.

Quando pensa em se exercitar, você diz: "É muito desconfortável". Pensa: "Não posso tolerar este desconforto" ou "Prefiro fazer outra coisa". Mas suponha que você tivesse de escolher engajar-se em atitudes desconfortáveis regularmente. Seu instinto inicial é evitar o desconforto, mas, ao buscar uma atitude desconfortável (porém saudável), talvez aprenda que as coisas que pensava que seriam desconfortáveis em um nível de 95% por duas horas possam, na verdade, ser 25% por 15 minutos. Superar a baixa tolerância à frustração e aprender a construir resiliência exigem fazer coisas desconfortáveis.

José ficava constantemente preocupado quando estava rodeado de pessoas que não conhecia bem. Ele hesitava em se aproximar de mulheres quando estava ansioso porque tinha medo de ser rejeitado. Aprendeu a se apoiar na bebida para se acalmar, mas isso desestabilizava seu humor. Pedi a ele que considerasse identificar algumas coisas que desejava alcançar – como conhecer novas mulheres e falar assertivamente com uma antiga namorada. Sugeri que se comprometesse a fazer todos os dias alguma coisa desconfortável, porém saudável.

Toda vez que percebia estar se sentindo ansioso em relação a estabelecer contato visual com uma mulher, ele decidia agarrar a oportunidade para fazer algo que o fizesse sentir desconfortável. José voltava ao final da semana e me relatava coisas desconfortáveis que havia feito: começar a falar com mulheres em lojas, convidar uma mulher para sair, mostrar-se assertivo com sua ex-namorada e ir à festa e não beber. José começou a resolver os problemas ao desenvolver o novo hábito – e mesmo a meta – de sentir-se desconfortável.

Seu histórico de desconforto

Talvez você pense ser boa idéia enumerar todas as suas qualidades positivas. Mas, em vez disso, tente o seguinte: liste todas as coisas desconfortáveis que tenha feito. Joan, que era divorciada e tinha uma filha de 7 anos chamada Hannah, estava preocupada com o rompimento com Jason, que nunca parecia saber o que queria e não tinha tempo suficiente para

Tabela 5.3
Histórico de desconforto

Coisas desconfortáveis ou desagradáveis que fiz no passado	Resultado

lhe dedicar. Ela pensava: "Mas ele vai ficar bravo" e "Se a gente terminar, vou ficar sozinha". Ficar sozinha, para ela, significava sentir-se desconfortável – como ela já se sentia com Jason. Significava que teria de sair com outras pessoas e que isso poderia não ser tão bom.

Assim, decidimos examinar as coisas que ela já havia feito na vida que tenham sido desconfortáveis. A lista de Joan envolvendo coisas desconfortáveis, porém saudáveis, incluía: estudar para provas na universidade, fazer caminhadas, perder peso, dar à luz Hannah, ser assertiva com o ex-marido, divorciar-se, fazer entrevistas, arrumar trabalho, lidar com clientes, viver com o orçamento apertado e ser assertiva com uma amiga. A questão, então, era: "Como você se sentiu *após* fazer todas essas coisas desconfortáveis?". Joan disse: "Senti orgulho de mim mesma". Ela estava usando o *desconforto construtivo* – o caminho para conseguir fazer as coisas.

Uma forma de confrontar o desconforto é fazer um inventário das coisas desconfortáveis que você fez no passado e que lhe foram úteis. Isso pode incluir estudar para provas, exercitar-se, terminar um relacionamento doentio, mudar-se para uma casa nova, resolver problemas difíceis, atingir metas no trabalho ou ser assertivo. De alguma maneira, os problemas atuais e passados envolvem algo em comum – ter de lidar com coisas desconfortáveis.

Vamos examinar seu histórico de desconforto. Usando a Tabela 5.3, escreva coisas desconfortáveis que você fez, mas que pensou que seriam úteis para a realização de suas metas. Depois, liste o resultado. Como se sentiu após ter feito tais coisas e o que alcançou? Como você conseguiu fazê-las?

Diário de desconforto

Vamos enumerar algumas coisas desconfortáveis que você sabe que podem constituir passos em direção a uma vida melhor e que podem ser feitas agora. Registrar o desconforto vai ajudá-lo a fazer coisas que, no fundo, não quer fazer.

Primeiramente, observe o diário de desconforto de Maggie, abaixo. Cada dia ela enumerava algumas atitudes saudáveis que sabia que não queria tomar. Ela, então, mantinha um registro – observando quando e se as fazia e o quanto elas realmente eram desconfortáveis. Depois, observava como se sentia após realizá-las.

Como se pode observar, algumas dessas coisas eram bem desconfortáveis – e após tê-las feito, Maggie sentia um pouco de frustração e aborrecimento. Mas ela também sentia estar mais no controle da situação. E começou a se sentir mais orgulhosa. Conforme passou a fazer coisas desconfortáveis todos os dias, ela

Tabela 5.4
Diário de desconforto de Maggie

Atitudes desconfortáveis saudáveis	Quando as adotei e o grau de desconforto real (0-100%)	Como me senti posteriormente
Exercitar-me na academia	Segunda-feira, 7h (70%)	Suada, orgulhosa, sensação de dever cumprido.
Não comer sobremesa após as refeições	Segunda-feira, 20h30 (75%)	Frustrada, aborrecida, com mais controle de mim mesma.
Não comer doces entre as refeições	Segunda-feira, 23h (80%)	Frustrada, com fome, um pouco ansiosa, no controle.
Voltar a pé para casa após o trabalho	Segunda-feira, 17h15 (30%)	Entediada, interessada, apressada, melhor comigo mesma por estar fazendo algo.

percebeu que o grau de desconforto diminuiu. Isto aumentou sua capacidade de submeter-se a outros tipos de desconfortos – como ser mais assertiva no trabalho e realizar coisas em sua vida pessoal que precisavam ser feitas.

O desconforto construtivo funciona em dois sentidos. Primeiro, começamos fazendo do desconforto uma meta – com a entrada na *zona de desconforto* –, para fazer coisas que não queremos. Segundo, o desconforto se torna *um meio para um fim* – ele o ajuda a alcançar as outras metas. Fazer do desconforto uma meta diária é a chave para progredir. É muito mais produtivo fazer coisas desconfortáveis do que se preocupar por nunca fazê-las.

Agora, trabalhe com seu diário de desconforto (Tabela 5.5). É importante fazer diariamente coisas que não se quer fazer. São coisas desconfortáveis que podem ajudá-lo a progredir. Faça uma lista de atitudes desconfortáveis saudáveis, quando tomou tais atitudes, quão desconfortáveis realmente foram e como se sentiu posteriormente.

Talvez você perceba que o desconforto não tenha sido tão ruim quanto pensava. Ao se comprometer a fazer o que não quer fazer – ao escolher fazer coisas que precisa terminar –, você verá que há menos com que se preocupar (veja Tabela 5.6). Na verdade, a preocupação é sempre com o futuro – com o que pode acontecer. Ao enfrentar as coisas que evita, você pode descobrir que aquilo com que se preocupava está no passado. É algo que concluiu – uma coisa a menos com que se preocupar.

Você pode progredir ao abraçar a imperfeição bem-sucedida e ao buscar o desconforto construtivo. Pode perceber que o desconforto não é tão ruim quanto pensava – o que irá conduzi-lo a uma sensação de alívio e mesmo de orgulho.

RECAPITULAÇÃO

Aceitação é o oposto da preocupação, pois esta é uma luta contra o real e possível. Vimos como é possível praticar a aceitação ao

Tabela 5.5
Diário de desconforto

Atitudes desconfortáveis saudáveis	Quando as adotei e o grau de desconforto real (0-100%)	Como me senti posteriormente

Tabela 5.6
Comprometimento com a mudança: o poder de fazer o que não se quer fazer

1. O poder da escolha.
2. Use a imperfeição bem-sucedida.
3. Comprometa-se com o desconforto construtivo.
4. Faça o histórico do desconforto.
5. Mantenha o diário de desconforto.

se tornar mais consciente: ficar no presente, descrever em vez de julgar e colocar o controle de lado.

Conhecer suas limitações ajuda a pessoa a se sentir mais no controle. Conforme abandona a preocupação frustrante e a busca de respostas para perguntas sem respostas, ela começa a vencer o controle. Ao abandonar a exigência de *uma* verdade ou de *uma* resposta, percebe que o que está aqui e agora – o que está diante dela – é por onde se deve começar. Finalmente, vimos que, quando tiver aceitado isso, a pessoa pode então optar pelo comprometimento com a mudança. Mudar não significa fazer o que se quer fazer – na verdade, geralmente significa fazer o que não se quer fazer. Mudança e progresso na vida envolvem imperfeição bem-sucedida e desconforto construtivo – fazer o que se evita por causa das preocupações.

NOTAS

1. Hayes, S.C., Jacobson, N.S., and Follette, V.M. (Eds.). (1994). *Acceptance and Change: Content and Context in Psychotherapy*. Reno, NV: Context Press.
   Linehan, M.M. (1993). *Cognitive-Behavioral Treatment of Borderline Personality Disorder*. New York: Guilford.
2. Kabat-Zinn J. (1990). *Full Catastrophe Living: The Program of the Stress Reduction Clinic at the University of Massachusetts Medical Center*. New York: Delta.
3. Linehan, M.M. (1993). *Cognitive-Behavioral Treatment of Borderline Personality Disorder*. New York: Guilford.
   Kabat-Zinn, J. (1990). *Full Catastrophe Living: The Program of the Stress Reduction Clinic at the University of Massachusetts Medical Center*. New York: Delta.
4. Teasdale, J.D. (1999). Metacognition, mindfulness and the modification of mood disorders. *Clinical Psychology and Psychotherapy, 6*, 146-155.
   Segal, Z.V., Williams, M.J.G., and Teasdale, J.D. (2002). *Mindfulness-Based Cognitive Therapy for Depression: A New Approach to Preventing Relapse*. New York: Guilford.
   Teasdale, J.D., Segal, Z.V., Williams, M.J.G., Ridgeway, V.A., Soulsby, J.M., and Lau, M.A. (2000). Prevention of relapse/recurrence in major depression by mindfulness-based cognitive therapy. *Journal of Consulting and Clinical Psychology, 68*, 615-623.
   Williams, M.J.G., Teasdale, J.D., Segal, Z.V., and Soulsby, J. (2000). Mindfulness-based cognitive therapy reduces overgeneral autobiographical memory in formerly depressed patients. *Journal of Abnormal Psychology, 109*, 150-155.
5. Wells, A. (1995). Meta-cognition and worry: A cognitive model of generalized anxiety disorder. *Behavioural and Cognitive Psychotherapy, 23*, 301-320.
   Wells, A. (2000). *Emotional Disorders and Metacognition: Innovative Cognitive Therapy*. New York: Wiley.
6. Wells, A. (2000). *Emotional Disorders and Metacognition: Innovative Cognitive Therapy*. New York: Wiley.
7. Um exercício um tanto parecido é descrito em: Hayes, S.C., Jacobson, N.S., and Follette, V.M. (Eds.). (1994). *Acceptance and Change: Content and Context in Psychotherapy*. Reno, NV: Context Press.
8. Dugas, M. J., Buhr, K., et al. (2004). The Role of Intolerance of Uncertainty in the Etiology and Maintenance of Generalized Anxiety Disorder. In R.G. Heimberg, C.L. Turk, and D.S. Mennin (Eds.), *Generalized Anxiety Disorder: Advances in Research and Practice*. New York: Guilford.
9. Dugas, M.J., Buhr, K., and Ladouceur, R. (2003). The Role of Intolerance of Uncertainty in the Etiology and Maintenance of Generalized Anxiety Disorder. In R.G. Heimberg, C.L. Turk and D.S. Mennin (Eds.), *Generalized Anxiety Disorder: Advances in Research and Practice*. New York: Guilford.
   Dugas, M.J., Ladouceur, R., Leger, E., Freeston, M.H., et al. (no prelo). Group cognitive-behavioral therapy for generalized anxiety disorder: Treatment outcome and long-term followup.
   Dugas, M.J., Freeston, M.H., and Ladouceur, R. (1997). Intolerance of uncertainty and problem orientation in worry. *Cognitive Therapy and Research, 21*, 593-606.
10. Dugas, M.J., Gosselin, P., and Ladouceur, R. (2001). Intolerance of uncertainty and worry:

Investigating specificity in a nonclinical sample. *Cognitive Therapy and Research, 25*, 551-558.

Ladouceur, R., Gosselin, P., and Dugas, M.J. (2000). Experimental manipulation of intolerance of uncertainty: A study of a theoretical model of worry. *Behaviour Research and Therapy. 38*, 933-941.

11. Ladouceur, R., Dugas, M.J., Freeston, M.H., et al. (2000). Efficacy of a cognitive-behavioral treatment for generalized anxiety disorder: Evaluation in a controlled clinical trial. *Journal of Consulting and Clinical Psychology, 68*, 957-964.

12. Davies, M.I., and Clark, D.M. (1998). Thought suppression produces a rebound effect with analogue post-traumatic intrusions. *Behaviour Research and Therapy, 36*, 571-582.

Purdon, C., and Clark, D.A. (1994). Obsessive intrusive thoughts in non-clinical subjects: II. Cognitive appraisal, emotional response and thought control strategies. *Behaviour Research and Therapy, 32*, 403-410.

6

Passo 3: Conteste a preocupação

Neste capítulo, vamos examinar algumas técnicas simples e eficazes que você pode usar como auxílio para confinar as preocupações a um momento e um lugar específicos, de modo que o restante de seu dia fique relativamente livre delas. Vamos também considerar suas preocupações como pensamentos e previsões a serem testados e refutados. As técnicas o ajudarão a colocar as coisas em perspectiva, a examinar a lógica e as evidências ou fatos e a tirar suas próprias conclusões. Podemos denominar isto *o poder do pensamento realista*.

ACOMPANHE AS PREOCUPAÇÕES

Mantenha um diário de preocupações – quando, onde e quanto se preocupa e qual é o efeito disso. Ao identificarmos situações, experiências ou emoções que precedem a preocupação, podemos começar a nos planejar para essas "horas-problema". Por exemplo, se a preocupação parece ser desencadeada por pensamentos relacionados ao encontro de um amigo, então você pode planejar algumas estratégias especificamente voltadas a essa questão. Por exemplo, você pode estar preocupado com a possibilidade do amigo ficar zangado porque faz tempo que não liga para ele. Ao ligar para ele, a solução poderia ser dizer: "Puxa! Espero que não esteja zangado por eu não ter ligado". Ou talvez você se preocupe mais ao ficar sozinho nos finais de semana. A solução poderia ser assegurar-se de ter planos para o fim de semana e ficar mais ativo. Ficar sentado preocupando-se simplesmente alimentará a ansiedade e a depressão. Se a preocupação é desencadeada pela tentativa de conciliar o sono, você pode usar alguns planos para lidar com os pensamentos que produzem insônia. Por exemplo, você poderia praticar o que chamamos de "higiene do sono" – ir para a cama e levantar-se no mesmo horário, planejar um período de tempo para relaxar antes de ir dormir, ou levantar-se e fazer outra coisa se estiver com dificuldade de adormecer.

Segundo, você pode examinar como se sente após ficar preocupado. Por exemplo, sua preocupação o faz tomar alguma providência ou conduz a mais e mais ruminação? Imagine que você descubra que a preocupação o leva a comer em excesso, o que temporariamente o distrai dela. Você observaria o seguinte (Figura 6.1):

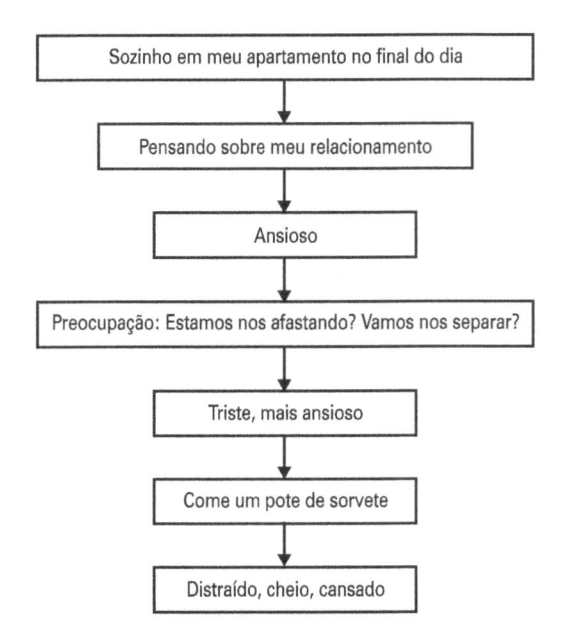

```
┌─────────────────────────────────────────────┐
│ Sozinho em meu apartamento no final do dia  │
└─────────────────────┬───────────────────────┘
                      ▼
       ┌─────────────────────────────────┐
       │ Pensando sobre meu relacionamento│
       └─────────────────┬───────────────┘
                         ▼
              ┌──────────────────┐
              │     Ansioso      │
              └─────────┬────────┘
                        ▼
┌────────────────────────────────────────────────┐
│ Preocupação: Estamos nos afastando? Vamos nos separar? │
└──────────────────────┬─────────────────────────┘
                       ▼
              ┌──────────────────┐
              │ Triste, mais ansioso │
              └─────────┬────────┘
                        ▼
           ┌──────────────────────┐
           │ Come um pote de sorvete │
           └──────────┬───────────┘
                      ▼
           ┌──────────────────────┐
           │ Distraído, cheio, cansado │
           └──────────────────────┘
```

Figura 6.1 Desencadeadores, preocupações e conseqüências.

Registro de preocupações

O registro de preocupações é uma maneira útil de identificá-las. Observe o registro de Betsy, na Tabela 6.1.

Betsy descobriu que suas maiores preocupações aconteciam à noite quando chegava no apartamento vazio. Então, percebeu que essa era a "hora-problema" para ela. A sensação imediatamente anterior à preocupação era "tristeza", "vazio", "medo". Sua preocupação era: "Ficarei sempre só" e "Nunca vou encontrar alguém". Ela começava a se sentir realmente ansiosa e triste. O que fazia em seguida? Comia roscas e bolo. Para Betsy, as preocupações estavam associadas à compulsão alimentar.

Assim que ela conseguiu identificar os desencadeadores, os pensamentos e as conseqüências das preocupações, nós adaptamos um programa de auto-ajuda para ela. Por exemplo, ela pensava que estaria sempre sozinha quando voltasse para casa. Lidamos com isso de diversas maneiras. Primeiro, ela conseguiu contestar o pensamento de que, por estar sozinha no momento, estaria sempre sozinha. Na verdade, ela tinha muitos amigos e um histórico de vários relacionamentos. Segundo, planejamos um calendário social, no qual ela agendava antecipadamente horários com os amigos e horários para sair. Toda vez que lhe ocorria o pensamento de ficar sempre sozinha, ela poderia checar o calendário social e ver o que estava marcado. Terceiro, trabalhamos no planejamento para melhorar seu tempo sozinha, pensando em filmes para alugar, livros para ler, banhos de espuma e boa música para ouvir. Finalmente, ela também planejou adiar por uma hora a compulsão para comer, tempo durante o qual faria as três primeiras coisas aqui listadas.

Muitas vezes, as preocupações levam as pessoas a fazerem coisas que tornam os problemas ainda piores. Podem incluir comer compulsivamente, beber demais, ligar para ex-parceiros que seria melhor deixar no passado, procurar informações sobre todas as possíveis doenças ou ficar sentados olhando pela janela todas as pessoas cujas vidas acham perfeitas. O que você faz depois de se preocupar? Isso ajuda com os problemas?

Use o formulário da Tabela 6.2 para acompanhar as preocupações durante uma semana. Então, faça a si mesmo as seguintes perguntas:

- A que horas e em que lugares tenho maior propensão a me preocupar?
- Existem acontecimentos específicos que desencadeiem minha preocupação?
- Que sentimentos tenho imediatamente antes de começar a me preocupar?
- O que estou prevendo que vá acontecer que me deixa aborrecido?
- O que tendo a fazer logo depois que fico preocupado?
- Como me sinto depois?

Você pode descobrir que se preocupa mais à noite quando está sozinho, ou antes de sair para o trabalho, ou nos finais de semana, quando acha que não tem nada para fazer. Essas horas-problema podem simbolizar importantes temas ou questões na vida. Questões típicas representadas por preocupações incluem

Tabela 6.1
Registro de preocupações de Betsy

Dia/hora	Fatos acontecendo	Como me sinto antes de me preocupar	Minha preocupação	Quão ansiosa ou triste me senti? (0-100%)	O que fiz em seguida?	Como me senti depois?
Segunda-feira 19h15	Indo para casa depois do trabalho e entrando no apartamento vazio.	Triste, vazia, com medo.	Estou totalmente só. Ficarei sempre só. Nunca vou ter um relacionamento.	70% ansiosa, 80% triste.	Comi três rosquinhas e um pedaço de bolo de chocolate.	Empanturrada, cansada, enjoada.
Terça-feira 18h30	Voltando a pé do trabalho para casa.	Tensa.	Não tenho nada para fazer. Será que um dia vou encontrar alguém?	50% tensa.	Olhei para um casal que parecia feliz.	Enciumada, feia.
Sábado 9h45	Acordando.	Triste.	O que vou fazer? Não há ninguém aqui. Vou ficar sempre sozinha?	80% triste.	Voltei a dormir.	Não senti nada, estava dormindo.

Tabela 6.2
Registro de preocupações: acompanhamento das preocupações

Dia/hora	Fatos acontecendo	Como me sinto antes de me preocupar	Minha preocupação	Quão ansioso ou triste me senti? (0-100%)	O que fiz em seguida?	Como me senti depois?

estar sozinho, sentir-se rejeitado, ofender pessoas, perder dinheiro, fracassar, ser humilhado, ser usado, ficar doente, ver alguém sofrer, deixar coisas por fazer e ficar sobrecarregado. Explicarei como você pode lidar com as questões específicas quando descrever como se pode lidar com os pensamentos negativos e as questões nucleares.

Você pode fazer algumas coisas logo *após* ficar preocupado que talvez causem outros problemas. Algumas pessoas que se preocupam com rejeição tomam alguns drinques. Se fizerem isso, então terão duas coisas com que se preocupar – rejeição e abuso de álcool. Ou podem comer compulsivamente, para espantar os pensamentos e sentimentos desagradáveis, e depois se preocuparem com o fato de estarem com peso acima do desejado.

Enumere seus comportamentos disfuncionais após ficar preocupado (por exemplo, comer demais, beber, fazer ligações tolas, gastar demais, usar a TV ou a Internet excessivamente).

COMPORTAMENTOS DISFUNCIONAIS
APÓS FICAR PREOCUPADO
_____
_____
_____
_____
_____

Por que é importante identificar tais comportamentos? Simplesmente porque eles o impedem de lidar com as preocupações e agravam os problemas. Assim que tiver identificado os comportamentos disfuncionais, você pode começar a pensar como eliminá-los. Por exemplo, examine os custos e benefícios de um comportamento (por exemplo, comer compulsivamente). Tente adiar o comportamento por pelo menos uma hora. Durante esse tempo, faça os exercícios deste livro que enfocam suas preocupações e emoções. Os comportamentos disfuncionais vão interferir na auto-ajuda; assim, é melhor escolher comprometer-se com a auto-ajuda do que com o comportamento disfuncional.

ESTABELEÇA O TEMPO DE PREOCUPAÇÃO

Talvez você acredite que a preocupação esteja fora de controle e invada cada momento de seu dia. Para desafiar esta situação, *determine o momento e lugar específicos para se preocupar*. Pode parecer uma contradição.[1] Talvez você pense que praticar as preocupações apenas fará com que aumentem e que você fique sobrecarregado. Entretanto, esse tempo lhe permite deixar as preocupações de lado (até uma hora específica), escrevê-las, perceber que são limitadas e repetitivas e ganhar a sensação de controle sobre elas.

Experimente usar o tempo de preocupação todos os dias durante duas semanas – digamos, 30 minutos no início da noite. Sente-se à mesa e escreva as preocupações conforme elas vão ocorrendo. Não as conteste, nem se tranqüilize – simplesmente preocupe-se. O restante do tempo, se você tiver mais preocupações, anote-as em uma ficha, mas adie a preocupação real até o horário designado para se preocupar.

Por exemplo, digamos que sua preocupação seja: "Não vou conseguir pagar minhas contas". Anote isto e deixe de lado até às 19h30. Depois, examine quaisquer outros pensamentos negativos que possa ter, como: "Não posso pagar a conta de meu cartão de crédito", "E se perder meu emprego?" ou "E se minhas ações se desvalorizarem mais ainda?".

Após ter praticado o tempo de preocupação por um período, verá que ele lhe confere maior sensação de controle sobre as preocupações. Você começa a perceber que pode adiá-las e que são *repetitivas* – você sempre tem os mesmos pensamentos. Não são 10 milhões de preocupações – são apenas 10. Na verdade, algumas pessoas dizem: "Fico aborrecido quando pratico o tempo de preocupação. Não tenho coisas suficientes com que me preocupar". Esta é uma experiência muito comum – as pessoas acabam por descobrir que não conseguem preencher os 30 minutos com preocupações, pois se dão conta de que, quase sempre, são as mesmas coisas que aparecem repetidas vezes.

DEZ MANEIRAS DE VENCER AS PREOCUPAÇÕES

Agora que identificamos as preocupações – e quando ocorrem e o que você está prevendo –, podemos começar a usar algumas técnicas eficazes de terapia cognitiva para diminuir o poder e o significado desses pensamentos.

1. Identifique as distorções do pensamento

Quando estamos preocupados, deprimidos ou nervosos, ficamos inclinados a pensar de maneira tendenciosa e distorcida. Os terapeutas cognitivos referem-se às "distorções cognitivas" ou distorções de pensamento, que podem torná-lo propenso a olhar as coisas da pior maneira possível.[2] Com o objetivo de identificar algumas de suas próprias maneiras distorcidas ou tendenciosas de pensar, examine a lista de distorções típicas na Tabela 6.3.

Tabela 6.3
Distorções cognitivas típicas

1. *Leitura mental.* Imaginar que sabe o que as pessoas pensam sem ter evidências suficientes sobre seus pensamentos: "Ele acha que sou um fracasso".
2. *Adivinhação do futuro.* Prever o futuro – que as coisas vão piorar ou que há perigo pela frente: "Vou ser reprovado no exame", "Não conseguirei o emprego".
3. *Catastrofização.* Acreditar que o que aconteceu ou vai acontecer é tão terrível ou insustentável que não será capaz de suportar: "Seria horrível se eu fracassasse".
4. *Rotulação.* Atribuir traços negativos globais a si mesmo e aos outros: "Sou indesejável", "Ele é uma pessoa imprestável".
5. *Desqualificação dos aspectos positivos.* Afirmar que as realizações positivas, suas ou alheias, são triviais: "É isso o que se espera das esposas, portanto, não importa o quanto ela é legal comigo", "Essas realizações foram fáceis, portanto, não importam".
6. *Filtro negativo.* Focar quase exclusivamente os aspectos negativos e raramente notar os positivos: "Veja todas as pessoas que não gostam de mim".
7. *Supergeneralização.* Perceber um padrão global de aspectos negativos com base em um único incidente: "Isso geralmente me acontece. Parece que eu fracasso em muitas coisas".
8. *Pensamento do tipo tudo-ou-nada (ou dicotômico).* Ver acontecimentos ou pessoas em termos de tudo-ou-nada: "Sou rejeitado por todos", "Tudo isso foi uma perda de tempo".
9. *Afirmações do tipo "deveria".* Interpretar os acontecimentos em termos de como as coisas deveriam ser, em vez de simplesmente concentrar-se no que são: "Eu deveria me sair bem. Caso contrário, sou um fracasso".
10. *Personalização.* Atribuir-se culpa desproporcional por acontecimentos negativos e não conseguir ver que certos acontecimentos também são provocados pelos outros: "Meu casamento acabou porque falhei".
11. *Atribuição de culpa.* Concentrar-se na outra pessoa como fonte dos sentimentos negativos e recusar-se a tomar para si a responsabilidade pela mudança: "Estou me sentindo assim agora por culpa dela", "Meus pais são a causa de todos os meus problemas".
12. *Comparações injustas.* Interpretar os acontecimentos em termos de padrões irrealistas – por exemplo, comparar-se principalmente com pessoas que se saem melhor do que você e julgar-se inferior na comparação: "Ela é mais bem sucedida do que eu", "Os outros foram melhor do que eu na prova".
13. *Orientação para o remorso.* Ficar preso à idéia de que poderia ter se saído melhor no passado, em vez de pensar no que pode fazer melhor agora: "Poderia ter conseguido um emprego melhor se tivesse tentado", "Não deveria ter dito isso".
14. *E se...?* Fazer uma série de perguntas do tipo "e se..." (alguma coisa acontecer) e nunca ficar satisfeito com as respostas: "Sim, mas e se eu ficar ansioso e não conseguir controlar minha respiração?".
15. *Raciocínio emocional.* Deixar os sentimentos guiarem a interpretação da realidade: "Sinto-me deprimido, portanto, meu casamento não está dando certo".
16. *Incapacidade de refutar* (o pensamento). Rejeitar qualquer evidência ou argumento que possa contradizer os pensamentos negativos: "Não sou digno de amor – meus amigos saem comigo só porque sentem pena de mim".
17. *Foco no julgamento.* Avaliar a si mesmo, os outros e os acontecimentos em termos de "bom/ruim" ou "superior/inferior", em vez de simplesmente descrever, aceitar ou compreender: "Não tive bom desempenho na faculdade", "Se for aprender tênis, não me sairei bem", "Veja como ela faz sucesso. Eu não consigo".

Considere as seguintes preocupações típicas e as distorções cognitivas (do pensamento) envolvidas:

- Queria saber se ele acha que sou um fracasso (Leitura mental).
- Acho que ela está de mau humor porque eu disse algo idiota (Personalização).
- Seria horrível se eu não fosse bem na prova (Catastrofização).
- Posso ter ido bem nas provas anteriormente, mas isto não significa que eu saiba a matéria (Desqualificação de aspectos positivos).
- Acho que não sei nada (Pensamento do tipo tudo-ou-nada).

Observe a Tabela 6.3 e veja se consegue categorizar as seguintes preocupações:

1. Vou acabar virando um fracasso total.
2. Nunca vou fazer nada certo.
3. Nunca vou ser tão bem-sucedido quanto o presidente da empresa.
4. Ela não ligou, então, não deve estar mais interessada.

Eu as classificaria desta forma:

1. Adivinhação do futuro, pensamento do tipo tudo-ou-nada, rotulação.
2. Adivinhação do futuro, pensamento do tipo tudo-ou-nada, supergeneralização.
3. Adivinhação do futuro, comparações injustas.
4. Leitura mental, personalização.

Se a preocupação for "Nunca vou encontrar alguém", você está fazendo uso da adivinhação do futuro. Se se preocupa com a possibilidade de seu chefe estar desapontado com você, pode estar fazendo leitura mental e personalização. Se acha que o avião vai cair, mas diz: "Simplesmente estou nervoso – acho que é perigoso", está usando raciocínio emocional. Tenha em mente que, embora chamemos esses pensamentos de "distorções cognitivas", isto não significa necessariamente que você não esteja certo em suas preocupações – seu chefe *pode* estar zangado com você ou seu relacionamento *pode* desmoronar.

Existe um padrão em suas distorções cognitivas? Se for o caso, você pode contestar tais padrões negativos de pensamento com o uso de técnicas específicas que vou delinear a seguir. Essas técnicas podem incluir testar as previsões, observar as evidências a favor e contra a preocupação, considerar um conselho que daria a um amigo ou colocar as coisas em perspectiva. O principal é perceber que você pode estar usando as mesmas distorções cognitivas repetidamente. Por exemplo, se prevê catástrofes, então pode pôr as coisas em perspectiva ao verificar com que freqüência nada de mau acontece. Se suas preocupações envolvem leitura mental ("Ele acha que sou um fracasso"), então pode planejar contestar isto examinando evidências a favor e contra as pressuposições – pode até perguntar à pessoa o que ele ou ela pensa em relação ao que você disse ou fez.

2. Determine a probabilidade de realmente acontecer aquilo que o preocupa

Betsy talvez tenha muitos pensamentos diferentes – sobre nunca encontrar alguém, nunca ser feliz, sempre comer demais. Vamos considerar o pensamento: "Nunca vou encontrar alguém". Betsy sente-se particularmente triste quando escreve isto em seu diário e diz acreditar 90%, o que lhe parece bem desesperador. Mas e se fracionássemos o problema em etapas menores? Vamos observar as previsões anteriores e pedir a ela para verificar a probabilidade de que alguma destas coisas aconteça. Aqui estão as respostas de Betsy:

Alguém irá sorrir para mim esta semana. (90%)
Vou me apresentar a alguém esta semana. (75%)
Vou entrar na Match.com esta semana. (80%)
Vou responder a alguns anúncios de solteiros esta semana. (30%)

Se observarmos as etapas envolvidas em conhecer alguém, veremos que muitas são bem prováveis – mesmo na próxima semana.

Como outro exemplo, vejamos a preocupação: "Vou ficar sem dinheiro". Susan se preocupava com as finanças, embora tivesse um emprego e pequena quantia na poupança. Quando disse que poderia ficar sem dinheiro, ela atribuiu a isso uma probabilidade de 85%. Entretanto, quando fracionamos a preocupação em etapas menores, a fim de examinar previsões para resultados menos extremos, chegamos ao seguinte:

- Continuarei recebendo um salário indefinidamente. (90%)
- Vou começar a manter um orçamento. (65%)
- Tentarei economizar um pouco de cada salário mensal. (50%)

Como resultado do fracionamento das previsões em etapas menores, as preocupações de Susan com relação a ficar sem dinheiro caíram de 85 para 20%, conforme suas próprias avaliações da preocupação.

3. Determine o pior, o mais provável e o melhor resultado

Você quase sempre pensa em resultados negativos – às vezes no pior. Mas deveria pensar também nos outros resultados *possíveis*. Você acha que vai se sair mal na prova (o pior resultado), mas há outros resultados possíveis, tais como ir bem, passar com a nota mínima e sair-se melhor que a média. Betsy pensava no pior resultado quando estava em casa sozinha, sentindo-se triste – "Nunca vou encontrar alguém que eu ame" –, mas conseguia enxergar outros resultados *possíveis*. Isso incluía "Vou conhecer alguém absolutamente maravilhoso e vamos nos casar" (melhor resultado) e "Depois de sair com alguns caras pelos quais não fiquei tão apaixonada, vou conhecer alguém e vamos nos casar" (resultado mais provável).

Quando Susan se preocupava com a possibilidade de ficar sem dinheiro (o pior resultado), ela não parava de ruminar sobre isso. Examinamos o melhor resultado ("ficar rica com especulação no mercado de ações") e o resultado mais provável ("ficar presa a um orçamento, mas gradativamente fazer uma poupança"). Isso a ajudou a reduzir a preocupação com catástrofes, tais como acabar se tornando uma sem-teto.

4. Conte a si mesmo uma história com melhores resultados

Quando pensa em desfechos ruins, você está se contando histórias sobre como tudo irá acabar mal, enchendo sua imaginação com detalhes. Tais histórias, na verdade, fazem o desfecho ruim parecer mais provável. Isto acontece porque as histórias são mais fáceis de lembrar, parecem reais e tornam os pensamentos negativos mais acessíveis – ou seja, é mais fácil lembrar-se de pensamentos negativos se eles fazem parte de uma história negativa. A razão disso é que somos muito melhores em nos colocarmos em uma história do que em lembrarmos de fatos específicos. Se vamos almejar um resultado melhor, precisamos ter uma história que conduza a resultados positivos.

Betsy e eu chegamos a uma boa história que envolvia encontrar um cara e fisgá-lo. Aqui está: "Bem, a primeira coisa a fazer é decidir ser mais extrovertida. Entro numa academia (posso suportar perder alguns quilos). Matriculo-me num curso e vejo se há caras legais lá. E entro naqueles sites de relacionamento. Depois, começo a responder a anúncios, conheço um cara, saímos pra tomar café e então descobrimos que temos muitas coisas em comum. A gente sai – vai ao cinema, a restaurantes e faz longas caminhadas pela cidade. E nos apaixonamos".

A história de Susan sobre um melhor desfecho para suas finanças foi a seguinte: "Começo a manter um orçamento, ficando de olho nas despesas desnecessárias – restaurantes, táxis, coisas de que realmente não preciso. Começo a me comprometer a economizar uma pequena percentagem do que ganho todos os meses. Observo minhas economias crescendo gradualmente e sempre penso duas vezes antes de fazer alguma compra grande. Conforme minhas economias crescem, com o tempo começo a me sentir mais segura financeiramente".

Outra forma de fazer a história positiva parecer mais acessível é encontrar pessoas que realmente atingiram as metas que você almeja. Por exemplo, se Susan quer se tornar mais segura financeiramente, ela pode pensar em pessoas que estejam em situação semelhante – digamos, pessoas com o mesmo salário que o dela, mas que estejam financeiramente mais seguras. Os alcoolistas geralmente beneficiam-se dos encontros do AA e das histórias a respeito de como pessoas altamente dependentes tornaram-se e permaneceram sóbrias, e o mesmo vale para a preocupação. Modelos de papéis são inestimáveis para dar idéias de como você pode mudar – e a probabilidade da mudança.

5. Faça uma lista das evidências de que algo realmente ruim vai acontecer

A idéia de Betsy de que jamais encontraria alguém era uma forte experiência emocional para ela. Mas, como qualquer outro pensamento, podemos perguntar se existe alguma evidência para ele. Que evidências ela estava usando para fundamentar pensamento tão desagradável? Betsy dizia que as evidências de que jamais encontraria alguém eram que ela estava sozinha naquele momento, não havia nenhum cara legal descomprometido em Nova York e seus amigos eram solteiros.

Qual é a lógica por trás dessas "evidências"? O fato de estar sozinha neste momento não pode ser evidência de que sempre estará sozinha, pois todas as pessoas casadas estiveram sozinhas um dia. Estar sozinha pode ser um estado temporário. Ou considere a idéia de não haver nenhum cara legal sem compromisso em Nova York – uma cidade com 8 milhões de habitantes. É pouco provável que ela tenha conhecido mais de umas poucas centenas de homens. Como poderia generalizar sobre milhões de pessoas que nunca conheceu? E o fato de seus amigos serem solteiros não é evidência alguma de que ela nunca terá um relacionamento de compromisso. Se seus amigos fossem casados, isto significaria que ela se casaria em breve?

Decidimos examinar algumas das razões que indicavam que ela encontraria alguém. Concluímos o seguinte: Betsy teve vários relacionamentos no passado, os homens a consideram atraente, a maioria das pessoas acaba se casando, ela quer fazer coisas para conhecer pessoas e ela tem algo a oferecer.

Observei que poderíamos despender um momento com o item "algo a oferecer". Perguntei a Betsy o que ela queria de um homem, e ela respondeu: "Alguém que seja honesto, que não fique galinhando. Ele deve ser inteligente o suficiente, alguém com quem eu possa fazer coisas. Alguém com quem possa conversar, que seja bom ouvinte. Bonito – mas não precisa ser de uma beleza clássica". E depois perguntei o que seus amigos gostavam nela. Ela disse que eles a viam como boa amiga, que se preocupava com eles, que não era crítica e como pessoa com quem podiam se divertir. Pedi a Betsy para pensar sobre o fato de que o que ela estava procurando em um homem era o que ela tinha a oferecer. Ela estava procurando alguém como ela própria. Ela sorriu e disse: "Bem, não quero ser presunçosa", e eu respondi: "É melhor do que ficar preocupada, não é?".

6. Teste as previsões

Vejamos se o futuro é realmente tão ruim quanto você pensa. Vamos examinar algumas preocupações prováveis:

- Não vou estar preparado para a prova.
- Vou me sair mal na prova.
- Bill não vai ligar.
- Não vou conseguir dormir.
- Não vou conseguir pagar as contas.
- Angélica vai ficar brava comigo.
- Ficarei deprimida o final de semana todo.

Elabore sua própria lista, escreva suas previsões no registro de preocupações e depois retome-as a cada sete dias e verifique o resultado. Por exemplo, Jennie fez todas as previsões acima e retomou-as nas duas semanas seguintes. Aqui está o resultado:

- Fiquei motivada e estudei para a prova.
- Fui bem na prova – não excepcionalmente, mas bem o suficiente.
- Bill ligou – mas alguns dias depois do esperado. Talvez ele não seja a pessoa certa para mim de qualquer modo.
- Não dormi tão bem quanto gostaria, mas dormi um pouco. Mesmo cansada no dia seguinte, consegui agüentar.
- Não consegui pagar o total da fatura de meu cartão de crédito.
- Angélica não estava brava comigo. Ela simplesmente estava com alguns problemas no trabalho. Eu estava levando seus humores muito a sério.
- Estava triste no sábado pela manhã, mas depois fui à academia e mais tarde fui andar no parque com Angélica.

Vejamos, na tabela abaixo, como uma pessoa testou suas previsões.

As duas previsões que guiavam sua preocupação eram que ele jamais conseguiria concluir a redação do trabalho e que chegaria atrasado a um compromisso. Mas os resultados reais foram que ele conseguira escrever algumas páginas e chegou apenas 10 minutos atrasado ao compromisso. Em ambos os casos, os resultados o fizeram sentir-se aliviado.

Você pode testar as previsões com o uso da Tabela 6.4 para escrever os resultados previstos e aqueles que realmente ocorreram. Como se sentiu ao concluir?

Se você for como a maioria dos preocupados, tem feito previsões recheadas de preocupações durante anos, talvez milhares de previsões negativas. Porém, 85% das previsões não se tornam realidade.[3] Além disso, os preocupados continuamente subestimam sua capacidade para lidar com desfechos negativos, pois tendem a lidar muito bem com eles – mesmo com os imprevistos.

Vamos examinar a preocupação atual de Susan, a de que seu dinheiro vai acabar. Conforme Susan e eu verificamos em seu histórico de preocupações anteriores, ela relatou que havia se preocupado com provas e trabalhos

Tabela 6.4
Teste das previsões

Data/hora	Previsão	Resultado real (hora)	Como me senti depois
18 de janeiro 16h30	Nunca vou conseguir acabar o texto.	Escrevi três páginas (20h).	Aliviado, relaxado.
19 de janeiro 11h	Chegarei atrasado ao compromisso.	Cheguei 10 minutos atrasado, mas eles também.	Aliviado.

na universidade, com envolvimento em acidentes, com viagens de avião, com a necessidade de conseguir emprego e com seu desempenho profissional. Na verdade, nenhuma das previsões negativas se concretizou. Apesar disso, ela continuava a se preocupar todos os dias.

Se quase todas as preocupações passadas se mostraram falsas, talvez a atual seja simplesmente outro daqueles alarmes falsos.

7. Coloque as previsões em perspectiva

Muitas preocupações são previsões completamente fora de sincronia com a realidade. Geralmente pensamos que uma catástrofe vai acontecer, que algo raro está praticamente certo de ocorrer, que vamos começar a despencar no caos ou que vamos cair em uma armadilha de repente. Vejamos como você pode pôr suas previsões em perspectivas mais realistas.

Não transforme preocupações em catástrofes

Imagine o seguinte. Peço que você caminhe seis metros ao longo de uma tábua com 30cm de largura e a 60cm do chão. Vou lhe dar US$ 1.000,00 para fazer isso. Você diz: "Isso é fácil. Aceito a aposta". Mas, se eu disser que mudei de idéia e que a beirada vai estar a 30m de altura? Você deixa para lá. Um erro e morreria.

O mesmo vale para a primeira preocupação na seqüência. Betsy pensa: "Jamais vou encontrar alguém. Jamais vou me casar. Jamais poderei ser feliz se não me casar, vou acabar sozinha e infeliz". Ela se preocupa com uma *sucessão* de coisas ruins, cada uma pior que a outra. Outro exemplo deste tipo de sucessão de previsões negativas pode ser: "Perdi 20% de meu capital na bolsa de valores. Vou continuar perdendo dinheiro. Irei à falência. Vou acabar sem teto". Esta sucessão nos dá a idéia da razão pela qual a coisa atual com que nos preocupamos parece tão ruim.

Mas o fato é que nenhuma dessas coisas na sucessão de acontecimentos de Betsy aconteceu. Na verdade, a única coisa que aconteceu foi ela estar sozinha à noite. Betsy vê a experiência como catástrofe – mas, na verdade, é simplesmente um inconveniente. Nenhuma das coisas "horríveis" e "definitivas" que ela prevê realmente ocorreram – e é provável que nenhuma aconteça.

Use probabilidades realistas

Uma forma de desafio deste problema é perguntar-se qual é a probabilidade de cada acontecimento.[4] Vamos tomar como exemplo a perda de 20% de capital na bolsa de valores:

Vou continuar perdendo capital.	Probabilidade = 0,50
Vou quebrar financeiramente.	Probabilidade = 0,01
Vou acabar sem teto.	Probabilidade = 0,001

Se multiplicarmos 0,50 X 0,01 X 0,001, obteremos 0,000005 – ou 5 chances em 1 milhão. A partir dessas estimativas, a chance de acabar sem teto depende da seqüência de probabilidades se tornar realidade – ocorrência muito pouco provável. Contudo, quando nos preocupamos, não pensamos em probabilidades de forma racional. Na verdade, geralmente pensamos: "É possível, logo é provável que aconteça".

Saia do declive escorregadio

Muitos se preocupam com o que vai acontecer se a situação atual escapar ao controle. O investidor pensava que a perda de 20% nas ações poderia transformá-lo em um sem-teto. Outra pessoa pensava que a mancha no nariz (que acabou não sendo nada) fosse um sinal de câncer, que isto se transformaria em um melanoma totalmente desenvolvido, que viraria uma metástase e que ele acabaria morrendo em um ano; assim, seu pensamento era: "Preciso descobrir o quanto antes". Ele estava sempre tentando encontrar sinais de câncer ou outra doença fatal. Sua irmã mais velha havia morrido de câncer aos 20 anos, e isso fez com que ele ficasse demasiadamente focado no problema em relação a si mesmo. Mas a coisa com a qual se preocupa é realmente um declive escorregadio? Ou é simplesmente um pouco mais de ruído?

Não caia na armadilha

Alguns de nós se preocupam por acreditar que vão ser pegos de surpresa por uma catástrofe repentina. Chamo isso de fenômeno da armadilha. Você sente que está indo pacificamente na vida e que tudo está muito bem, mas, se baixar a guarda, cairá em um buraco diretamente para o inferno. Algumas pessoas extremamente ciumentas sentem-se assim. Elas pensam que devem constantemente se reafirmar, checar o parceiro a todo momento e tornar-se a única pessoa em quem ele se interessa. É claro, isto só leva o parceiro a afastar-se, conduzindo a novas exigências de reasseguramento. A pessoa ciumenta tem medo de confiar em alguém apenas para ser traída no final.

É claro, pode haver armadilhas na vida real, mas, se você cair nelas, quase sempre será capaz de se recuperar. Uma mulher muito ciumenta que exigia constante reasseguramento era, de fato, traída pelo marido. Parte disso deveu-se ao fato de que ela era muito exigente e hostil, mas outra parte pode ter ocorrido porque ele havia feito a mesma coisa com as três esposas anteriores. Após a mágoa e raiva iniciais em relação à traição, ela percebera que havia passado seu casamento temendo o inevitável – que ele a trairia – e que agora estava livre para buscar um relacionamento com alguém que fosse mais confiável. A armadilha que ela temia acabou sendo menos uma queda livre para a completa destruição e mais um período difícil em sua vida, o qual criou algumas novas opções com melhores alternativas.

8. Pense em como você pode lidar com o mau desfecho caso realmente aconteça

Os preocupados subestimam quanto podem lidar bem com desfechos negativos previstos ou imprevistos. Obviamente, alguns dos desfechos previstos – "O avião vai cair" – não deixam espaço para se fazer nada. Contudo, outras preocupações permitem considerar caminhos que se podem tomar. Por exemplo, vamos imaginar que Betsy realmente nunca se case. Quais seriam as formas pelas quais ela poderia lidar com isso? Visto que isso pode realmente ser um desfecho – e considere que é um desfecho livremente escolhido por milhões de pessoas no mundo todo –, examinar como ela poderia lidar com isso não foge à realidade. Uma coisa a pensar seriam os custos e benefícios de ficar solteira, em vez de simplesmente concebê-lo como total desastre. Deve haver determinados benefícios que valem a pena ser considerados.

Outra preocupação seria a sucessão de pensamentos que levam alguém a imaginar: "Irei à falência". Imagine que isso realmente aconteça. De novo, milhões de pessoas sobrevivem à falência – na verdade, a falência é geralmente um novo começo na vida, libertando algumas pessoas da carga das dívidas e possibilitando-lhes manter todos os ganhos futuros – e, em alguns estados, permitindo-lhes manter certos bens pessoais, incluindo a própria casa. Muitos dos desfechos "desastrosos" com os quais você talvez se preocupe são condições da vida real que milhões de pessoas enfrentam e conseguem superar.

9. Imagine o conselho que daria a um amigo que tivesse as mesmas preocupações

Geralmente somos muito mais racionais e equilibrados com amigos ou estranhos que com nós mesmos. Para aqueles que têm padrões exigentes para si próprios e esperam perfeição em tudo é útil perguntar: "Se meu amigo estivesse com este problema, que conselho eu lhe daria?".

Betsy era muito severa consigo mesma, pensando que nunca encontraria um parceiro por não ser a pessoa mais rica, mais bonita e mais famosa das redondezas. Eu pensei: "Talvez ela devesse ir à prefeitura de Nova York ver as pessoas que pediram licença de casamento". Seria uma experiência para fazer pensar. Não são os ricos, bonitos e famosos que estão se casando.

Pedi a Betsy para imaginar que sua amiga Catherine estava passando por um período difícil semelhante e pensava: "Nunca vou encontrar um parceiro e ficarei sempre sozinha". Sugeri que ela pensasse em Catherine como alguém que tenha exatamente as mesmas experiências e qualidades dela. Depois, pedi a Betsy que desse um conselho a Catherine.

Betsy (para Catherine): "Você já teve vários relacionamentos. Na verdade, você está ainda mais atraente – tem mais estilo, está mais interessante e tem mais a oferecer. Você está se sentindo para baixo neste momento, mas os amigos e os homens que a conhecem a consideram muito atraente. Precisa apenas se colocar em um lugar onde as pessoas a encontrem".

Depois, perguntei a Betsy por que ela seria tão mais razoável com Catherine do que consigo mesma. Ela argumentou que precisava se preocupar para se motivar. Mas o fato é que suas preocupações estavam, na verdade, deixando-a mais propensa a evitar pessoas e a agir timidamente quando conhecia homens. A tarefa para Betsy foi imaginar-se dando conselho a uma amiga que tivesse as mesmas idéias negativas que ela. Isto a ajudou a ser menos rígida consigo mesma.

10. Mostre a si mesmo por que isto não é realmente um problema

Nossas preocupações típicas estão geralmente centradas em questões triviais sobre as quais outras pessoas julgam não valer a pena pensar. Por exemplo, quando diz a outras pessoas que alguém pode estar chateado com você, que não tem um encontro, que alguém que você preza não ligou, que não está preparado para uma prova, que pode não conseguir terminar um trabalho, ou se preocupa com sua saúde, mas o médico diz que você está bem, você geralmente encontra aquela pessoa em sua vida que diz: "Para que se preocupar?".

Uma técnica muito eficiente que tenho usado com pessoas que se preocupam com algumas dessas coisas é pedir: "Diga-me por que isto *não é* um problema". Esta técnica pode ajudá-lo a contestar o pensamento de que apenas por estar atualmente aborrecido com sua preocupação isto signifique que haja algo de muito importante em seus pensamentos apreensivos.

Vamos considerar Betsy, que se preocupava com o fato de que, por não estar atualmente em um relacionamento de compromisso, acabaria sendo infeliz na vida. Pedi a ela para me dizer por que isso não era um problema. Primeiro, tudo o que ela conseguia pensar era que estava totalmente sozinha, mas eu observei que ela tinha amigos, colegas e família. Então perguntei: "Existem coisas que você ainda pode fazer, mesmo que não tenha marido?". Ela poderia ir ao trabalho, ver os amigos, viajar, ir ao teatro, ir dançar, sair com caras diferentes. Depois, eu disse: "Quero que você complete esta frase – e quero que o faça muitas vezes. A frase é: 'Não tenho marido agora – e isto não é um problema porque...'". Betsy continuou: "Porque ainda posso fazer tudo que

Tabela 6.5
Dez maneiras de vencer sua preocupação

Pergunta a fazer a si mesmo	O que fazer
1. Que distorções de pensamento você está usando?	Enumere as distorções de pensamento (leitura mental, adivinhação do futuro, etc.).
2. Qual a probabilidade (0-100%) de que isto realmente aconteça?	Se fizesse uma aposta, qual a probabilidade desse fato realmente acontecer? 0%? 10%? 50%? 70%? 100%? Por que você atribuiria tal probabilidade?

(Continua)

Tabela 6.5
Dez maneiras de vencer sua preocupação (*continuação*)

Pergunta a fazer a si mesmo	O que fazer
3. Qual é o pior resultado? O resultado mais provável? O melhor resultado?	Descreva diferentes desfechos possíveis. Pior: Mais provável: Melhor: Observe o que você listou como resultado mais provável. Por que seria o mais provável?
4. Conte a si mesmo uma história com desfechos melhores.	Separe uma folha de papel para escrever uma pequena história na qual as coisas estejam funcionando bem para você. Quais são os passos que talvez você precise dar na vida real para fazer essa história se tornar realidade? Enumere as evidências a favor e contra. Evidências a favor: Evidências contra:
5. Quais são as evidências contra e a favor da preocupação de que algo realmente ruim vai acontecer?	Se tivesse que dividir 100 pontos entre as evidências a favor e contra, como os dividiria? (Por exemplo, seriam 50-50? 60-40?) Pontos: evidências a favor = Pontos: evidências contra =
6. Quantas vezes você errou em relação a preocupações no passado? Dê exemplos. Existe algum padrão?	
7. Coloque as previsões em perspectiva.	Não transforme preocupações em catástrofes. A coisa com que se preocupa é o fim do mundo ou simplesmente um inconveniente? Use probabilidades realistas. Quão provável é isso, realmente? Saia do declive escorregadio. Você está prevendo uma reação em cadeia que não é provável? Não caia na armadilha. Você está esperando que o mundo desabe – ou é mais provável que isso seja um acidente de percurso?
8. O que poderia fazer para lidar com isso, se o desfecho ruim realmente acontecesse?	
9. Se outra pessoa estivesse enfrentando esses mesmos problemas, você a encorajaria a se preocupar tanto quanto você se preocupa? Que conselhos lhe daria?	Faça de conta que vai dar um conselho a seu melhor amigo. Se ele estivesse prevendo todas essas coisas negativas e se preocupando muito com isso, o que você lhe diria? E se você dissesse isso a si mesmo? Existe alguma razão pela qual você se trata pior do que trata as outras pessoas?
10. Indique por que isto não é realmente um problema.	Isto não é um problema porque...

quero fazer. Isto não é um problema porque tenho um bom emprego, não preciso de ninguém para me sustentar, posso sair com outros homens, não preciso me envolver com questões de outras pessoas, posso ver meus amigos, posso ler sem ser perturbada. E posso acabar encontrando um marido no futuro".

RECAPITULAÇÃO

Monitorar as preocupações, observar os comportamentos disfuncionais que surgem após a preocupação e usar o momento de preocupação podem ajudá-lo a ganhar algum controle sobre as preocupações. As 10 técnicas delineadas neste capítulo vão ajudá-lo a vencê-las. Use a Tabela 6.5 para ajudá-lo a identificar e a contestar as preocupações.

NOTAS

1. Wells, A. (1997). *Cognitive Therapy of Anxiety Disorders: A Practice Manual and Conceptual Guide*. New York: Wiley.
   Borkovec, T.D., and Roemer, L. (1994). Generalized Anxiety Disorder. In M. Hersen and R.T. Ammerman (Eds.), *Handbook of Prescriptive Treatments for Adults* (pp. 261-281). New York: Plenum.
   Leahy, R.L., and Holland, S.J. (2000). *Treatment Plans and Interventions for Depression and Anxiety Disorders*. New York: Guilford.
   Burns, D.D. (1990). *The Feeling Good Handbook: Using the New Mood Therapy in Everyday Life*. New York: Plume.
2. Beck, A.T., Rush, A.J., Shaw, B.E., and Emery G. (1979). *Cognitive Therapy of Depression*. New York: Guilford.
   Beck, A.T., Emery G., and Greenberg, R.L (1985). *Anxiety Disorders and Phobias: A Cognitive Perspective*. New York: Basic Books.
   Leahy, R.L., and Holland, S.J. (2000). *Treatment Plans and Interventions for Depression and Anxiety Disorders*. New York: Guilford.
3. Borkovec, T.D., Newman, M.E., Pincus, A.L., and Lytle, R. (2002). A component analysis of cognitive behavioral therapy for generalized anxiety disorder and the role of interpersonal problems. *Journal of Consulting and Clinical Psychology, 70*(2), 288-298.
4. Beck, A.T., Emery G., and Greenberg, R.L. (1985). *Anxiety Disorders and Phobias: A Cognitive Perspective*. New York: Basic Books.
   Wells, A. (1997). *Cognitive Therapy of Anxiety Disorders: A Practice Manual and Conceptual Guide*. New York: Wiley.

7

Passo 4: Focalize a ameaça mais profunda

Por que você se preocupa com algumas coisas e não com outras? No Capítulo 3, identificamos seu estilo de personalidade e, a partir dele, pudemos determinar as crenças nucleares que orientam suas preocupações.[1] Exemplos de tais crenças são:

- Abandono – as pessoas me abandonarão.
- Imperfeição – há algo realmente errado comigo.
- Responsabilidade – devo ser ético e moral em tudo.
- Ser especial, único – preciso ser visto como superior.
- Desamparo – não posso cuidar de mim mesmo, não consigo fazer com que nada de bom aconteça por conta própria.

As crenças estão subjacentes ao estilo de personalidade.[2] Por exemplo, se você é conscioncioso demais (personalidade obsessivo-compulsiva), então acredita em padrões exigentes, responsabilidade e controle sobre os acontecimentos. Talvez pense que não está trabalhando duro o suficiente, que não é suficientemente responsável, ou que as coisas não são tão ordenadas quanto deveriam ser. Ou, se é uma pessoa dependente, vai se preocupar com abandono, pois teme sentir-se desamparado se ficar sozinho, sente que não consegue agir por conta própria e que nunca conseguirá ser feliz.

AS CRENÇAS NUCLEARES

Para ajudá-lo a identificar as crenças específicas, observe algumas delas na Tabela 7.1. Você se identifica em algumas dessas crenças e preocupações? Se você possui uma crença negativa, acredita que há algo errado com você e tenta se adaptar a isso evitando certas sitações. Ou talvez tente compensar. Por exemplo, se acredita ser realmente chato e incompetente, você evita se abrir para outras pessoas até ter absoluta certeza de que pode confiar nelas. Se possui crença relacionada a padrões exigentes – não se contenta com nada menos que a perfeição –, então irá se esforçar até a exaustão. Você ficará preocupado por não ser perfeito pois equipara isto a ser um fracasso.

Vamos observar mais atentamente dois tipos de personalidade e como as crenças os determinam.

Tabela 7.1
Crenças pessoais e preocupações

Crenças pessoais	Exemplos	Preocupações	Como você se adapta à sua crença
Imperfeição	Você acredita ser incompetente e inferior.	"Se eles me conhecerem, vão me rejeitar. Ninguém quer pessoas imperfeitas."	Evita deixar que as pessoas realmente o conheçam. Evita tarefas ou relacionamentos desafiadores. Tenta agradar outras pessoas para que elas não percebam que você é realmente "inferior".
Abandono	Você acredita que as pessoas vão abandoná-lo e que acabará sozinho e infeliz.	"Meu companheiro não está mais interessado em mim. Outras pessoas são mais atraentes. Se ficar sozinho, não conseguirei ser feliz."	Continuamente busca reassegurar-se de que é amado e aceito. Observa o companheiro para ver se seus ciúmes têm razão de ser. Não expressa as verdadeiras opiniões por temer que as pessoas o abandonem.
Desamparo	Você pensa que não pode cuidar de si mesmo.	"Se ele me deixar, não vou conseguir ser feliz ou cuidar de mim mesma. Não conseguirei sobreviver."	Continua em relacionamentos ou empregos não-gratificantes porque tem medo de promover mudança que acabará deixando-o sozinho e desamparado.
Ser especial	Você pensa que é superior e merece muita atenção e elogios.	"Se não me sobressair, sou inferior e não valho nada. Não consigo suportar que as pessoas não respeitem minhas qualidades superiores. Talvez eu simplesmente acabe sendo uma pessoa comum. Posso ser humilhado."	Cerca-se de pessoas que precisam de você para que digam quão grandioso você é. Vai contra as regras para conseguir o que quer. Exige que os outros se submetam a suas necessidades.
Responsabilidade	Você se orgulha de ser racional e diligente e de fazer as coisas direito.	"Se cometo um erro, significa que sou descuidado. Posso esquecer algo. As coisas podem fugir ao controle."	Exaure-se com trabalho para sentir que está fazendo a coisa certa. Confere tudo até a certeza de que não cometeu nenhum erro.
Glamour	Você se concentra em ser atraente e impressionar outras pessoas.	"Se houver quaisquer imperfeições em minha aparência, não serei amado nem admirado."	Empreende esforço considerável tentando ficar fisicamente atraente ou fascinante. Flerta e seduz as pessoas. Sempre se olha no espelho.
Autonomia	Você valoriza a liberdade para fazer as coisas a sua maneira.	"Se alguém se intrometer em meu espaço, vou perder toda a minha liberdade."	Constrói barreiras contra a autoridade de outras pessoas diante de você. Recusa-se a obedecer às ordens de outras pessoas. Insiste em fazer as coisas do seu jeito.
Cuidado	Você pensa ser o responsável pelo conforto e felicidade de todos.	"Será que eu disse alguma coisa que feriu seus sentimentos? Será que os desapontei? Será que poderia fazer algo para cuidar deles?"	Sacrifica-se constantemente em prol das necessidades dos outros. Pede desculpas e faz o papel de alguém que é sempre agradável e colaborador.

Esquivo – sensível

O estilo de personalidade esquivo é caracterizado por baixa auto-estima e sensibilidade à crítica. Esses indivíduos podem estabelecer relacionamentos com outras pessoas e se abrir com elas – tão logo se assegurem de que podem confiar nelas. Suas crenças a respeito de si mesmos são de serem incompetentes, desinteressantes e imperfeitos e de que as outras pessoas os rejeitam, criticam e se sentem superiores. Suas preocupações típicas são: "Os outros vão perceber que sou chato ou imperfeito. Vão me criticar". Pessoas com crenças de serem incompetentes e imperfeitas geralmente se retraem, dedicando-se a atividades solitárias (passatempos, Internet, leitura) e recorrendo à fantasia. Em virtude do medo de avaliação e de sentimentos negativos, são altamente propensas a significativa ansiedade interpessoal. A esquiva de sentimentos negativos reflete-se não apenas no afastamento de atividades sociais (em que temem ser julgadas), mas também na intensa vida de fantasias, em que sonham escapar ou se sentir mais bem-sucedidas. Às vezes, o medo de sentimentos negativos se expressa por meio do abuso de drogas – especialmente álcool e maconha.

Dependente – devotado

Pessoas com este estilo geralmente apegam-se a relacionamentos e se esforçam muito para mantê-los. Temem ser abandonadas e ficar sozinhas. Geralmente, sentem que não conseguem viver sem outra pessoa em sua vida – alguém que sentem que tomará conta delas. Podem ser muito devotadas e fiéis.

O estilo de personalidade do devotado e dependente está freqüentemente relacionado a crenças pessoais subjacentes do *self* como sendo fraco, desamparado, necessitado e incompetente. Além disso, outras pessoas são idealizadas como fontes de sustentação e apoio ou são vistas de maneira negativa, como abandonadoras e não-confiáveis. Preocupações típicas são: "As pessoas vão me deixar e não vou conseguir cuidar de mim mesmo. Preciso agradar os outros para que fiquem perto de mim. Não consigo me impor muito".

Veja o exemplo de Miriam, que temia que o marido a deixasse. Podemos perceber que ela apresenta muitos traços dependentes. Ela se considerava carente, desamparada e não muito competente, e pensava que seu marido pudesse não ser confiável e fosse abandoná-la. Inicialmente, Miriam dizia que idealizava o marido como "protetor" – alguém "muito firme e seguro de si mesmo". Mas ela passou a ver a "independência" como ameaça potencial para seu casamento.

Reflita sobre suas próprias crenças nucleares. Você tende a pensar sobre abandono ou sobre não ser pessoa especial? De que forma suas crenças nucleares relacionam-se às experiências de sua infância, aos valores que lhe foram ensinados, às perdas que viveu em sua vida?

POR QUE AS CRENÇAS NUCLEARES SÃO IMPORTANTES?

As preocupações resultam das crenças nucleares. Sabendo disso, você será capaz de focar as questões subjacentes e eliminar as preocupações mais facilmente. Se estas relacionam-se de modo recorrente à necessidade de viver conforme padrões exigentes, modificar esta necessidade – ou de perfeccionismo no desempenho – pode reduzi-las substancialmente. A crença é como uma lente através da qual se observa a experiência. As lentes fazem-no selecionar determinadas informações, avaliá-las de alguma forma e excluir informações conflitantes. Por exemplo, se você acredita ser totalmente responsável ou totalmente irresponsável (a personalidade consciencioza demais), você é um perfeccionista, prevê que cometerá erros irresponsáveis e espera conseqüências catastróficas para tais erros. Do mesmo modo, se acredita basicamente que não é digno de amor, pensa que as pessoas não gostam de você, sente-se facilmente insultado ou rejeitado e fica na expectativa de ser rejeitado e abandonado.

Observe a Figura 7.1 e veja como a experiência pode ser filtrada pela crença nuclear.

Evento: Mulher em uma festa só responde dizendo "sim" ou "não".

Ela está calada – deve ser por minha causa.

Crenças nucleares:
Sobre si mesmo: chato, incapaz, fracassado.
Sobre os outros: são críticos, rejeitam.

Sou um fracasso.

Sempre serei rejeitado.

Vou acabar sozinho.

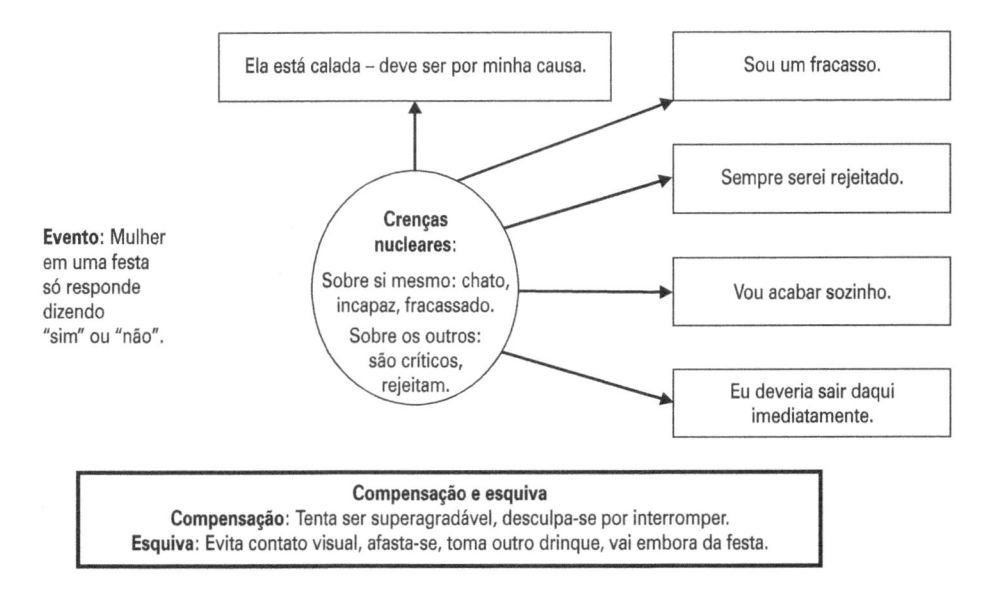

Eu deveria sair daqui imediatamente.

Compensação e esquiva
Compensação: Tenta ser superagradável, desculpa-se por interromper.
Esquiva: Evita contato visual, afasta-se, toma outro drinque, vai embora da festa.

Figura 7.1 Crenças negativas e preocupações.

Digamos que uma pessoa pareça não lhe dar atenção na festa. Ela responde às perguntas apenas com "sim" e "não." Se você possui a crença nuclear de ser uma pessoa chata, vai interpretar o comportamento dela como refletindo o quanto você é chato. A outra coisa que perceberá é que talvez tente compensar o fato de ser uma pessoa chata tentando ser superagradável ou se desculpando, o que pode fazer as pessoas pensarem que você seja um pouco estranho ou inseguro. Ou você pode evitar a rejeição ao fugir de contatos visuais ou ir embora mais cedo. As tentativas de compensar ou esquivar-se vão manter as preocupações, pois você não descobre que pode ser aceito como é e que as pessoas geralmente não esperam que alguém seja fascinante em uma festa. Agora, observe a Figura 7.2. Ela indica como você

Evento: Mulher em uma festa só responde dizendo "sim" ou "não".

Ela não está conversando – ela deve ser tímida ou estar nervosa.

Crenças nucleares:
Sobre si mesmo: interessante, alguém que vale a pena.
Sobre os outros: geralmente positivos, receptivos.

Não estou interessado nela.

Vou encontrar outra pessoa.

A maioria das pessoas se interessa por mim.

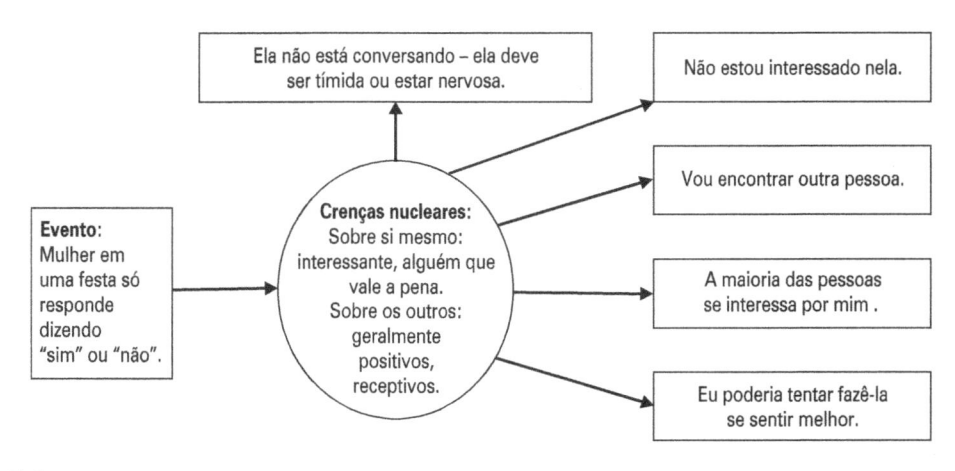

Eu poderia tentar fazê-la se sentir melhor.

Figura 7.2 Crenças positivas e reações.

poderia reagir, se tivesse crença positiva em relação a si mesmo e às outras pessoas.

Sua experiência com a pessoa que responde apenas "sim" e "não" seria bem diferente. Você poderia não se importar com o modo como ela responde ou com o que ela pensa. Sua crença determina se fica preocupado ou indiferente.

EXEMPLOS DE CRENÇAS NEGATIVAS E PREOCUPAÇÕES

Darlene e Jeff estão namorando há seis meses e agora Jeff não telefona com tanta freqüência como costumava. Embora diga que está ocupado e estressado com o trabalho, Darlene acha que ele está perdendo o interesse nela. Darlene pensa: "Talvez ele encontre outra pessoa. Se terminar comigo, vou acabar sozinha. Quem iria me querer? Não sou tão interessante e bem-sucedida quanto as outras mulheres que vejo por aí".

A crença de Darlene sobre si mesma é de que não é interessante nem encantadora. Esta é uma crença relativa à imperfeição pessoal. Ela acha que suas qualidades "aborrecedoras" e "desencantadoras" estão começando a aparecer e, assim, preocupa-se quanto a ser abandonada. Darlene acha que os homens são críticos e exigentes e esperam que as mulheres sejam fascinantes e excitantes o tempo todo. Ela me relata que seu medo é de que, se ficar sozinha – sem marido –, jamais poderá ser feliz, não terá objetivo na vida, e não consegue imaginar como cuidaria de si própria. Subjacente ao medo de que as imperfeições pessoais apareçam está o medo de abandono e possível desamparo: "Se acabar vivendo sozinha, como poderei cuidar de mim mesma?".

Os pais de Darlene se divorciaram quando ela tinha 8 anos. Antes do rompimento, ela e a mãe eram muito próximas. Após o divórcio, sua mãe começou a trabalhar e voltava para casa tarde, e uma babá tomava conta dela: "Tudo em minha vida mudou depois disso". Em função da perda do pai e do maior distanciamento da mãe, Darlene tornou-se sensível à idéia de que pessoas próximas a ela poderiam deixá-la. Por ter apenas 8 anos e ter ficado sozinha em casa às vezes, tinha medo de que algo terrível pudesse lhe acontecer. Assim, em sua imaginação, ficar sozinha era potencialmente perigoso. Darlene construiu a idéia de que ela poderia ter sido a causa do divórcio. "Não sei se isto faz sentido agora, mas eu pensava naquela época que, se minha mãe me amasse o suficiente, e se meu pai me quisesse, eles não teriam se separado. E eu pensava que minha mãe preferia ir para o trabalho – e eventualmente sair com outros homens – a passar algum tempo comigo. Comecei a duvidar de mim."

Steve é um jovem advogado de uma grande empresa. É um ambiente muito competitivo, e ele não está se entendendo com o chefe. Sabe que pode sempre arrumar outro emprego, mas acha que, se não se sair bem nessa empresa de prestígio, seu chefe não vai perceber seu verdadeiro potencial como advogado de destaque. Ele não será *especial*. Para Steve, não ser especial é o mesmo que ser um fracasso. Não suporta a idéia de ser comum.

Steve tem padrões exigentes – acredita que precisa se sobressair para ter valor. Preocupa-se quanto a não conseguir realizar uma tarefa em nível mais elevado – ele acredita que deve ser melhor que qualquer outra pessoa em tudo. Seu medo subjacente é de acabar se tornando pessoa medíocre e que isto signifique que sua vida foi um desperdício. Devido à crença na necessidade de ser especial, Steve preocupa-se não apenas com a possibilidade de não se sair bem na empresa de advocacia, mas também com a impossibilidade de manter o mesmo nível de consumo material das pessoas com quem convive. Acha que seu apartamento não é bom o bastante e seu guarda-roupa não é moderno o bastante, então as pessoas vão vê-lo simplesmente como pessoa mediana. Suas crenças sobre os outros são de que estes são inferiores e medíocres e podem ser usados em benefício próprio. Quando pensa sobre seu relacionamento, preocupa-se basicamente com o fato de os outros não acharem sua parceira suficientemente atraente e fascinante como ele deseja – que ela não se enquadrará nos padrões e na forma como quer que as pessoas o vejam.

Por trás do medo de ser medíocre estão as próprias dúvidas a respeito de si próprio.

Ele cresceu em uma família de classe trabalhadora, seus pais brigavam o tempo todo por causa de dinheiro, e seu pai vivia desempregado. Teve sorte de conseguir bolsa em uma escola de prestígio, mas sempre se sentiu deslocado, um degrau abaixo das outras pessoas de lá. Está sempre pensando que as pessoas vão perceber que "ele realmente não faz parte do mundo delas".

COMO MODIFICAR AS CRENÇAS NUCLEARES

Não se consegue modificar crenças nucleares em poucas semanas.[3] Você passou anos desenvolvendo estratégias de esquiva e compensação que o impediam de encarar os medos nucleares. Por exemplo, se você tem padrões exigentes, talvez tenha evitado tarefas nas quais pudesse fracassar e esteja compensando sendo um *workaholic*. Assim, você raramente encara sua crença nuclear de padrões exigentes e o medo de ser um fracasso ou uma pessoa preguiçosa.

Na verdade, a crença nuclear é tão familiar a você que talvez possa nunca pensar nela. Como pode? Se você tem padrões exigentes e teme ser preguiçoso e irresponsável, talvez esteja se esforçando ao extremo para provar que é responsável. Mas por que você se preocupa tanto com a necessidade de ficar à altura de suas responsabilidades? Steve trabalhava excessivamente, mas achava que ficaria para trás na profissão, embora isto quase nunca acontecesse. Ele se esforçava mais ainda, ficava sem almoço, deixava de lado a academia e o tempo com os amigos e trabalhava noite adentro. Superficialmente, ele se via como altamente responsável e muito produtivo – mas constantemente se preocupava com a possibilidade disso tudo lhe escapar. Ele fantasiava sobre a fuga para uma ilha deserta e nunca mais voltar a trabalhar. Esta fantasia era sedutora, às vezes, mas o deixava ansioso por achar que estivesse perdendo a motivação. Quando examinamos suas preocupações – "O que aconteceria se não conseguisse terminar todo o trabalho?" –, suas idéias conduziam ao seguinte: "Minha preocupação é ficar ainda mais para trás. Meu trabalho se tornaria medíocre. Depois, eu me tornaria preguiçoso e irresponsável". Ele acreditava, assim dizia, ter de se conduzir com severidade extra para evitar que isso acontecesse.

Será que ele realmente se tornaria preguiçoso e irresponsável se não tivesse conduta tão severa? Tentativas de modificar a crença nuclear geralmente encontram resistência. Isto ocorre porque a pessoa a vê – ao dizer, por exemplo, "preciso de padrões exigentes" – como algo que realmente impede outra crença de ser ativada, como, por exemplo: "Sou preguiçoso e irresponsável".[4] Ele geralmente vê a crença nuclear em termos de tudo-ou-nada: "Ou sou totalmente responsável ou sou totalmente irresponsável". Praticamente não há tolerância a tons de cinza. Vê até mesmo a menor chance de vivenciar a crença nuclear como ameaça de arremessá-lo direto no esquecimento de seus piores temores. Contudo, existem inúmeras técnicas que se mostraram úteis na modificação das crenças.[5]

Craig é um empresário bem-sucedido que ganhou dinheiro suficiente para ele e sua esposa poderem se aposentar e não terem de trabalhar novamente. Entretanto, ele acredita que o trabalho seja um sinal de responsabilidade e não considera a idéia de aposentadoria antecipada. Mas há menor demanda para o produto de sua empresa no mercado atual, o que fez a produtividade nas vendas de Craig cair nos últimos dois anos. Embora saiba que as condições de mercado estejam ruins para toda a indústria, ele não vai usar isso como "desculpa". Ele se preocupa com a possibilidade de chegar atrasado aos compromissos, de não cobrir todos os detalhes adequadamente e de as vendas caírem ainda mais. Seu pai era um homem rígido e frio, que o criticava quando criança. "Nada era bom o suficiente para ele", Craig dizia. "Não havia muito amor ou afeto se desenvolvendo".

Craig não era dado a preocupações na universidade ou na escola de administração, pois sentia saber o que se esperava dele e estava no controle do que tinha de ser feito. Suas preocupações começaram depois da escola de administração, quando passou a trabalhar em vendas. Sentia não ter a forma de saber ao certo como seriam as vendas. Curiosamente, nada realmente ruim aconteceu no trabalho. Na verdade, ele continuou a fazer sucesso, mas a incerteza começou a atormentá-lo.

Sua preocupação tornou a promoção uma obrigação para ele. Acreditava que devia estar no controle, o que lhe fazia assumir responsabilidades adicionais, menos como oportunidade e mais como fardo. Ele sentia que assumir mais responsabilidades significava maior risco de fracasso – embora não tivesse fracassado no passado. Sua idéia era: "Se eu fracassar, vou mostrar que realmente sou preguiçoso". Perguntei-lhe de que forma o medo de ser preguiçoso estava relacionado com as preocupações. Ele respondeu: "Às vezes, penso que preciso me preocupar para evitar que fique preguiçoso".

Se observarmos as crenças nucleares de Craig, a história de sua infância e suas preocupações, podemos notar que ele compensa o medo de não ser totalmente responsável e produtivo ficando absorvido nas tarefas, trabalhando excessivamente por horas a fio. Isto está ilustrado na Figura 7.3. Na verdade, Craig concebe a preocupação como algo que o prepara e o motiva a dar o melhor de si. Além disso, o medo de não ser totalmente responsável – e sua dependência de preocupação e autocrítica – levou-o a evitar tarefas novas e desafiadoras, como, por exemplo, aceitar a promoção ou procurar uma posição mais desafiadora em outro lugar.

As técnicas a seguir podem ajudá-lo a modificar suas crenças nucleares. Tenha em mente, entretanto, que essas crenças o têm afetado durante muitos anos.

Histórico de desenvolvimento:
Pai frio e crítico, falta de apoio emocional na família e ênfase em realizações.

Crenças nucleares:
Preguiçoso, irresponsável.

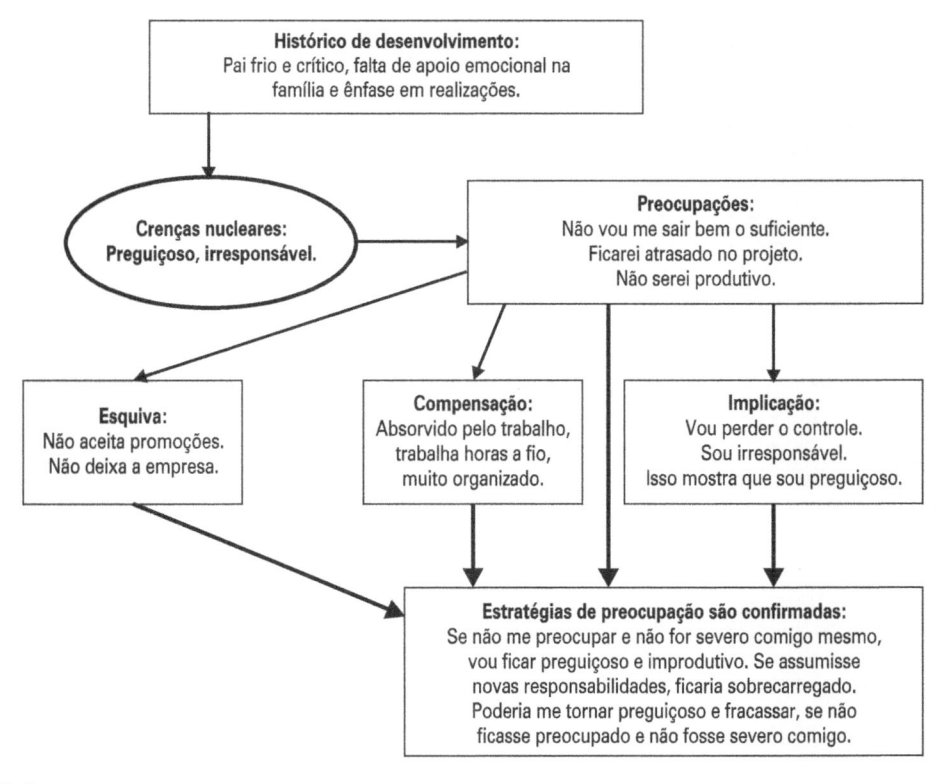

Preocupações:
Não vou me sair bem o suficiente.
Ficarei atrasado no projeto.
Não serei produtivo.

Esquiva:
Não aceita promoções.
Não deixa a empresa.

Compensação:
Absorvido pelo trabalho, trabalha horas a fio, muito organizado.

Implicação:
Vou perder o controle.
Sou irresponsável.
Isso mostra que sou preguiçoso.

Estratégias de preocupação são confirmadas:
Se não me preocupar e não for severo comigo mesmo, vou ficar preguiçoso e improdutivo. Se assumisse novas responsabilidades, ficaria sobrecarregado. Poderia me tornar preguiçoso e fracassar, se não ficasse preocupado e não fosse severo comigo.

Figura 7.3 Crenças negativas e preocupações de Craig.

Identifique as crenças sobre si mesmo e sobre os outros

Conforme discutimos anteriormente, você pode identificar crenças nucleares ao examinar as respostas ao Questionário de Crenças Pessoais, no Capítulo 3.[6] Observe novamente a Tabela 7.1, "Crenças pessoais e preocupações", à página 102, para verificar quais crenças e preocupações têm mais a ver com você.

De que forma as crenças se relacionam com suas preocupações?

Vamos retornar à discussão sobre Craig, que possuía padrões exigentes aos quais julgava precisar se ater para não se tornar preguiçoso e irresponsável. Conseqüentemente, ele se engajava muito em distorções como previsão de futuro ("Não vou conseguir terminar o trabalho"), filtro negativo e seletivo das informações ("Ainda não terminei a última parte"), pensamento do tipo tudo-ou-nada ("Tenho que acabar todo o trabalho agora ou isto é total perda de tempo"), personalização ("É minha total responsabilidade"), desqualificação dos aspectos positivos ("A parte que fiz não interessa se a coisa toda não for feita da melhor forma possível") e pensamento catastrófico ("Seria insustentável se eu não fizesse o melhor possível. Não poderia suportar isso").

Devido ao fato de as crenças de Craig predisporem-no a buscar quaisquer sinais de preguiça e irresponsabilidade, ele com freqüência preocupa-se por não conseguir dormir o suficiente e por não ser tão produtivo no dia seguinte. Conseqüentemente, sofre de insônia. Também foca detalhes pequenos, ignorando o quadro mais amplo que mostra que ele realizou muito. Para se manter altamente motivado, ele modifica seus padrões – aumentando-os a ponto de nunca estar satisfeito.

Pergunte a si mesmo se suas crenças o levam a algo como o seguinte:

- Adivinho coisas ruins sobre o futuro?
- Faço leitura mental quanto ao que as outras pessoas vão pensar a meu respeito?
- Não estou levando em conta meus pontos positivos?
- Penso que seria catastrófico se algo acontecesse?
- Uso duplo padrão para avaliar a mim mesmo e a outras pessoas?

Examine os custos e benefícios das crenças

Craig sentia que sua crença em padrões exigentes respondia por boa parte de seu sucesso na vida: "Se eu não tivesse esses padrões, jamais teria me saído tão bem". Ele também acreditava que isto o havia transformado em uma pessoa consciencioso e confiável. Contudo, ainda era capaz de perceber o lado ruim de se ter tais padrões. Estava constantemente preocupado, sofria de insônia, nunca conseguia relaxar, nunca estava satisfeito e era sempre um tanto pessimista. Ele dizia: "Nunca vivo o momento". Porém, Craig, como a maioria das pessoas, relutava em "desistir" das crenças nucleares: "Não quero me tornar complacente e medíocre". Ele acreditava que não poderia flexibilizar nenhum aspecto de seus padrões ou, caso contrário, rapidamente cairia na "preguiça". Como muitas pessoas preocupadas, ele acreditava que seus medos e seu perfeccionismo o motivavam. Pedi a ele que examinasse os custos e benefícios de corresponder a 85% de seus padrões, em vez de 100%. Ele respondeu que estava preocupado se 85% iriam motivá-lo o suficiente, mas pensava que valia a pena tentar.

Geralmente pensamos que nossas crenças nucleares podem nos dar um limite. Darlene acha que uma vantagem de acreditar que ela seja chata e que as pessoas vão rejeitá-la é não ser pega de surpresa: se ela se acha chata, pode tentar ser mais interessante, e se acredita que alguém vai deixá-la, pode buscar reassegurar-se e se sentir melhor. O lado ruim, certamente, é tornar-se preocupada, ansiosa, deprimida, autocrítica e insegura em seus relacionamentos.

Sua crença o levou a aceitar tarefas que não eram tão exigentes ou a não tentar avanços em sua carreira? Sua crença o levou a fazer escolhas inadequadas de parceiros ou amigos ou a permanecer em relações não-gratificantes?[7] A crença contribuiu para sua insegurança em relação a novas pessoas? Se não tivesse a crença negativa, você teria feito escolhas diferentes, sentindo-se diferente em relação a si próprio, ou teria ficado menos ansioso? Como teria sido sua vida se tivesse crenças mais positivas em relação a si mesmo e a outras pessoas?

Quais são os custos e benefícios de sua crença?

Crença	Custos	Benefícios

Você se percebe em termos de tudo-ou-nada?

Craig se vê (e aos outros) ou como "responsável" ou como "irresponsável", "trabalhador" ou "preguiçoso". O resultado dessa forma tudo-ou-nada de ver as coisas é que ele não consegue ficar satisfeito em ser "bem-sucedido em quase tudo" ou "bom o suficiente." Ele encontra dificuldades em ver crescimento ou aprendizagem como experiências importantes, focalizando, em vez disso, o resultado final. Para Craig, se tudo não sair perfeitamente bem, ele desqualifica seus sucessos e foca seletivamente um pequeno detalhe que não está totalmente certo.

Darlene pensa: "Ou sou fascinante ou sou chata". Sugeri que quase ninguém consegue ser fascinante por mais de um minuto. A maioria das nossas interações são conversas casuais – "O que você fez hoje?". "Fui fazer compras e depois trabalhei no projeto durante duas horas. Pedimos o jantar". Se você se vê em termos de preto-e-branco, vai perder muito da escala de tons de cinza. Por exemplo, se pensa: "Ou sou um perdedor ou um vencedor", você ignora o fato de que, enquanto pode não ser o melhor do mundo em tudo, você é relativamente bem-sucedido em várias coisas. Às vezes, você é interessante, às vezes, não. Se vê sua aparência em termos de preto-e-branco, então pode não perceber algumas de suas melhores características e focalizará excessivamente pequenas imperfeições.

Tente pensar em termos de "às vezes", "até certo ponto", "relativamente" e imagine-se em diferentes situações com diferentes pessoas. Você pode ficar mais relaxado e ser mais expressivo em suas idéias com amigos próximos, mas com um total estranho você pode começar sendo um pouco reservado. Pense como você se modifica conforme o momento e as situações. Depois, preencha o quadro abaixo.

Quais são as evidências contra sua crença?

Vamos considerar a crença de Craig, de que é realmente preguiçoso e irresponsável. Sua "evidência" para isso era a de que ele às vezes não tinha a menor vontade de trabalhar

Crença	Vendo-me como mais complicado
Exemplos do meu pensamento tudo-ou-nada:	De que forma sou mais complicado? Existem escalas de tons de cinza? Meu comportamento varia em diferentes momentos e em diferentes situações? Como as outras pessoas me vêem? O que aconteceria se eu me visse em termos menos extremos?
Conclusões:	

e possuía fantasias de fugir para alguma ilha e não voltar mais. Mas Craig conseguiu encontrar muito mais evidências de que *não era* preguiçoso: "Sempre trabalho muito. Ignorei muitas das necessidades de minha família – o que realmente não deveria fazer. Consegui muito reconhecimento no trabalho. Meu chefe me disse muitas vezes o quanto acha que pode confiar em mim". Ele concluiu que as evidências de não ser preguiçoso eram de 90%.

Por acreditar que era chata, Darlene raramente registrava informações a respeito de ocasiões em que as pessoas achavam o que ela dizia interessante ou de algum valor. Mas quando verificamos as evidências, ficou claro que seus amigos sempre riam com ela, confiavam nela e ouviam suas histórias; ela tinha bons conselhos para dar e era inteligente. Pedi a ela que visse a si mesma do ponto de vista de seus amigos, e ela respondeu que nenhum deles diria que ela era chata. Pense em suas crenças nucleares – de que você é "chato" ou "idiota" ou "irresponsável". Cite alguns exemplos de coisas que você poderia fazer que seriam sinal de não ser chato, idiota ou incompetente. Por exemplo, se Darlene se via como chato, ela podia buscar evidências de às vezes ser interessante para as pessoas. Os exemplos incluíam pessoas que riam de suas piadas, faziam-lhe perguntas, queriam vê-la, queriam conversar ou ligavam para ela. Procure evidências que contradigam sua crença.

Você seria tão crítico em relação a outras pessoas?

Craig tende a ser mais rígido consigo mesmo do que é com os outros. Refiro-me a isto como duplo padrão. Perguntei a ele o que pensaria de alguém que trabalhasse tanto quanto ele. Ele respondeu: "Eu diria a essa pessoa para pegar leve. Diria: 'Veja só, você já deu muito lucro para essa empresa, então, por que se estressar tanto?'". Craig disse que a justificativa para ser mais rígido consigo mesmo era evitar se tornar preguiçoso.

Da mesma maneira, Darlene é muito compreensiva e receptiva. Pedi a ela que pensasse sobre outras pessoas usando as concepções exigentes e negativas de que todos devem ser fascinantes o tempo todo. Ela disse que as pessoas são humanas e não precisam ser fascinantes. Perguntei a ela por que não era tão tolerante consigo mesma. Ela sorriu e disse: "Por que sou muito chata". Mas, depois, acrescentou: "Sempre sou mais dura comigo mesma do que com os outros".

Este é um problema central com as crenças. Tendemos a ver aos outros muito mais realística e objetivamente do que a nós mesmos. Você pode se perguntar por que é tão duro consigo mesmo mas não o é com os outros. Imagine-se vendo a si mesmo como um amigo pensando em você. Um amigo seria tão duro? Talvez um amigo – ou mesmo um total estranho – fosse mais realista, mais justo e menos crítico.

Existe alguma verdade em sua crença?

Muitas dessas crenças nucleares são fundadas em pensamentos do tipo tudo-ou-nada – "Nunca estou com preguiça ou sempre estou com preguiça". Como você sabe, há momentos em que todos temos preguiça, somos

Minha crença negativa: _____	
Evidências a favor:	Evidências contra:
Conclusões:	

De que forma eu veria outra pessoa?	Existe alguma boa razão para que eu me julgue de outra maneira?

irresponsáveis, chatos, ficamos pouco atraentes, aborrecidos ou qualquer outro traço negativo que se possa imaginar. Um problema com essas crenças é que são absolutas e inflexíveis. Descobri ser muito útil encontrar *alguma verdade* em cada idéia negativa. Talvez Craig *fosse* preguiçoso às vezes. Ele imediatamente concordou: "Sim, definitivamente. Posso me sentar diante da TV e ficar mudando de canais e assistindo a um jogo sem sentido atrás do outro. Totalmente preguiçoso". Pedi a Craig para fazer de conta que tínhamos uma torta e que ele cortasse um pedaço representando a percentagem de tempo durante a semana na qual ficou com preguiça. Ele disse que a "parte preguiçosa" ficaria em torno de 10%.

Ou vamos considerar Darlene, que pensava ser chata. Às vezes, ela *é* chata. Quando fica ansiosa, age de maneira chata. Evita o contato direto com alguém, esboça um sorriso bobo no rosto e dá respostas monossilábicas. Quando se sente confortável e sabe que pode confiar em alguém, ela fala naturalmente, tem opinião, parece relaxada e diz coisas interessantes. Quando comentei isto, ela ficou ao mesmo tempo confusa e aliviada. Ela sabia que era chata às vezes, mas isso somente porque tentava compensar a ansiedade sendo autoconsciente e evitando dizer qualquer coisa que pudesse parecer idiota. A ironia é que, enquanto pensava ser intrinsecamente chata – e ela não é –, para compensar isto, agia de maneira chata! Este é outro exemplo do uso de "comportamentos de segurança", comportamentos usados para fazê-lo sentir-se seguro, mas que podem, às vezes, sair pela culatra e reconfirmar suas preocupações.

Aja contra as crenças

A crença do tipo tudo-ou-nada de Craig quanto a ser preguiçoso e irresponsável estava fazendo com que ele trabalhasse excessivamente e levando-o a exigir os padrões mais elevados em tudo. Conseqüentemente, decidimos avaliar como seria uma experiência intencionalmente planejada de ter algum tempo para preguiça, a fim de verificar se permitir-se um pouco de folga o levaria a tornar-se preguiçoso e irresponsável. A questão, para Craig, era: "É possível ser um pouco preguiçoso regularmente, em pequenas doses, e não me tornar um completo imbecil?". Pedi a ele que planejasse um "tempo para vagabundear", durante o qual não faria nada produtivo de propósito. Gradativamente, aumentamos o tempo até 60 minutos por dia, em períodos de 15 a 30 minutos. Isto fez seu trabalho parecer menos opressivo, e ele passou a se preocupar bem menos, pois descobriu ser capaz de se distanciar do trabalho e adquirir melhor perspectiva. Fazer experiências com um pouco da crença negativa é fortalecedor.

A fim de desafiar a crença de que era chata, pedi a Darlene para tomar a iniciativa em conversas com outras pessoas, transformando-se em entrevistadora. Uma vez que a maior parte das pessoas acha que a conversa mais fascinante é sempre sobre elas mesmas, a tarefa de Darlene foi perguntar às pessoas sobre elas e seus interesses. Não precisava dizer nada a respeito de si mesma. Quando começou a fazer isso, as pessoas tornaram-se mais afetuosas. Ficavam encantadas por encontrar alguém com tanto interesse nelas. Isto fez Darlene retirar o foco de si mesma e colocá-lo nas outras pessoas. É claro, elas a achavam interessante.

Desenvolva crenças mais positivas

Muitos entre nós ficam às voltas com crenças negativas mal-adaptadas durante anos. Preocupa-nos o fato de as pessoas não nos acharem interessantes, atraentes ou bem-sucedidos o suficiente. Tentamos compensar as inadequações evitando determinados relacionamentos, buscando reassegurar-nos, trabalhando mais do que precisamos, almejando a perfeição e permanecendo em relacionamentos inadequados. A cada dia, preocupamo-nos com a possibilidade de o que acreditamos como verdade sobre nós mesmos – por exemplo, que somos chatos e inadequados – seja exposto como realidade. Tememos que algo aconteça e revele os fracassados que realmente somos. Nós nos preocupamos para evitar que isso aconteça.

Uma alternativa seria desenvolver crenças mais positivas e mais realistas sobre nós mesmos. Isto pode incluir crenças bem-adaptadas e flexíveis, tais como:

- Sou um ser humano com qualidades positivas e negativas.
- Sou tão bom quanto outras pessoas.
- Posso aprender com meus erros e com os erros dos outros.
- Posso gostar de mim mesmo, apesar de não ser perfeito.
- As pessoas podem ser receptivas e perdoar.
- Não faz sentido julgar as pessoas.
- Existem inúmeras maneiras diferentes de aproveitar a vida – não há "a maneira correta".

Pense nos benefícios de ter crenças novas e humanas em relação a si mesmo e às outras pessoas. São maneiras de ver-se como pessoa complexa, com defeitos e virtudes – alguém que está aprendendo, crescendo e experimentando coisas.

Craig conseguiu desenvolver crenças novas, mais flexíveis e humanas sobre si mesmo. Suas novas crenças positivas são mostradas na Figura 7.4. Incluíam o seguinte:

- Trabalho muito a maior parte do tempo, mas não tenho que enlouquecer.
- Tenho o direito de relaxar de vez em quando.
- Devo tratar a mim mesmo como trataria outras pessoas.
- Sou melhor recompensando-me por meus aspectos positivos do que me criticando pelos negativos.

Vamos considerar as novas crenças de Darlene. Ela se preocupava por pensar que tinha de parecer interessante o tempo todo. Acreditava também que ter um relacionamento com um homem era essencial. A aplicação dessas novas crenças – novas formas de pensar sobre si mesma e sobre os outros – libertou-a da tirania das crenças mal-adaptadas. Em vez de se preocupar com o que Jeff pensava a seu respeito, ela podia ver-se como tendo não só qualidades positivas, mas também negativas, e como sendo simplesmente tão boa quanto as demais pessoas. Começou a ver que outras pessoas não exigem perfeição – que podem perdoar e aceitar. Pôde conceber-se como pessoa com qualidades complexas que estão sempre se modificando, em vez de alguém que é avaliada, considerada desejável e depois descartada. Ela pôde pensar em si mesma como um processo de desenvolvimento contínuo, em vez de produto "pronto para venda".

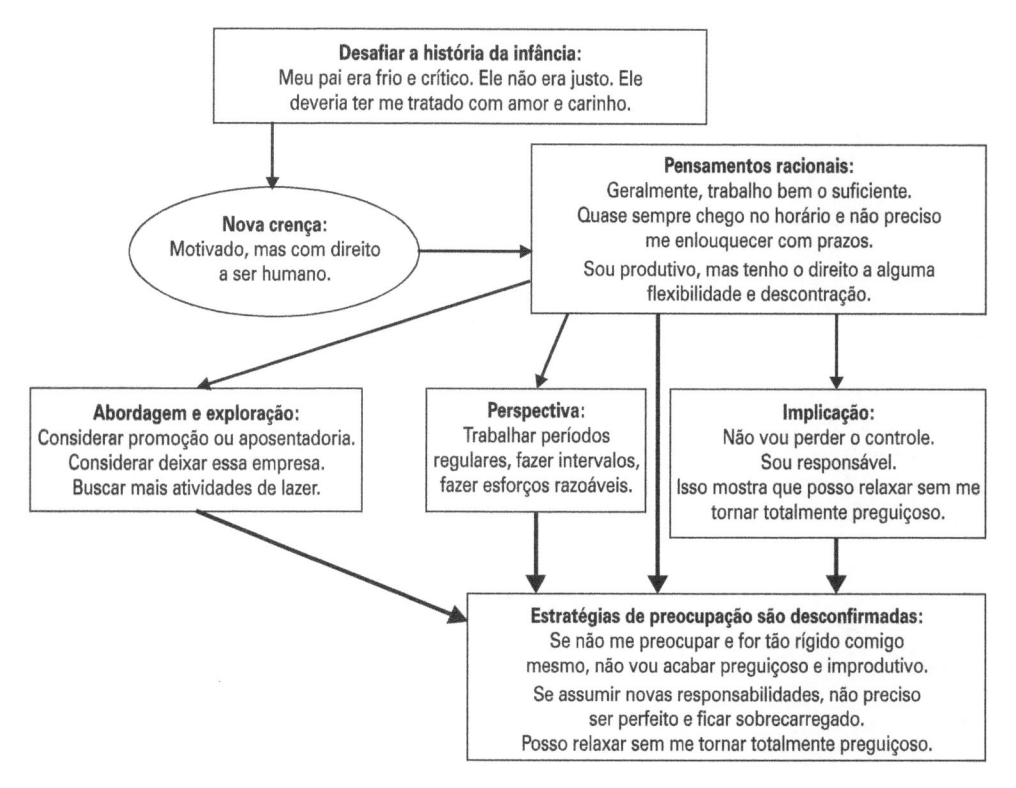

```
┌─────────────────────────────────────────┐
│  Desafiar a história da infância:       │
│  Meu pai era frio e crítico. Ele não era justo. Ele │
│  deveria ter me tratado com amor e carinho. │
└─────────────────────────────────────────┘
                    │
        ┌───────────┴────────────────────────┐
        ▼                                    ▼
  ╭──────────────╮          ┌──────────────────────────────┐
  │ Nova crença: │          │   Pensamentos racionais:     │
  │ Motivado, mas com direito│ Geralmente, trabalho bem o suficiente. │
  │   a ser humano. │──────▶│ Quase sempre chego no horário e não preciso │
  ╰──────────────╯          │   me enlouquecer com prazos. │
                            │ Sou produtivo, mas tenho o direito a alguma │
                            │   flexibilidade e descontração. │
                            └──────────────────────────────┘
```

Abordagem e exploração:	Perspectiva:	Implicação:
Considerar promoção ou aposentadoria. Considerar deixar essa empresa. Buscar mais atividades de lazer.	Trabalhar períodos regulares, fazer intervalos, fazer esforços razoáveis.	Não vou perder o controle. Sou responsável. Isso mostra que posso relaxar sem me tornar totalmente preguiçoso.

Estratégias de preocupação são desconfirmadas:
Se não me preocupar e for tão rígido comigo mesmo, não vou acabar preguiçoso e improdutivo.
Se assumir novas responsabilidades, não preciso ser perfeito e ficar sobrecarregado.
Posso relaxar sem me tornar totalmente preguiçoso.

Figura 7.4 Crenças e pensamentos positivos de Craig.

COMO A MODIFICAÇÃO DAS CRENÇAS NEGATIVAS AFETA A PREOCUPAÇÃO

Vamos retomar o modo como a modificação das crenças negativas de Craig pôde afetar a maneira pela qual ele se preocupava com trabalho e produtividade. Na Figura 7.4, apresentei uma nova maneira de Craig pensar sobre suas preocupações a partir do uso da crença modificada.

Quando observamos a nova crença de Craig, mais realista e humana, podemos perceber que modificá-la provocou considerável impacto em suas preocupações, em suas necessidades de compensar/evitar e em sua crença de que, caso não se preocupasse e seguisse conduta rígida, ele se tornaria totalmente preguiçoso.

Vamos voltar a Darlene, que observara ter algumas rugas no rosto. Ela se olha no espelho e pensa: "Estou ficando velha. Jeff vai me abandonar". Darlene tem um padrão perfeccionista de beleza – ou você é perfeito ou é feio. Perguntei-lhe se Tom Cruise e Nicole Kidman têm aparência perfeita. Ela disse: "Algumas pessoas podem pensar que não". De qualquer forma, a crença de Darlene sobre si mesma é de ser fisicamente imperfeita e nada encantadora e de que os homens são extremamente exigentes quanto a aparências perfeitas.

Fiz a ela várias perguntas. Havia homens que a achavam atraente? Sim. Quando ia a alguma festa, os homens se aproximavam dela e tentavam descobrir mais a seu respeito? Sim, definitivamente. Ela era atraente o bastante para estimular um homem? Com certeza. Havia mulheres menos atraentes do que ela que tinham relacionamentos? Sim, muitas ao seu redor.

Sua preocupação com a aparência fazia com que não saísse, a menos que parecesse muito bem, não se sentasse em proximidade à luz para que não percebessem uma ruga em seu rosto e restringisse tanto a alimentação a ponto de perder o controle mais tarde, por sentir fome excessiva. Sua idéia de atração baseava-se exclusivamente na aparência; então, decidi diversificar sua lista de qualidades atraentes. Isto incluía o fato de ela ser inteligente, engraçada, atenciosa e motivada, ter muitos interesses e tentar ser útil às pessoas. Uma vez que conseguisse desafiar a crença pessoal sobre a necessidade de ser glamourosa, ela se preocuparia menos com as pequenas imperfeições comuns a todos.

RECAPITULAÇÃO

Há um número quase ilimitado de crenças positivas que você pode considerar. Pense em um adjetivo ou em uma maneira de descrever alguém. Essa pode ser sua crença. Tentei focalizar algumas crenças comuns, mas existem milhares de combinações possíveis. Por ter vivido com crenças negativas durante tanto tempo, você pode tomá-las como certas. Você pode nem mesmo pensar na possibilidade de haver outra maneira de ver as coisas. Mas suponha que venha a tomar as situações com as quais se preocupa e olhe para elas através de uma crença nuclear positiva. Se você pensa que é imperfeito, imagine-se assumindo – só por um instante – que é bom o suficiente. Em vez de tomar para si o comportamento de outra pessoa e concluir que há algo errado com você quando as pessoas não ficam entusiasmadas com tudo que você faz, você pode concluir que é tão bom quanto qualquer outra pessoa. E, exatamente como qualquer outra pessoa, você não precisa ser perfeito.

Use as nove técnicas que apresentamos neste capítulo, resumidas na Tabela 7.2 a seguir, para contestar as crenças negativas.

Você pode usar o formulário da Tabela 7.3 para examinar algumas de suas crenças negativas e ver se pode modificá-las com o uso das técnicas que apresentei. Isso vai exigir prática, já que você tem convivido com as crenças negativas durante anos. Mas, como diz o velho ditado, ligeiramente modificado, a prática faz o progresso.

Tabela 7.2
Contestação das crenças negativas

1. Identifique suas crenças sobre si mesmo e sobre as outras pessoas.
2. Examine os custos e benefícios dessas crenças.
3. Como a crença afetou seu comportamento no passado?
4. Você se vê em termos de tudo-ou-nada?
5. Quais as evidências contra sua crença?
6. Você seria tão crítico em relação a outras pessoas?
7. Talvez haja alguma verdade em sua crença.
8. Faça alguma coisa contra sua crença.
9. Desenvolva uma crença mais positiva.

Tabela 7.3
Contestação das crenças pessoais

Técnica	Resposta
Identificar a crença pessoal	
Quanto você acredita na crença (0-100%)?	
Custo e benefício	Custo: Benefício:
Evidências contra e a favor da crença	
Como a crença o tem afetado?	
Você seria assim tão crítico em relação a outras pessoas?	
Veja a si mesmo em um contínuo, não em termos de tudo-ou-nada	
Faça alguma coisa contra a crença	
Conclusões:	

NOTAS

1. Beck, A.T., and Freeman, A.M. (1990). *Cognitive Therapy of Personality Disorders*. New York: Guilford.
   Young, J.E., Klosko, J.S., and Weishaar, M. (2003). *Schema Therapy: A Practioner's Guide*. New York: Guilford.
2. Beck, A.T., and Freeman, A.M. (1990). *Cognitive Therapy of Personality Disorders*. New York: Guilford.
3. Guidano, V.F., and Liotti, G. (1983). *Cognitive Processes and the Emotional Disorders*. New York: Guilford.
4. Leahy, R.L. (2001). *Overcoming Resistance in Cognitive Therapy*. New York: Guilford.
5. Para mais exemplos de modificação de esquemas nucleares, ver: Leahy, R.L. (2006). *Técnicas de Terapia Cognitiva: Manual do Terapeuta*. Porto Alegre: Artmed.
6. Oldham, J.M., and Morris, L.B. (1995). *The New Personality Self-portrait: Why You Think, Work, Love and Act the Way You Do*. New York: Bantam. Oldham redefiniu os vários esquemas de personalidade como "sensível", "consciencioso", etc., a fim de destacar tanto as polaridades negativas quanto as positivas.
7. Leahy, R.L. (2001). *Overcoming Resistance in Cognitive Therapy*. New York: Guilford.
   Beck, A.T., and Freeman, A.M. (1990). *Cognitive Therapy of Personality Disorders*. New York: Guilford.
   Young, J.E. (1990). *Cognitive Therapy for Personality Disorders: A Schema-Focused Approach*. Sarasota, FL: Professional Resource Exchange.

8

Passo 5: Transforme "fracasso" em oportunidade

Nós todos nos preocupamos com a possibilidade de as coisas darem errado. Você pode tentar enganar a si mesmo a fim de se sentir bem, afirmando que tudo vai dar certo e que você vai ser sempre bem-sucedido, mas isto não faz sentido, e você sabe. Você vai cometer erros, talvez fracasse em algo, mas tentar "pensar positivamente" não é a solução. Você pode minar o poder da preocupação aprendendo a lidar com os erros e a ir além do fracasso rumo ao próximo estágio.

O psicólogo de Yale, Robert Sternberg, observou que nossa formação não nos ensina a encarar o fracasso e a lidar com ele de maneira produtiva. Na verdade, os psicólogos distinguem entre "modelos de domínio" de aprendizagem, pelos quais a meta é obter tanto sucesso quanto possível, e "estilos de manejo", os quais estão focados em como respondemos à frustração e ao fracasso. Você desiste e se critica, ou persiste? Considere o fato de que a maioria das relações amorosas chegará ao fim um dia. Se você pratica esportes, provavelmente perde tantas vezes quantas ganha. Se investe, provavelmente perderá dinheiro algumas vezes, se não a maioria das vezes. Sternberg observou que muitos dos artigos que submeteu para publicação em revistas especializadas foram rejeitados.

Se pudermos aprender a encarar o fracasso e a atenuá-lo, teremos menos com que nos preocupar. A fim de deixar isso claro, delineei 20 coisas que você pode dizer a si mesmo para ajudar a reduzir imensamente o impacto negativo do fracasso – e, se tiver sorte, transformá-lo em novas oportunidades. Uma vez que fracassar é inevitável na vida, e dado que você se preocupa com essa possibilidade, é fundamental desenvolver uma estratégia para lidar com o fracasso.

"NÃO FRACASSEI, MEU COMPORTAMENTO É QUE FALHOU."

Vamos imaginar que você tenha feito uma prova e acabou de saber sua nota. É um "F". Seria justo dizer que *você, enquanto pessoa*, fracassou? Ou deveríamos dizer que o seu *desempenho* naquela prova foi falho? Qual a diferença? A diferença é que você pensa ter falhado como pessoa e, assim, rotula-se como fracasso e generaliza isto a outras provas e situações. Sente-se indefeso e sem esperança. Este é o argumento do psicólogo Martin Seligman em sua teoria do desamparo aprendido: Se atribui o fracasso a algo *estável e interior* sobre si mesmo – sua capacidade – ou a você enquanto pessoa, então estará mais suscetível a ficar deprimido, desistir e generalizar o fracasso a outras situações.[1]

Outro problema em dizer "fracassei" é que simplesmente isto não é verdade. Digamos que você seja uma mulher de 35 anos, tenha emprego em tempo integral, é casada e tem dois filhos, tem amigos e passatempos, fez tantos outros cursos nos quais *realmente* passou, é a filha de Sylvia e John e é irmã de Ralph. Quando fracassou no exame, fracassou em todos esses outros comportamentos e relações?

Os comportamentos são fracassos, não as pessoas.

A vantagem de atribuir o fracasso a comportamentos específicos é que você pode mudá-los, mas seria muito difícil imaginar o que significaria mudar quem você *é*. Vamos imaginar que você seja um rapaz solteiro em uma festa. Você quer conhecer Pam, que está logo ali, tomando um drinque. Não sabe muito bem o que dizer para começar a conversa, mas se aproxima dela e diz: "Já nos vimos antes?". Pam, para sua surpresa, diz: "Não", e se afasta abruptamente. *Você* fracassou? Ou *seu comentário* fracassou? Pense sobre quem você é: alguém com emprego, amigos, família, interesses, conhecimento, passatempos. Tudo isso fracassou quando Pam se afastou? Ou deveríamos dizer que o comentário em particular fracassou naquela situação e naquele momento?

Pense em si mesmo como *um conjunto de comportamentos reais e potenciais*. Em quantos comportamentos você se engajou quando viu Pam, caminhou em sua direção e fez a pergunta? Eu nomeei apenas três, mas houve provavelmente cerca de 50 outros. Você teve de percebê-la, caracterizá-la como Pam, identificar o que era atraente nela, rotular a situação como apropriada a uma apresentação, identificar que era você quem iria caminhar até ela e falar, escolher o que ia dizer e outras coisas mais. Isto envolve muitos comportamentos. Qual deles fracassou? E quais deles foram bem-sucedidos? Em quantos outros comportamentos você se engaja durante o dia, a semana, o mês? Milhares? Milhões? Se um comportamento não dá resultado, não parece bastante normal?

Finalmente, se um comportamento falhou, quantos comportamentos você deixou de lado e poderiam dar certo? Se você fragmentar o comportamento que falhou na situação específica, naquele momento específico, ainda pode considerar os muitos milhares de comportamentos possíveis no futuro que podem dar certo em diferentes situações e em diferentes momentos. Limitar o comportamento a um momento e situação específicos proporciona a flexibilidade para buscar oportunidades bem-sucedidas no futuro.

"POSSO APRENDER A PARTIR DO FRACASSO."

Imagine que você se concentrou na meta de obter lucro, mas, um ano mais tarde, perdeu todo o capital. Isto não é fracasso? Bem, existe uma história no mundo dos negócios, provavelmente apócrifa, de um jovem executivo que é encarregado de um projeto pelo presidente da empresa. Um ano mais tarde, o projeto é abandonado depois de milhões terem sido gastos. O presidente chama o jovem executivo a sua sala. O executivo está preocupado: "Será que vou perder o emprego? Fracassei nessa enorme responsabilidade. Ele vai achar que sou um fracasso". Entretanto, o presidente diz: "Dan, tenho um novo projeto para você. Na verdade, é ainda maior que o anterior". Dan fica aliviado, mas um pouco confuso, e diz ao presidente: "Estou realmente feliz por conseguir este novo projeto. Mas, para ser franco, esperava que você me demitisse após ter fracassado no anterior".

"Demiti-lo? Ah, não! Não poderia demiti-lo depois de ter gasto milhões em seu treinamento!" O presidente está focado no que o jovem executivo aprendeu e como ele pode aplicar isso no próximo projeto.

Observe uma criança montando um quebra-cabeças. Ela tenta encaixar peças nos lugares errados. Ela está falhando ou aprendendo? Ou, ao fazer palavras cruzadas, você descobre que a palavra que escreveu não cabe. Você falhou ou aprendeu? O que você aprendeu e como pode usá-lo agora?

O termo *fracasso* tem a conotação de terminalidade – "Está tudo acabado. Você fracassou". Mas *aprender* é olhar adiante e se fortalecer.

Há uma maneira ainda mais eficiente de usar o "fracasso" como aprendizagem: aprender a partir dos erros de outra pessoa. Quando empresários analisam um plano de vendas, a primeira coisa que examinam é como outros foram bem-sucedidos e como falharam. Um amigo meu estava planejando montar seu próprio consultório particular. Ele foi a campo e conversou com médicos bastante bem-sucedidos e com os que não tiveram sucesso. Queria descobrir o que funcionava e o que não funcionava. *Fracasso é informação*.

O comportamento que "falhou" proporciona mais informações do que você possuía antes sobre o que se pode e o que não se pode fazer a fim de alcançar a meta. Crianças e adultos que persistem ou mesmo intensificam os esforços após um fracasso usam-no como experiência de aprendizagem para levá-los adiante em direção a comportamentos diferentes – e potencialmente mais eficazes.

Mas geralmente nos *envergonhamos* de nossos fracassos e não queremos encará-los novamente. Também desvalorizamos o insucesso como algo que não contém nada de valor. Eu sugeriria que, ao rever os fracassos, você se perguntasse que importantes lições podem ser aprendidas.

"POSSO SER DESAFIADO PELO FRACASSO."

Outra forma de reagir à frustração é encará-la como *desafio*. Carol Dweck, que estuda a motivação das crianças, gravou o que elas diziam a si mesmas após falharem em uma tarefa. Ela analisou dois grupos diferentes de crianças: um que desistia quando falhava (crianças desamparadas) e outro que persistia ou melhorava (crianças persistentes). As crianças que desistiam diziam: "Não sou bom neste tipo de problema. Não sou bom em nada. É melhor desistir". Por sua vez, as crianças persistentes diziam: "Olha só, isto é o máximo. Adoro um *desafio!*".

Quando as crianças reformulam o fracasso, transformando-o em *desafio*, ficam estimuladas e se esforçam mais. Elas pensam no "fracasso" em termos daquilo que podem aprender.[2]

Alguns anos atrás, minha esposa e eu decidimos experimentar o *windsurf*. Eu me sentia razoavelmente confiante quando fui fazer as aulas, pois já velejava há alguns anos. Imaginei, equivocadamente, que poderia facilmente transferir as habilidades da vela para o *windsurf*. Para grande surpresa e desapontamento, meu desempenho nos primeiros três dias foi um fracasso abismal. Acho que consegui ficar em cima da prancha por meio segundo em média e, provavelmente, devo ter caído pelo menos umas 150 vezes. Para piorar a situação, todas as pessoas na praia que estavam assistindo se divertiam às minhas custas, ridicularizando minha falta de habilidade. E a cereja do bolo foi que minha esposa, que nunca havia velejado, não caiu uma única vez.

De qualquer forma, não desisti. Senti-me desafiado. Olhei à volta da baía e vi outras pessoas praticando *windsurf*. Eu achava muito chato velejar no lago, pois tinha ficado muito fácil. Assim, pensei que seria uma verdadeira conquista se pudesse superar esses imensos fracassos e aprender *windsurf*. Encarei as aulas com a humildade que havia conquistado a duras penas.

O que esta história sugere? Como as crianças que Carol Dweck analisou, você pode fazer uma escolha quanto à *reação* ao fracasso: pode optar pela desistência por achar muito difícil (você pensa que é permanentemente incompetente) ou pode ficar motivado a se esforçar mais. Os psicólogos referem-se à "motivação pela competência" ou "motivação pela eficácia" para indicar que ficamos geralmente motivados a superar os obstáculos que tornam as tarefas mais difíceis.[3] Na verdade, a persistência na busca de desafios e dificuldades pode, de fato, aumentar nossa resiliência para lidar com outras dificuldades – processo conhecido como "industriosidade adquirida".[4] De acordo com a teoria de Eisenberger, as pessoas diferem em suas histórias quanto a ser reforçadas por se esforçarem mais, persistirem diante do fracasso e usarem a autodisciplina (em vez de simplesmente se apoiarem em recompensas externas). Se você é reforçado apenas pelos resultados (sucesso ou insucesso), então pode ser minado por experiências que falham. Por outro lado, se é reforçado pelo esforço, persistirá diante do fracasso. Na verdade, as pesquisas dos psicólogos Quinn, Brandon e Copeland verificaram que pessoas com escores mais elevados nas medidas de industriosidade adquirida apresentam menor probabilidade de se apoiar no fumo ou no abuso de drogas para lidar com as frustrações.[5] Experiências de fracasso são oportunidades para se sentir desafiado e desenvolver a industriosidade adquirida – capacidade que você precisa para lidar com outros fracassos e frustrações, inevitáveis na vida.

"POSSO ME ESFORÇAR MAIS."

Existem várias causas que você pode apontar quando falha em uma tarefa. Você pode atribuir o fracasso à falta de habilidade, má sorte, dificuldade da tarefa ou falta de esforço. Se você explica o fracasso referindo-se à sua falta de habilidade (por exemplo, "Sou burro"), provavelmente vai ficar deprimido, desistir de tentar, diminuir o aprendizado e desistir de outras tarefas. Pesquisas realizadas pelos psicólogos Martin Seligman e Lynn Abramson indicam que não é apenas o fracasso que leva à depressão, mas sim *a forma como você interpreta o fracasso*.[6]

Digamos que você tenha sido reprovado na primeira prova de um curso e que há três outras provas ainda. Se atribuir o fracasso à falta de habilidade ("Simplesmente não sou bom em química"), talvez desista. Você se sente desamparado e deprimido. Por outro lado, se atribuir seu comportamento à falta de esforço, pensará que pode se esforçar mais da próxima vez. Talvez você possa estudar mais, procurar ajuda, organizar o material de modo mais eficaz ou conversar com o professor. Seligman analisou os estilos de explicação do fracasso entre corretores de seguros – profissão com enorme índice de desistência nos primeiros dois anos. Ele verificou que os corretores que persistiam – que não desistiam quando falhavam – tendiam a reagir ao insucesso dizendo: "Devo me esforçar mais na próxima ligação" ou "É uma questão de números. Quanto mais ligações eu fizer, maiores as chances de me sair bem", ou ainda: "Todo mundo recebe um não às vezes nessas ligações. Talvez a próxima dê certo". Por terem conseguido atribuir o fracasso a uma *causa instável*, como, por exemplo, a falta de esforço ou as qualidades específicas da pessoa para quem estavam ligando ("Ela já tem apólice de seguros"), eles não desistiam nem se tornavam autocríticos. Conseqüentemente, acabavam obtendo algum sucesso, o que posteriormente reforçava seu esforço para insistir na situação seguinte.

A pesquisa de Dweck sobre crianças pequenas indica que algumas delas (as quais ela chama de "desamparadas") simplesmente desistiam quando estavam diante de uma tarefa insolúvel. Elas diziam a si mesmas: "Simplesmente não sou bom nisto". Outras crianças são "persistentes" e realmente melhoram o desempenho após um insucesso, pois dizem a si mesmas: "Preciso me esforçar mais" ou "Vamos ver o que fiz de errado". Na verdade, essa diferença pode ser a razão pela qual as meninas geralmente desistem nas tarefas matemáticas. Elas tendem a dizer: "Simplesmente não sou boa em matemática", e desistem. Por sua vez, os meninos tendem a dizer: "Consigo fazer isto. Só tenho que parar e pensar. Vou me esforçar mais da próxima vez".[7]

Atribuir as falhas a fatores estáveis internos, como, por exemplo, falta de habilidade, é indicativo de depressão futura.[8] Se você é uma pessoa preocupada e tende a atribuir os fracassos à imperfeição ou à incompetência pessoal, vai se preocupar muito mais com possíveis insucessos no futuro. Entretanto, se atribui o fracasso à falta de esforço, dificuldade da tarefa ou mesmo falta de sorte vai se preocupar menos com falhas no futuro, pois sempre pode se esforçar mais da próxima vez.

"TALVEZ NÃO TENHA SIDO UM FRACASSO."

É possível também que você não tenha falhado, embora pense o contrário. Vejamos o divórcio, experiência que muitas pessoas equiparam ao fracasso. Irene era casada com Phil há 10 anos quando começou a suspeitar que ele estava tendo um caso. Ela o confrontou, mas ele negou. Ela tentou durante dois anos fazer com que Phil participasse de uma terapia de casais, mas ele a culpava por todos os problemas. Ele estava tendo um caso e acabou deixando Irene para viver com sua amante. Irene começou a se sentir fracassada por não ter conseguido fazer com que Phil ficasse com ela.

Perguntei-lhe por que julgava ser responsabilidade exclusivamente sua manter Phil no casamento. Afinal, Phil não havia prometido fidelidade quando se casaram e, assim, faltado com sua palavra? Além disso, Phil não seria responsável por pelo menos metade do relacionamento e, portanto, não era no mínimo tão responsável quanto ela pelo término da relação? Talvez pudéssemos até dizer que Phil fosse amplamente responsável pela dissolução do casamento, e, neste caso, não deveríamos concluir que ela não fracassara? Irene começou a se sentir menos crítica em relação a si mesma e a ficar com mais raiva de Phil.[9]

Fracasso implica avaliação do tipo tudo-ou-nada do seu desempenho. No caso do divórcio, raramente existe causa do tipo tudo-ou-nada. Ambas as partes contribuem para os problemas. Além disso, o final de um casamento poderia ser também um desfecho positivo. O marido de Ann estava frequentemente bêbado e a maltratava, ameaçando-a constantemente. Ele recusava a terapia de casais ou a reabilitação para seu problema com o abuso de drogas. Conseqüentemente, quando Ann finalmente o deixou, ela foi incentivada a encarar o final do relacionamento como uma realização bem-sucedida.

"POSSO FOCAR OUTROS COMPORTAMENTOS PASSÍVEIS DE DAREM CERTO."

Freqüentemente, temos visão em túnel, focando exclusivamente o comportamento isolado que não teve êxito. Quando nos preocupamos sobre algo no futuro, tendemos a pensar que esse conjunto de comportamentos é a única coisa que importa. O foco seletivo pode fazer parecer que tudo está dependendo de uma decisão e de um resultado. Vamos retomar a festa descrita anteriormente. O rapaz se aproximou de Pam, mas ela se afastou bruscamente dele. Há outros comportamentos nos quais ele possa se engajar que sejam gratificantes? Talvez existam outras pessoas na festa que possam ser interessantes de se conhecer. Ao deixar a festa, ele pode voltar para casa e ler um livro ou assistir a um filme na TV. No dia seguinte, no trabalho, pode haver algumas coisas desafiadoras que possa fazer. Ele pode ligar para um amigo e fazer planos para o jantar. Ou pode ir à academia e malhar. Interagir com Pam foi apenas um comportamento no meio de *um número infinito de comportamentos gratificantes possíveis*. Embora ele não possa interagir com Pam, ainda há milhões de comportamentos potencialmente gratificantes nos quais pode se engajar.

Vejamos Ben, cuja namorada rompeu com ele. Ele se sentia triste e descartado, então perguntei-lhe em que estava pensando. Ben disse: "Não consigo ser feliz sem ela. Estou esperando que ela me ligue". Examinamos as evidências de que ele poderia ser feliz sem ela: ele havia sido feliz muitas vezes nos 36 anos antes de conhecê-la e, mesmo quando estava envolvido com ela, geralmente ficava feliz fazendo coisas sozinho. Elaboramos uma lista de 20 coisas que ele poderia fazer sozinho, com os amigos ou com outra mulher, que pudessem ser gratificantes. Ao concentrar energia e tempo em comportamentos gratificantes, ele gradualmente foi perdendo interesse pela ex-namorada e começou a se sentir melhor. Dois meses depois, estava envolvido com outra. Quando a ex-namorada ligou, ele estava bem menos interessado em vê-la. Havia encontrado alternativas mais gratificantes e menos dispendiosas.[10]

"POSSO FOCAR O QUE CONSIGO CONTROLAR."

Ben estava se tornando obsessivo quanto a gratificações que outra pessoa – isto é, sua ex-namorada – controlava. Conseqüentemente, ele depositava todo o poder nas mãos dela, tirando-o de si mesmo. Perguntei a ele: "Que recompensas estão sob seu controle?". Quando focalizou *aquilo que poderia fazer por si mesmo*, não mais se sentiu desamparado. À medida que se sentia menos desamparado, parecia precisar menos dela. Focar o comportamento de outra pessoa é comum nos rompimentos – você fica sentado esperando que a outra pessoa faça algo.

Sam veio me ver após ter estado deprimido durante muitos anos. Na verdade, ele se descreveu como tão tímido a ponto de prever que a terapia cognitiva jamais pudesse modificá-lo ou ajudá-lo a superar a depressão. Conforme fui conhecendo-o, ficou claro que ele ainda estava ligado à ex-namorada, que havia rompido com ele três anos antes. Ele descreveu como o relacionamento havia acabado após ter-lhe dito que não se casaria simplesmente por ela estar grávida, embora declarasse seu amor e devoção a ela. Naquela época, ele a havia conhecido há poucos meses, apenas. Ele a descreveu como crítica e reservada durante a maior parte do relacionamento, mas ainda se prendia à idéia de que ela era a única mulher que poderia fazê-lo feliz.

Sam se colocou em posição de desamparo ao acreditar que apenas Judy poderia fazê-lo feliz. Ele decidiu ligar para ela e convidá-la para jantar – a fim de testar a idéia de que ainda poderia haver algo entre eles. Encontraram-se, mas Judy ainda continuava fria e indiferente e não assumia qualquer responsabilidade pelo fim do relacionamento. Nessa mesma época, Sam conheceu outra mulher que parecia muito mais interessada nele e com quem tinha muito em comum. Sugeri que ele poderia ter sempre Judy em mente como possibilidade, caso ela mudasse de idéia, mas que poderia também começar a se concentrar na outra pessoa, Íris.

Sam e Íris começaram a sair com mais freqüência. Conforme passou a se concentrar nela, foi perdendo o interesse por Judy. Percebeu que, quando tentou reatar o relacionamento com Judy, ele se sentia desamparado, pois reatar não estava nos planos dela, e, conseqüentemente, ela o impedia de obter o que queria.

Ao colocar o foco na relação com Íris, Sam tinha maior controle da situação. Íris e Sam acabaram se casando.

O importante nisso é que geralmente podemos falhar em coisas que não controlamos. Aprender como desistir de uma meta que não está funcionando pode ser visto tanto como outro fracasso quanto como oportunidade de centrar-se naquilo que se pode controlar. Ao se preocupar com algo que não está funcionando, você pode explorar os comportamentos que pode controlar e que talvez não envolvam aquela meta específica. *Desistir cria oportunidades.*

"NÃO ERA ESSENCIAL TER ÊXITO NAQUILO."

Quando se preocupa, você fica com a visão em túnel – você foca uma meta às expensas de todas as outras, e a vê como essencial. Minha concepção disso é que a natureza é sábia – *o que é essencial não é abandonado à sorte ou vontade.* É essencial que seu sangue circule, que você respire, que o alimento seja digerido. Se falhar nessas coisas, você morre. Elas são tão essenciais que são automáticas. Entretanto, não é essencial obter boa nota, fazer fortuna ou conhecer o homem ou a mulher dos sonhos hoje.

Wally é um empresário preocupado com a possibilidade de ser demitido a qualquer momento. Examinamos as evidências e realmente verificamos que poderia haver alguma chance de que fosse demitido. Contei-lhe uma história, relatada pelo psiquiatra Isaac Marks, sobre um paciente constantemente preocupado em adquirir uma doença sexualmente transmissível (DST). Após meses e meses de terapia (que não conseguiu afetar as obsessões do paciente), este realmente contraiu sífilis. Para sua grata surpresa, ele se sentiu aliviado: reconheceu que era tratável e participou do tratamento, juntamente com outras pessoas portadoras de DST. Depois de ouvir essa história, Wally e eu exploramos as possibilidades que poderiam estar disponíveis para ele, caso fosse demitido, como, por exemplo, consultoria privada. Na semana seguinte, recebi um telefonema dele: "Bob, adivinhe. Estou com sífilis!". Perguntei-lhe o que queria dizer. "É exatamente como a história que você me contou. Fui demitido e decidi abrir minha própria consultoria. Liguei para algumas pessoas e consegui uns clientes. Sinto como se uma carga imensa tivesse sido tirada dos meus ombros". O emprego não era essencial.

Quase todas as metas que você tentou alcançar – incluindo aquelas que realmente alcançou – provavelmente (em retrospecto) mostram não ser essenciais. Se você vê a meta como menos importante, então poderá se sentir menos mal em relação a ela.[11] Entrar em determinada escola, passar em determinado exame, fazer com que alguém goste de você, chegar a uma reunião na hora marcada e estar com a melhor das aparências são provavelmente todas as metas que julgava essenciais. Mas você pode se perguntar: "Quão diferente minha vida teria sido se eu não tivesse alcançado algumas dessas metas?".

"HÁ ALGUNS COMPORTAMENTOS QUE COMPENSAM."

Quando não alcança a meta, você pode concluir que tudo que fez naquela situação fracassou. Isto faz sentido? Imagine que você tenha trabalhado durante um ano e depois tenha sido demitido. Você concluiria que *tudo* que fez no trabalho foi um fracasso? Sean estava trabalhando para uma empresa bastante instável há cerca de um ano, quando as dificuldades financeiras da companhia provocaram sua demissão. Ele tornou-se autocrítico e deprimido, rotulando-se como fracasso. Pedi a ele que elaborasse uma descrição detalhada do que seu trabalho havia envolvido durante o ano anterior. Pedi a ele que se atribuísse notas, de A a F, para cada função no trabalho. Conforme examinou as evidências, percebeu que havia sido muito bem-sucedido em quase todos os aspectos do trabalho. Verificamos depois que ele havia adquirido novas habilidades, informações e contatos profissionais com esse emprego. Ele percebeu que tinha muito mais experiência agora do que um ano antes. Sugeri que ele havia conseguido uma excelente formação e que havia conseguido o benefício de ser pago por isso. Ele gostou da idéia. Um mês mais tarde, foi entrevistado para outro emprego e aceitou a posição que lhe ofereceram. Sua experiência prévia foi um importante critério para a contratação.

Freqüentemente, acreditamos que, se não realizarmos algo *perfeitamente*, então, nada teve êxito e foi uma completa perda de tempo. Por exemplo, você pode pensar que seu relacionamento talvez não dure para sempre – e é possível que não dure. Mas isto implica que tudo foi perda de tempo, se o relacionamento terminar? Dado que 50 a 70% dos casamentos acabam em divórcio, concluir que um relacionamento que não durou para sempre foi um fracasso significaria que quase todo mundo fracassou.[12] Esse tipo de pensamento tudo-ou-nada sobre relacionamentos (ou trabalho ou qualquer outra coisa) é totalmente ilógico, pois há milhares de comportamentos envolvidos nos relacionamentos que são prazerosos e significativos, mesmo que não durem para sempre. Desfechos podem ser incertos, mas enxergar a vida apenas em termos do "escore perfeito" pode levá-lo a desconsiderar a importância do processo e das experiências da vida diária. De fato, se seguisse a lógica desse pensamento, você teria de assumir que todo relacionamento é um desperdício até descobrir que durou para sempre – que seria o último dia de sua vida.

"TODO MUNDO FRACASSA EM ALGUMA COISA."

Uma das conseqüências do insucesso é que você pode se sentir abandonado – pensa que ninguém mais fracassou além de você. O fracasso se torna *pessoal,* não *universal*. Você se concebe como qualitativamente diferente de, e inferior a, todas as outras pessoas, passando a vê-las como perfeitos sucessos em tudo que fazem.

Sharon sentiu-se devastada por recente fracasso no trabalho. Ela temia que os outros descobrissem sua falha e não quisessem ter nada com ela. Pedi-lhe que listasse cinco pessoas que conhecia bem e admirava. Depois, pedi que me dissesse se alguma delas já havia tido algum problema ou fracasso de que soubesse. Fiz uma encenação com ela em que representei o papel de um dos amigos que haviam fracassado em algo e, na representação, pedi a ela que conversasse comigo sobre meus sentimentos de fracasso. Depois da representação, ela me disse que, quando as pessoas compartilhavam seus insucessos com ela, ela as respeitava mais e se sentia mais próxima. Isto mostrou-lhe duas coisas: primeiro, que todos falham, mesmo as pessoas que ela admira; e, segundo, compartilhar o fracasso com um bom amigo pode nos aproximar. (De fato, compartilhar sucesso pode fazer algumas pessoas se afastarem.)

Quando Fred estava na universidade, um professor deu-lhe C em um trabalho final de economia. O trabalho era uma proposta para o serviço de remessa privado para correspondências noturnas que iria competir com o correio. O professor – em Yale – considerou isso irreal e tolo. Dois anos após graduar-se, Fred Smith fundou a Federal Express. A primeira empresa de Henry Ford foi à falência. Os fundadores da Standard Oil perfuraram e erraram, perfuraram e erraram de novo, antes de finalmente terem sucesso. R. H. Macy fracassou diversas vezes antes de ter sucesso com a loja de departamentos.

Pessoas bem-sucedidas constroem o sucesso sobre fracassos. Todos caem quando estão aprendendo a andar, todos perdem em uma partida de tênis e todo investidor já perdeu capital no mercado – na verdade, quanto maiores os ganhos, maiores as perdas.

Nossa cultura deposita ênfase exagerada no sucesso e ênfase insuficiente na resistência, persistência, capacidade de recuperação e humildade. Ainda estou para ver um anúncio de TV ou livro de auto-ajuda que aborde seriamente a inevitabilidade e a universalidade do fracasso. *O fracasso é normal*; faz parte dos relacionamentos, do trabalho, da prática de esportes, dos investimentos ou mesmo quando se cuida de alguém. Se conseguirmos normalizar o fracasso – compreender que faz parte do jogo – então teremos menos com que nos preocupar, pois podemos percebê-lo como parte do processo de viver e participar dos acontecimentos.

"TALVEZ NINGUÉM TENHA PERCEBIDO."

Você pode pensar que todos percebem suas falhas e ficam falando, lembrando-se delas e julgando-o para sempre. Talvez pense que seus fracassos vão parecer tão impressionantes para os outros que eles ficarão preocupados ao pensar neles. Veja que fantasia egocêntrica é a sua: que outras pessoas não têm nada melhor a fazer do que ficar falando de seus problemas. Nossa preocupação é uma forma exagerada de auto-referência.

Vou à convenções de psicologia com meus alunos de graduação e apresento nossos trabalhos em diferentes simpósios. Deve haver uma centena de pessoas na platéia. Teri, que estava apresentando seu primeiro trabalho, disse-me estar preocupada porque todos na platéia perceberiam que ela estava nervosa. Ela estava preocupada com a possibilidade de alguém lhe fazer uma pergunta que não soubesse responder e ela faria o papel de boba. Perguntei-lhe como alguém poderia notar que ela estava nervosa – o que eles veriam ou ouviriam? Ela pensava que eles ouviriam sua voz fraquejar e veriam suas mãos tremerem. Perguntei a Teri quantos palestrantes ela havia ouvido na convenção até aquele momento. "Cerca de 15", ela disse. E o que ela se lembrava sobre a ansiedade deles? "Nada". Isso é interessante, pois é correto admitir que a maioria dos palestrantes estava ansiosa. Talvez as pessoas não percebam – ou não se lembrem de – erros ou problemas ou falhas.

Vejamos Don, um apresentador de noticiários na televisão, que tinha medo de que as pessoas pudessem perceber que ficava nervoso e cometia erros quando estava no ar. Perguntei a ele que informações o telespectador usaria para determinar sua ansiedade. Ele percebeu que estava baseando os julgamentos sobre si mesmo em suas próprias *experiências subjetivas*. Ou seja, porque ele se sentia ansioso (e estava sempre ciente de sua própria ansiedade), concluiu que todas as pessoas que o assistiam tinham a mesma informação. Ele sofria de "transparência de ansiedade" – pensava que todos pudessem perceber sua ansiedade. Sua tarefa foi assistir a si mesmo na TV e verificar se poderia dizer quando se sentia ansioso e quais eram os sinais de sua ansiedade. Ele não conseguiu perceber quaisquer sinais de ansiedade, especialmente em um televisor pequeno.

"ESTABELECI A META CORRETA?"

Desamparo é a incapacidade de atingir a meta em determinada situação.[13] Se você é uma pessoa preocupada, provavelmente se culpa quando não a atinge ("Isso só mostra o idiota que sou!") e acredita que a meta é essencial ("Realmente precisava daquilo!"). Você acaba desqualificando os aspectos positivos conquistados na tarefa em que falhou e desqualifica mesmo outros aspectos positivos que obteve ou irá obter.

Alison estava fazendo a apresentação de sua pesquisa em uma área que deve ter desafiado o trabalho de outro pesquisador, Tom; este havia conquistado boa reputação como líder na área. Após a apresentação da colega, no momento da discussão, Tom questionou seu trabalho, soando sarcástico. Teve até a coragem de se dirigir à platéia de Alison como se fosse o palestrante. Depois da apresentação, Alison me contou que estava furiosa com ele. "Quem diabos ele pensa que é? Por que as pessoas não podem ser mais incentivadoras? Não é justo!" Eu disse a Alison que podia compreender todos os seus sentimentos – ela se sentiu pessoalmente agredida. Mas acrescentei que podia perceber que sua raiva realmente a estava corroendo. Perguntei-lhe qual era seu objetivo, ao apresentar o trabalho. "Você estava tentando persuadir Tom em relação ao valor de seu trabalho? Você estava tentando se tornar tão famosa quanto ele? Ou você estava tentando divulgar informações sobre sua pesquisa?"

Alison percebeu que não fora o fato de Tom ter atacado seu trabalho que a deixara chateada. Ao contrário, ela parecia ter tido o objetivo de *tentar obter a aprovação de Tom*.

Sugeri não apenas que era quase impossível conseguir a aprovação dele como também sempre haveria outros Tom, competitivos e querendo puxar o tapete de alguém. Isso não era algo que ela pudesse controlar. Ela também não poderia garantir que essa palestra, ou qualquer outra, a tornaria famosa – assim, aquela era outra meta que estava fora de seu alcance.

Por outro lado, se sua meta fosse divulgar o trabalho para a platéia, em vez de ganhar aprovação, então ela teria considerável controle da situação. Ela poderia preparar a palestra, usar recursos audiovisuais e falar honestamente sobre sua pesquisa. Na verdade, ela já havia atingido a meta de divulgar o trabalho. Afinal, todos lá, *incluindo Tom*, vieram ouvi-la.

A outra questão para Alison era sobre o que era tão essencial a respeito da aprovação de Tom. Se ele não aprovasse seu trabalho, isso significaria necessariamente que este não era bom? E uma vez que a pesquisa de Alison tinha o objetivo de ajudar pessoas, ela já não havia atingido sua meta mais importante: ajudar outras pessoas? Certamente, como Alison imaginava, ajudar pessoas era a razão pela qual ela realmente buscou a psicologia. Ela poderia controlar seu trabalho com os clientes e poderia ter o controle da preparação de suas palestras. De fato, Tom e todos na platéia nada tinham de que Alisson *precisasse*.

"O FRACASSO NÃO É FATAL."

Você diz a si mesmo coisas como "Isto é horrível. Que coisa terrível. Fracassei"? Se for o caso, você está tratando fracasso como sendo fatalidade. Deixe-me dar um exemplo: Larry é um jovem investidor de Wall Street, que fez investimentos em um fundo que entrou em colapso. Eles perderam alguns milhões de dólares. Larry sentiu-se sem esperança, autocrítico e pensou em suicídio. Estava convencido de que sua incapacidade de investir o dinheiro de forma competente era terrível e que, dado o fato de que ele era um tal fracasso, a vida não valia a pena. Perguntei quão ruim isso lhe parecia, em uma escala de 0 a 100. Ele respondeu 100.

Pedi que desenhasse uma linha horizontal e identificasse a parte esquerda como 0 e a direita como 100. Falei que ele poderia chamá-la de Escala de Eventos Negativos, com 0 correspondendo à falta de qualquer aspecto negativo e 100 correspondendo à pior coisa que poderia acontecer a alguém. Em seguida, pedi que anotasse vários pontos na escala com acontecimentos que pensava corresponderem ao grau de negatividade. Os primeiros pontos não foram difíceis para Larry identificar – 100 era o holocausto nuclear, 90 a morte de membros da família e 80 doença grave dele ou de algum membro da família. Entretanto, quando chegamos abaixo de 80 e tentamos identificar outros pontos, Larry foi ficando desconfortável. Era difícil para ele perceber diferentes graus de negatividade. Perguntei onde colocaria a perda de um membro, ou um assalto a mão armada, ou doença menos grave de um membro da família, ou a perda de um amigo, ou a prisão, ou um sapato apertado. Ele conseguiu perceber que havia muitas outras coisas negativas que poderiam acontecer, piores do que perder algum dinheiro para o fundo, e uns poucos acontecimentos que não eram tão ruins. Ele decidiu modificar sua estimativa de negatividade da perda para 40. Perguntei qual a razão. "Bem, ainda tenho família, saúde e trabalho. E, afinal, todos que investem cometem erros. Posso absorver a perda." Isto soava como um conceito-chave: ele podia absorver a perda e seguir em frente. Não era fatal.[14]

Nossa pesquisa mostra que pessoas que se preocupam com a possibilidade de cometer erros, perder ou fracassar, geralmente acham que não vão ter posição de escape. Acreditam que não serão capazes de absorver a perda. Assim, são extremamente cautelosas ao considerar quaisquer mudanças em seu comportamento, geralmente requerendo quantidades excessivas de informação. Porém, investidores bem-sucedidos – que podem investir milhões de dólares de uma vez – vêem o fracasso em um investimento como parte do processo de jogar. A questão principal são os ganhos cumulativos – quanto você ganha durante um longo período de sucessos e derrotas. O insucesso não é fatal se você ainda estiver no jogo.

"MEUS PADRÕES ESTAVAM MUITO ELEVADOS?"

Henry era um investidor que havia acumulado vários milhões de dólares e desfrutava de um estilo de vida bastante privilegiado. Uma vez que ele e sua esposa tinham dois filhos em escola privada e um grande financiamento imobiliário, sua estratégia de investimentos havia crescido de forma mais conservadora nos últimos anos. Ele não estava atrás da grande cartada, associada a alto risco, pois queria proteger seus ativos. No entanto, Henry começou a se ver como fracasso, pois não estava tendo os lucros que costumava ter nos investimentos. Ele se comparava aos tipos-prodígio em Wall Street, que estavam ganhando milhões a mais.

O problema de Henry era o perfeccionismo e sua incapacidade de perceber que estava realmente atingindo a meta mais importante – proteger seus ativos. Neste sentido, seu comportamento era bem-sucedido. O maior sucesso financeiro de outra pessoa mostrava não que ele tivesse fracassado, mas apenas que outros conseguiam ganhar mais. Também examinamos as evidências de que ele tinha mais ativos que 99% das pessoas nos Estados Unidos, o que certamente é evidência contra o fracasso. Em função de seus padrões perfeccionistas, Henry havia desqualificado suas realizações positivas.

O perfeccionismo geralmente resulta da vinculação ilógica do valor próprio ao desempenho. Gail alegava estar enfrentando muita pressão no trabalho. Dizia que queria impressionar o chefe com seu desempenho, e então trabalhava no escritório de 12 a 14 horas por dia. Pedi a ela que esboçasse sua seqüência dos pensamentos automáticos, e este foi o resultado:

1. Preciso fazer um ótimo trabalho.
2. Preciso ser a melhor.
3. Preciso ser perfeita.
4. Se não for perfeita, sou um fracasso.
5. Se sou um fracasso, então não tenho valor.
6. A vida não vale a pena ser vivida se você não tem valor.

Evidentemente, o perfeccionismo de Gail baseava-se no pressuposto de que, se ela não fosse perfeita no trabalho, não tinha valor. Examinamos outras interpretações: "Se não sou perfeita, posso ser humana", "Se meu desempenho não é perfeito, ainda pode ser excelente", "Talvez meu chefe não seja tão perfeccionista quanto eu – talvez eu não precise ser perfeita", "Se ele quer perfeição, então isso é problema dele" ou "Meu trabalho é bom o suficiente".

O perfeccionismo é um componente-chave da depressão e da ansiedade.[15] O pensamento perfeccionista conduz a auto-avaliações negativas de desempenho no trabalho, aparência, comportamento sexual, relacionamentos e saúde. Revela a disparidade entre a auto-imagem real (como você se vê) e a auto-imagem ideal (como você gostaria de ser).[16] Pessoas com disparidade importante entre auto-imagem real e ideal são propensas a ficar deprimidas e ansiosas, geralmente acreditando que jamais possam atingir padrões e metas exigentes. Os perfeccionistas geralmente têm orgulho de seus padrões elevados, assumindo que ter tais padrões implica que não são medíocres. Na verdade, o problema com padrões perfeccionistas é que eles jamais são atingidos (ou pelo menos não por muito tempo), levando, portanto, à contínua insatisfação e preocupação.

Além disso, os perfeccionistas acreditam que precisam avaliar e medir as experiências, em vez de simplesmente *vivê-las*. Os perfeccionistas geralmente acreditam que estão em disputa com outras pessoas e que correm o risco de ficar para trás. Mais ainda, o perfeccionista tem um ponto de referência limitado, pois não importa o que consiga, nunca é bom o suficiente.[17] Embora possa alegar que seus padrões o motivam, o mais provável é que as expectativas exigentes prejudiquem seu desempenho.

Quais são os verdadeiros custos e benefícios desses padrões? O que aconteceria se você esperasse 80% de tais padrões em vez de 100%? Como esses padrões – que você criou – tornaram-se *exigências*? Como era sua vida antes de estabelecer tais padrões de exigência? Você acredita que esses padrões o ajudam a sentir mais orgulho de si mesmo ou simplesmente agravam sua autocrítica e preocupação?

Com freqüência, peço às pessoas para praticarem a abstenção de avaliações do tipo "bom" ou "ruim" em seu comportamento e simplesmente descreverem os fatos e suas experiências. Os perfeccionistas geralmente acham que este exercício é revelador, pois seu foco era quase exclusivamente na *avaliação* da experiência. Quando Gail descreveu os comportamentos no trabalho em vez de avaliá-los, começou a se sentir menos ansiosa e preocupada. Na verdade, descrever comportamentos – monitorá-los diariamente –, em vez de medi-los, permitiu a Gail perceber que ela estava realmente fazendo uma variedade de coisas em seu trabalho que tinha deixado passar despercebida.

"FUI MELHOR QUE ANTES?"

Gail começou a desafiar seu perfeccionismo, mas ainda tinha dúvidas quanto ao desempenho. Esta era uma nova tarefa e ela se sentia como se devesse ter um desempenho excepcionalmente bom. Sugeri que pensássemos nisso como uma *curva de aprendizagem* – ou seja, você começa sabendo muito pouco, mas demonstra ganhos cumulativos com o tempo. Já que ela estava no trabalho há um mês, conseguimos perceber que tivera melhora substancial desde a primeira semana. Se extrapolasse e continuasse a crescer em conhecimento nessa taxa durante o ano seguinte, ela seria extraordinariamente bem-sucedida.

Carol Dweck verificou que as pessoas minadas por frustração ou fracasso têm uma "teoria da mente" que as leva a considerar capacidades como traços fixos e permanentes.[18] Assim, você é bom ou ruim em uma tarefa – tem a capacidade ou não tem. Essa teoria de que as capacidades são imutáveis e talvez natas leva algumas pessoas a desistirem rapidamente – "Acho que não sou bom em matemática, então por que me incomodar?". Ao contrário, outras pessoas têm uma teoria de mente mais fluida ou cumulativa – a de que você pode adquirir capacidades por meio de experiência, desafio e aprendizagem a partir dos erros.

Ed é outro exemplo de como a idéia de "fazer melhor que antes" pode ser eficaz contra a preocupação. Ed não saía com ninguém há três anos. Começamos a trabalhar em um programa de habilidades sociais para aumentar suas interações positivas, tanto com homens quanto com mulheres, com o objetivo final de ajudá-lo a conseguir um encontro. Pedi a ele que registrasse todas as interações positivas que tivesse com outras pessoas. Certo dia, ele queixou-se de que havia conversado com diversas mulheres no shopping em uma tarde de sábado, mas sem conseguir alguém para sair. Ele também havia ido a uma festa naquela semana e conhecido muitas pessoas novas. Observei que ele havia feito progresso considerável desde o início do tratamento: "O que você fazia seis meses atrás?", perguntei. "Ficava sentado em casa sem fazer nada", admitiu ele. Ele estava se saindo muito melhor, em comparação com o período anterior. Sugeri que pensasse nisso como maneira de progredir, e não como perfeição – uma noção de fluidez e progresso.

Ed começou a conceber suas habilidades sociais como um conjunto de comportamentos *a serem aprendidos*, em vez de qualidade fixa que jamais pudesse ser modificada. Na verdade, uma parte central, ao ajudá-lo a superar as preocupações com o fracasso, foi fazê-lo observar como se saía com comportamentos específicos. Em vez de compará-lo com algum padrão abstrato de perfeição, ficamos mais centrados na comparação dele consigo mesmo. Isso também levou a uma discussão de suas teorias sobre outros aspectos de si próprio – como alguém incapaz de aprender novas habilidades. A meta agora era ir de uma avaliação fixa de seu desempenho ao desempenho como acúmulo de experiências e aprendizado de novos comportamentos. Isso diminuiu consideravelmente suas preocupações com o fracasso.

"AINDA POSSO FAZER O QUE SEMPRE FIZ, MESMO QUE TENHA FALHADO."

Você acha que "Se fracassar em algo, vai ser terrível" ou "Não posso fracassar nisso"? Rotular uma experiência como "terrível" significa que ela é intolerável, que quase nada mais resta e que a vida será muito ruim de agora em diante. Vejamos o medo da rejeição: "Não consigo iniciar uma conversa com ela porque, se ela me rejeitar, será terrível!". Vamos imaginar que você vá a uma festa e veja alguém que acha atraente. Você se aproxima da pessoa e diz: "Oi, meu nome é Gerald". Mas a pessoa muito atraente não é nada amável e se afasta de você. Parece devastador? Felizmente, isto não precisa ser terrível. Uma simples técnica que você pode usar é perguntar a si mesmo: "O que eu ainda poderia fazer, se isso realmente acontecesse?".

Embora a estranha, que você nunca viu antes, afaste-se de você, isso significa que sua vida perdeu totalmente as compensações? Façamos uma lista de todas as coisas que você ainda pode fazer, apesar de ela ou ele terem sido rudes com você. *Você ainda pode fazer tudo que fazia antes de encontrar essa pessoa.* Não há um único comportamento no qual você não possa se engajar em consequência da indelicadeza de outra pessoa. Assim, você pode considerar o comportamento dela como totalmente insignificante.

Outra forma de enxergar isso é adaptar uma simples abordagem da teoria de aprendizagem que enfatiza a importância de buscar comportamentos positivos. Essa abordagem é conhecida hoje como teoria da ativação do comportamento.[19] Em outras palavras, quando você está diante de um comportamento que não funciona, em vez de sentar-se e ficar ruminando, pense em algo mais a ser feito que possa ser gratificante. Gosto de pensar nisso como a "solução do restaurante italiano". Digamos que sua entrada preferida seja vitela. Mas neste restaurante, esta noite, eles não têm vitela no menu. O que você faz? Esbraveja: "Quero minha vitela!", ou protesta dizendo que não vai comer porque não tem vitela? Você chama o proprietário e pede a ele que lhe dê uma explicação completa por não ter vitela? Você fica sentado pensando quão afortunadas são as pessoas em outros restaurantes porque podem comer vitela? Não, você não faz nada disso. Apenas consulta o menu e *escolhe outra coisa*.

Ao falhar em algo, você deve perguntar a si mesmo: "O que me resta fazer?". Pense no menu. Há 25 mil entradas no menu de comportamentos interessantes, compensadores e desafiadores. Você pode escolher outra coisa, ou pode ficar ruminando. Quando nos preocupamos ou ficamos excessivamente focados em uma meta ou desfecho em particular, tornamo-nos rígidos e inflexíveis. Isto estreita as opções e nos faz sentir ainda mais restritos quanto ao curso de ação. A flexibilidade – "todas as outras coisas que ainda posso fazer" – coloca o desfecho em uma perspectiva mais ampla.

Quando Todd estava preocupado por seu negócio estar perdendo dinheiro há vários meses, examinamos algumas coisas construtivas que ele poderia fazer a fim de gerar um novo negócio, mas também examinamos todas as atitudes que ele poderia tomar, tanto dentro quanto fora de seu negócio, que não tinham nada a ver com o problema atual. Conforme foi se tornando mais flexível, ele passou a se preocupar menos com coisas que anteriormente julgava essenciais.

"FALHAR EM ALGO SIGNIFICA QUE TENTEI. NÃO TENTAR É PIOR."

Já discutimos a idéia da "industriosidade adquirida" – ou seja, sentir orgulho e prazer ao empenhar esforços para alcançar as metas. As pessoas com industriosidade adquirida não ficam focadas apenas nos resultados e têm menor propensão a dicotomizar experiências em termos de "sucesso" ou "fracasso". Conseqüentemente, essas pessoas ficam menos deprimidas, menos ansiosas e menos propensas ao uso de substâncias como álcool e drogas para lidar com as emoções.

Marcy queixava-se de falta de prazer, depressão e desesperança. Fiz com que ela registrasse suas atividades a cada hora da semana e avaliasse cada uma delas quanto a prazer e domínio (ou seja, quão eficiente e competente ela se sentia). Quando me trouxe sua agenda de atividades, observamos que ela passava a maior parte do tempo sentada, ruminando sobre sua depressão. Ela se sentia consideravelmente melhor quando interagia com o marido ou com os amigos, mas havia reduzido suas atividades com eles desde que ficara tão deprimida. Sugeri que começasse a planejar mais atividades com outras pessoas e a explorar alguns de seus próprios interesses. Ela tinha enorme interesse por fotografia, e, então, começou a fotografar. No início, não pensava que seu trabalho estivesse tão bom (filtro negativo bastante típico das pessoas deprimidas). Porém, simplesmente tentar fazer algo, colocar o esforço em alguma coisa, fez com que ela se sentisse um pouco melhor. Ela disse: "Sabe de uma coisa? Sinto-me melhor só de saber que tentei". Expliquei-lhe minha regra prática: "O ambiente é um reforço natural para comportamentos positivos". Em outras palavras, existem pessoas e atividades no ambiente que reforçam o esforço. Quanto mais ela tentava, melhor se sentia. Isso também reforçou a crença de que tinha algum controle sobre seus estados de humor, pois podia ver que eles variavam de acordo com os comportamentos que experimentava. Finalmente, sua depressão cedeu. Marcy passou da avaliação dos resultados para a industriosidade adquirida – ter orgulho de tentar.

"ACABEI DE COMEÇAR."

Vamos imaginar que você tenha 35 anos e eu lhe peça para recapitular cada habilidade complicada e desafiadora que aprendeu na vida. Isto talvez envolva aprender uma prática esportiva, um idioma ou dominar um assunto novo. Houve algum fracasso ou frustração pelo caminho? Deve ter havido muitas ocasiões em que você se sentiu frustrado e talvez até quisesse desistir, mas acabou persistindo. Você pode pensar que, se algo não funciona, então, não há o que fazer. Concebo isso como: *você acabou de começar.*

Quando estava na universidade, meu amigo Lawrence e eu íamos à academia para levantar pesos. Toda semana, um rapaz diferente, com excesso de peso e fora de forma aparecia, começava levantando muito peso durante um bom tempo, forçando-se até o limite, e depois ia embora. Eu comentava com Lawrence: "Bem, não o veremos de novo. Ele vai voltar para casa com tanta dor que nunca mais vai querer voltar". Isso acabava sendo uma aposta ganha.

O que esses levantadores de peso estavam fazendo era agir de acordo com o modelo da resolução de Ano-Novo: "Este ano vou entrar em forma. E vou começar hoje. Vou me atirar nisso". Como praticamente todas as resoluções de Ano-Novo, essa também fracassava. A razão é que a melhor maneira de se estabelecer um novo padrão de comportamento é por meio do processo de *modelagem* – isto é, pequenos aumentos bem graduais na freqüência e na intensidade do comportamento. Se deseja começar a praticar *jogging*, talvez devesse caminhar rapidamente por 5 minutos no primeiro dia e gradualmente passar para a caminhada rápida, e, depois, fazer *jogging* lento durante alguns meses. Você precisa entrar em forma e o mesmo vale para o comportamento. Começar com comportamento de alta intensidade e freqüência pode lhe dar por um dia a ilusão de estar comprometido com o programa, mas é uma garantia certa de que desistirá no futuro próximo. *A constância faz o progresso.*

Encare o comportamento como passo inicial em um longo processo de evolução, autotransformação e mudança. Se você espera resultados imediatos e não os alcança, pode dizer a si mesmo que apenas acabou de começar. E, se apenas começou, então tem muito a esperar.

"AMANHÃ É OUTRO SUCESSO."

O psicólogo Martin Seligman desenvolveu um novo tipo de psicologia que chama de "psicologia positiva".[20] Seligman sugeriu que as pessoas diferem no grau em que buscam metas positivas e abraçam uma visão mais otimista da vida. O indivíduo com "psicologia positiva" saúda desafios, crescimento, mudança, agitação e independência, e está aberto a novas experiências. Parte desse modo de pensar otimista, orientado ao crescimento – modo de pensar que contrasta com a visão de mundo do preocupado pessimista – é que o amanhã representa outra oportunidade de sucesso.

Considere a seguinte proposição: *todo fracasso é seguido de um sucesso*. Inicialmente, esta pode parecer uma afirmação bastante ingênua, mas quase sempre é verdadeira – a menos que você acredite que nunca terá novamente quaisquer experiências positivas ou bem-sucedidas na vida. Se você olha para as experiências de fracasso passadas, cada uma pode ter sido acompanhada de experiências positivas e bem-sucedidas. Vejamos Karen, uma terapeuta que se sentia deprimida porque muitos de seus pacientes na clínica onde trabalhava estavam abandonando o tratamento. Ela concluiu que era um fracasso. Acreditava que outra terapeuta de lá, alguém a quem admirava, estava próxima de 100% de sucesso com os pacientes.

Primeiro, eu disse a Karen que as pesquisas indicavam que entre 40 e 50% dos pacientes abandonavam o tratamento precocemente. Depois, perguntei se ela teria sucesso em outro comportamento no futuro – e, é claro, ela disse que sim. Em seguida, perguntei se ela fracassaria de novo – e ela tinha certeza de que sim, também. Então observei que ela estava dizendo que cada fracasso seria seguido em algum momento por outro sucesso em algo. Se não se saísse bem com o próximo paciente, ela provavelmente se sairia melhor com outro mais tarde: "Haverá outros pacientes, outros sucessos. Você acabou de me dizer isso". Karen sorriu, mas sabia que era verdade. Ela falharia, depois teria sucesso, talvez falhasse de novo. Contudo, ela se sentiu estimulada pela idéia de que amanhã era outra oportunidade de sucesso.

Talvez uma das razões pelas quais enfoquemos em excesso um fracasso específico seja que ficamos "engolfados" pela experiência. Isto significa que ficamos tão capturados pela experiência momentânea que temos dificuldade de tomar distância e observar uma série de milhares de pontos (que representam nossos comportamentos) durante um longo período de tempo. Karen estava focada em um único ponto – que se torna praticamente invisível quando visto da perspectiva dessa longa série de pontos em um processo duradouro de diferentes experiências.

"AMANHÃ É HOJE."

A maioria dos preocupados – e pessimistas – vive em um futuro hipotético, cheio de *e-se* que quase nunca se concretizam. Ao contrário, uma abordagem de ativação do comportamento sugere não haver qualquer razão para esperar outro dia ou outra hora para obter gratificações. Sempre há algo a fazer naquele exato momento. Digamos que seja sábado à tarde e você mora na cidade de Nova York (ou Boston, ou Washington, ou em alguma outra grande área metropolitana). Você diz a si mesmo de forma desanimadora: "Não há nada para fazer". Começa a se sentir cansado, a perceber dores nas juntas que não sentia antes, e pensa: "Não tenho forças". Esta é a experiência nuclear da ruminação e da preocupação – ficar focado na insatisfação atual e retardar qualquer ação concreta positiva. Como verificou a psicóloga Susan Nolen-Hoeksema, de Yale, este tipo de ruminação e esquiva prolonga a depressão e a ansiedade. Este comportamento impede-o de tomar alguma atitude que possa distraí-lo de sua autopreocupação negativa e reduz a oportunidade de ação construtiva.[21]

Quais são as vantagens de ficar em casa, ruminando, sentindo pena de si mesmo? Você pode pensar que é seguro – não há risco algum. Ironicamente, *você se arrisca a ficar deprimido*. Usar a ativação do comportamento para reduzir preocupação e ruminação significa que você pode começar a fazer hoje uma lista de atividades – ir ao teatro, ouvir um concerto, perambular em um museu de arte, ir a uma livraria, dar uma caminhada, fazer *jogging*, ligar para um amigo, tomar um banho de espuma, escrever um poema, alugar um filme. Se você é um preocupado, então pode começar a pensar em se voltar para o momento presente – o que está acontecendo neste momento.

Lembro-me de ter tomado essa decisão anos atrás, quando estava sentado em meu apartamento, em Nova York, ruminando sobre o fato de ser solteiro e estar entediado. Decidi ir de metrô ao centro. Foi assim que conheci a mulher que se tornaria minha esposa – no metrô, indo para o centro da cidade.

RECAPITULAÇÃO

Neste capítulo, examinamos 20 coisas que você pode dizer a si mesmo para lidar com o "fracasso". Não alcançar a meta em determinada tarefa é um acontecimento. Se este conduz à depressão, ao desamparo, à impotência, ou se o estimula, desafia ou desperta, depende da forma como você interpreta o evento no qual "fracassou". Você vai usá-lo para se fortalecer, conduzindo-o à curiosidade, desafio e aprendizagem? Ou vai tratar o fracasso como mais uma evidência de ser impotente ou ser controlado por eventos negativos hipotéticos que provavelmente nunca acontecerão?

As 20 auto-afirmações desafiam-no a pensar de modo diferente sobre os acontecimentos em sua vida. Em vez de pensar como pessoa passiva, descontente, autocrítica, que se vê

Tabela 8.1

1. Não fracassei, meu comportamento é que falhou.
2. Posso aprender a partir do fracasso.
3. Posso ser desafiado pelo fracasso.
4. Posso me esforçar mais.
5. Talvez não tenha sido um fracasso.
6. Posso focar outros comportamentos passíveis de darem certo.
7. Posso focar o que consigo controlar.
8. Não era essencial ter êxito naquilo.
9. Há alguns comportamentos que compensam.
10. Todo mundo fracassa em alguma coisa.
11. Talvez ninguém tenha percebido.
12. Estabeleci a meta correta?
13. O fracasso não é fatal.
14. Meus padrões estavam muito elevados?
15. Fui melhor que antes?
16. Ainda posso fazer o que sempre fiz, mesmo que tenha falhado.
17. Falhar em algo significa que tentei. Não tentar é pior.
18. Acabei de começar.
19. Amanhã é outro sucesso.
20. Amanhã é hoje.

como vítima das circunstâncias além de seu controle, você pode se fortalecer tomando as rédeas de sua reação ao insucesso. Você próprio determina como pensa e age depois da frustração. Talvez não possa controlar os acontecimentos passados, mas, com certeza, controla o presente e o futuro e, certamente, o que fará com tais acontecimentos.

NOTAS

1. Abramson, L.Y., Seligman, M.E.P., and Teasdale, J. (1978). Learned helplessness in humans: Critique and reformulation. *Journal of Abnormal Psychology, 87*, 49-74.
2. Dweck, C.S. (1975). The role of expectations and attributions in the alleviation of learned helplessness. *Journal of Personality and Social Psychology, 31*, 674-685.
Dweck, C.S., Davidson, W., Nelson, S., and Enna, B. (1978). Sex differences in learned helplessness: II. The contingencies of evaluative feedback in the classroom and III. An experimental analysis. *Developmental Psychology, 14*, 268-276.
Dweck, C.S. (1986). Motivational processes affecting learning. *American Psychologist, 41*, 1040-1048.
3. Bandura, A. (1995). *Self-efficacy in Changing Societies*. Cambridge: Cambridge University Press.
Bandura, A. (1997). *Self-efficacy: The Exercise of Control*. New York: Freeman.
4. Eisenberger, R. (1992). Learned industriousness. *Psychological Review, 99*(2), 248-267.
Eisenberger, R., Heerdt, W.A., Hamdi, M., Zimet, S., and Bruckmeir, M. (1979). Transfer of persistence across behaviors. *Journal of Experimental Psychology: Human Learning & Memory, 5*(5), 522-530.
5. Quinn, E.P., Brandon, T.H., and Copeland, A.L. (1996). Is task persistence related to smoking and substance abuse? The application of learned industriousness theory to addictive behaviors. *Experimental & Clinical Psychopharmacology, 4*(2), 186-190.
6. Abramson, L.Y., Seligman, M.E.P., and Teasdale, J. (1978). Learned helplessness in humans: Critique and reformulation. *Journal of Abnormal Psychology, 87*, 49-74.
Abramson, L.Y., Metalsky G.I., and Alloy, L.B. (1989). Hopelessness depression: A theory-based subtype of depression. *Psychological Review, 96*, 358-372.
Alloy, L.B., Abramson, L.Y., Metalsky, G.I., and Hartledge, S. (1988). The hopelessness theory of depression. *British Journal of Clinical Psychology, 27*, 5-12.
7. Dweck, C.S. (1975). The role of expectations and attributions in the alleviation of learned helplessness. *Journal of Personality and Social Psychology, 31*, 674-685.
Dweck, C.S., Davidson, W., Nelson, S., and Enna, B. (1978). Sex differences in learned helplessness: II. The contingencies of evaluative feedback in the classroom and III. An experimental analysis. *Developmental Psychology, 14*, 268-276.
Dweck, C.S. (1986). Motivational processes affecting learning. *American Psychologist, 41*, 1040-1048.
8. Alloy, L.B., Abramson, L.Y., Metalsky, G.I., and Hartledge, S. (1988). The hopelessness theory of depression. *British Journal of Clinical Psychology, 27*, 5-12.
9. Weiner, B., Nierenberg, R., and Goldstein, M. (1976). Social learning (locus of control) *versus* attributional (causal stability) interpretations of expectancy of success. *Journal of Personality, 44*(1), 52-68.
10. Constructing Alternatives to the Current Goal Is a Major Strategy in Cognitive-Behavioral Therapy. Ver: Kelly, G.A. (1955). *The Psychology of Personal Constructs*. New York: Norton.
Beck, A.T., Rush, A.J., Shaw, B.F., and Emery, G. (1979). *Cognitive Therapy of Depression*. New York: Guilford.
11. Alloy, L.B., Abramson, L.Y. Metalsky; G.I., and Hartledge, S. (1988). The hopelessness theory of depression. *British Journal of Clinical Psychology, 27*, 5-12.
Abramson, L.Y., Seligman, M.E.P., and Teasdale, J. (1978). Learned helplessness in humans: Critique and reformulation. *Journal of Abnormal Psychology, 87*, 49-74.
12. Gottman, J.M., and Krokoff, L.J. (1989). Marital interaction and satisfaction: A longitudinal view. *Journal of Consulting & Clinical Psychology, 57*(1), 47-52.
13. Abramson, L.Y., Seligman, M.E.P., and Teasdale, J. (1978). Learned helplessness in humans:

Critique and reformulation. *Journal of Abnormal Psychology, 87*, 49-74.
14. Para exemplos da técnica do *continuum* e outras formas de colocar as coisas em perspectiva, ver: Leahy, R.L. (2006). *Técnicas de Terapia Cognitiva: Manual do Terapeuta*. Porto Alegre: Artmed.
15. Basco, M. R. (2000). *Never Good Enough: How to Use Perfectionism to Your Advantage Without Ruining Your Life*. Carmichael, CA: Touchstone.
16. Leahy, R.L. (Ed.). (1985). *The Development of the Self*. San Diego, CA: Academic.
17. Leahy, R.L. (2003). *The Psychology of Economic Thinking*. New York: Springer.
18. Dweck, C.S. (2002). Beliefs that Make Smart People Dumb. In R.J. Sternberg (Ed.) *Why Smart People Do Stupid Things*. New Haven: Yale University Press.
19. Jacobson, N.S., Follette, W.C., Revenstorf, D., Baucom, D.H., Hahlweg, K., and Margolin, G. (1984). Variability in outcome and clinical significance of behavioral marital therapy: A reanalysis of outcome data. *Journal of Consulting and Clinical Psychology, 52*, 497-504.
20. Seligman, M.E. (2003). Positive psychology: Fundamental assumptions. *Psychologist, 16*(3), 126-127.
21. Nolen-Hoeksema, S., and Harrell, Z.A. (2002). Rumination, depression, and alcohol use: Tests of gender differences. *Journal of Cognitive Psychotherapy, 16*(4), 391-403.

9

Passo 6: Use as emoções em vez de se preocupar com elas

A preocupação é uma estratégia para suprimir e evitar emoções desagradáveis na tentativa de planejar uma solução para que você não se sinta muito emotivo *agora*. Os preocupados dirão: "Mas pareço estar ansioso o tempo todo". Quando as pessoas estão engajadas na preocupação, em verdade ficam menos ansiosas.[1] É como se pensassem: "Vou continuar a me preocupar, tentar encontrar a solução perfeita, para não ter aquela imagem terrível de um possível desfecho ruim". *A preocupação torna-se uma maneira de evitar a emoção.*[2]

A preocupação faz com que você não encare o impacto emocional das experiências, pois *você está pensando, e não sentindo*. Você provavelmente já ouviu pessoas dizerem: "Você pensa demais", mas o que elas deveriam dizer também é: "Você deveria se permitir sentir mais". Como resultado, as pessoas preocupadas raramente chegam ao ponto de verdadeiramente enfrentar seus piores temores. Na verdade, quando os psicólogos perguntam a pessoas preocupadas "O que vai acontecer agora?", na tentativa de chegar a seus piores medos, elas demoram mais que as pessoas não-preocupadas. É como se os preocupados se engajassem em tantos passos intermediários entre a primeira preocupação e o pior temor, que, talvez, nunca cheguem à pior coisa possível de acontecer.

Por que é importante chegar ao pior temor possível?

Imagine que você tenha medo de andar de elevador e dê passos tão pequenos em sua direção a ponto de nunca conseguir chegar lá. Outra pessoa dá dois passos, entra no elevador e sobe e desce. É necessário tomar o elevador para verificar que é seguro. O preocupado é como a pessoa que dá passos minúsculos e nunca chega ao elevador, mas se preocupa com ele. A fim de superar o medo de elevador, você deve entrar, experimentar o medo a fim de saber se é ou não realmente perigoso. *Você deve passar por ele para deixá-lo para trás.*

O psicólogo Tom Borkovec verificou que o fator essencial na esquiva da emoção é que os preocupados não formam *imagens visuais* das coisas que temem. Eles se preocupam por meio de sentenças abstratas, usando linguagem em vez de imagens. Em um estudo, 71% das preocupações eram pensamentos e apenas 14% imagens visuais.[3] Borkovec e colaboradores verificaram que as imagens visuais de coisas ruins são bem mais intensas emocionalmente que os pensamentos sobre elas. Em vez de compor a imagem visual de estar sozinho no quarto chorando, você pensa: "Talvez eu acabe sozinho". Depois, você produz um conjunto de maneiras possíveis disso acontecer e, então, pensa como pode evitar cada problema. Em vez de ter a imagem visual emocional de estar sozinho no quarto, você se engaja nos pensamentos relativamente abstratos e frios que constituem a preocupação. Assim, as emoções são temporariamente suprimidas.

Imagine que eu lhe diga: "Você pode contrair raiva". Quão ansioso esta afirmação o deixa? Talvez seus batimentos cardíacos aumentem um pouco. Agora, imagine que eu mostre um filme de você com raiva, paralisado, incapaz de engolir, agitado, em convulsão, quase morrendo. Bem, como você sabe, uma imagem vale mais que mil palavras. Ou, quando se trata de preocupação, uma imagem é mais desagradável que mil palavras.

A teoria da esquiva emocional da preocupação é sustentada por diversas outras evidências de pesquisa. Ao se confrontarem com um estímulo ameaçador, as pessoas preocupadas não demonstram qualquer aumento da excitação (contrariamente aos não-preocupados). Diante do estímulo ameaçador, a pessoa preocupada se engaja no processo lingüístico abstrato da preocupação, em busca de soluções. A preocupação lingüística abstrata é não-emocional; literalmente, os preocupados pensam muito em vez de sentirem o impacto emocional do acontecimento negativo.

Mas por que é importante sentir o impacto de algo que você teme? Pesquisas de diversos psicólogos mostram que, para superar o medo, você deve *sentir medo*. Você não pode simplesmente pensar nele – deve *senti-lo*. Assim, os preocupados não processam o acontecimento negativo, conforme evidenciado pelo fato de que eles não se tornam habituados ao (menos sensíveis ao, ou mais chateados com o) estímulo negativo. O estímulo negativo, portanto, não se torna menos ameaçador. O preocupado não demonstra diminuição de excitação mediante exposição repetida à imagem ameaçadora.[4] Há falta de aprendizagem emocional – ou seja, reconhecimento de que a ameaça realmente não é perigosa.

Os preocupados têm mais dificuldade para identificar as emoções, reportam mais medo delas e possuem visões mais negativas das emoções desagradáveis.[5] Por exemplo, eles acreditam que as emoções desagradáveis duram indefinidamente, sentem-se menos no controle e acreditam que as outras pessoas não têm os mesmos sentimentos.[6] Além disso, evidências a partir de eletroencefalografia indicam que os preocupados crônicos apresentam maior atividade nas regiões corticais (pensamento) do cérebro durante a preocupação e supressão da atividade da região límbica/amígdala (emoção).[7] Isto é o oposto do que ocorre com as pessoas portadoras de fobia específica, que apresentam o padrão contrário. Assim, os preocupados dependem da parte não-emocional do cérebro (regiões corticais) para lidar com ameaças; eles são pessoas que pensam em vez de sentirem.

Por exemplo, Jennifer pensava que seu marido estivesse perdendo o interesse por ela. Começou a achar que o relacionamento pudesse terminar. Jennifer pensou então sobre cada possível maneira de identificar sinais iniciais de perda do interesse. Ela não encarou sua pior imagem: "Estou sozinha e me sinto horrível". Assim, durante sua preocupação ativa, ela era abstrata e menos emocional. Seu potencial para encarar a emoção intensa de estar sozinha ficou temporariamente suprimido. Por estar funcionando em nível de experiência abstrato e relativamente menos emocional durante a fase de preocupação, ela ficava menos ansiosa. Entretanto, quando sua preocupação passava, sua ansiedade voltava em forma de tensão física e irritabilidade. Jennifer estava tentando evitar as emoções que poderia vivenciar se ficasse sozinha – tristeza, desamparo e ansiedade.

Para se livrar de qualquer medo ou ansiedade, é preciso vivenciar a ansiedade a fim de processá-la – para descobrir que o que se teme não é realmente tão ruim. *Você deve sentir medo para superá-lo*.[8] Você deve aprender a se sentir ansioso.

VOCÊ REPRIME OU EXPRESSA EMOÇÃO?

O que acontece quando você não aceita as emoções ou tenta inibi-las? Se você usa a técnica que os pesquisadores denominaram "forma repressiva de lidar", então acredita que não consegue tolerar as emoções e deve se livrar delas. Os repressores minimizam a importância das coisas, tentam ser racionais o tempo todo e negam que estão incomodados. Algumas pessoas com o estilo repressivo de lidar com os acontecimentos encontram dificuldade até mesmo para *nomear* os sentimentos; não conseguem dizer se estão solitárias, tristes, ansiosas ou zangadas.[9] Por outro lado, se você usa o *estilo expressivo*, então reconhece, aceita e usa as emoções de forma construtiva. De fato, se você é expressivo, pode estar sintonizado com suas emoções e ciente de todos os diferentes sentimentos – pode reclamar mais sobre o quanto se sente mal, pode ficar mais propenso a chorar ou a se irritar. No estilo repressivo, a incapacidade de reconhecer e nomear as emoções e a ênfase excessiva na racionalidade ou antiemocionalidade estão associadas a problemas físicos de longo prazo, tais como maior risco de hipertensão, câncer, asma e queixas físicas gerais.[10]

A importância de liberar as emoções

O psicólogo James Pennebaker fez com que alunos universitários escrevessem histórias sobre experiências que os haviam incomodado – o que aconteceu e como se sentiram.[11] Logo após escreverem as histórias, os alunos sentiram-se *pior*. Isto significa que expressar emoções faz mal a você? Não. Várias semanas mais tarde, os alunos que escreveram sobre os sentimentos sentiam-se *melhor* que o outro grupo de alunos que não havia escrito. Por que isto aconteceria? Primeiro, ao descrever as emoções você começa a perceber que não vai ficar sobrecarregado com elas. Conseqüentemente, torna-se menos temeroso. A segunda razão é que você percebe que há apenas umas poucas coisas que o aborrecem – não um milhão; assim, talvez seja algo assimilável. E, finalmente, você começa a processar as experiências – ou seja, começa a colocá-las em perspectiva ("Talvez isso não tenha sido tão terrível") e pensa como pode resolver o problema. Esta é a razão pela qual escrever sobre os sentimentos realmente ajudou as pessoas a se sentirem melhor.

Mantenha um diário de emoções

Faça uma descrição detalhada daquilo que o está incomodando neste momento: o que aconteceu, o que levou a isso, quais são os sentimentos e pensamentos, e qualquer outra coisa que julgue ser importante. Mantenha o diário de emoções por duas semanas. Você pode usar o formulário a seguir para guiá-lo. Na coluna da esquerda, liste a data e os acontecimentos ou situação. Na segunda coluna, faça a descrição detalhada de como foi a experiência para você, o que aconteceu, seus sentimentos e pensamentos. Dedique cerca de 10 minutos para fazer isto todos os dias. Exemplos de emoções incluem: feliz, interessado, excitado, cuidadoso, afetuoso, amando, sentindo-se amado, compassivo, grato, orgulhoso, confiante, magoado, triste, arrependido, irritado, zangado, ressentido, enojado, desdenhoso, envergonhado, culpado, com inveja, com ciúme, ansioso, com medo.[12]

Por exemplo, observe o diário que Jennifer manteve quando estava preocupada com a falta de interesse do marido.

Conforme Jennifer foi mantendo o diário de emoções, percebeu que seus sentimentos continuavam a aparecer – e começaram a fazer algum sentido para ela. Ela estava equiparando a absorção de Joe com o trabalho e com o jornal com ser rejeitada e ignorada, personalizando seu comportamento. Também estava com medo de sentir-se desamparada e nunca mais se ligar a alguém caso ficasse sozinha. Ela via sua ansiedade atual como sinal de que ficaria permanentemente sozinha e deprimida. Enquanto continuava escrevendo os diferentes sentimentos e pensamentos, começou a colocá-los mais em perspectiva. Percebeu que a absorção de Joe no trabalho não era sinal de que seu relacionamento teria de acabar ou de que ele não a amasse.

O SIGNIFICADO DA EMOÇÃO

Se você tem uma idéia negativa de suas emoções, pode tentar eliminar os sentimentos desagradáveis bebendo, comendo compulsiva-

Tabela 9.1
Diário de emoções

Data e situação	Experiência, sentimentos e pensamentos

Tabela 9.2
Diário de emoções de Jennifer

Data e situação	Experiência, sentimentos e pensamentos
Segunda-feira Joe está demorando a voltar para casa	Estou me sentindo zangada, ansiosa e preocupada. Sinto que não sou amada e que devo ser chata. Posso me ver ficando cada vez mais ciumenta e insegura. Sinto tensão em meu corpo.
Terça-feira Joe está lendo o jornal	Sinto-me zangada. Quero gritar. Quero sair daqui e simplesmente acabar com isso agora, antes que ele se canse de mim, perca o interesse e encontre outra pessoa. Estou com medo. Sinto-me tão desamparada!
Quarta-feira Joe está assistindo à televisão	Sinto-me entediada. Estou zangada. Parece que não vou conseguir nenhuma atenção. Estou me sentindo invisível. Vejo-me solitária e rejeitada. Sinto como se estivesse desmoronando. Sinto-me tão ansiosa e triste! Quero ficar zangada, mas só estou me sentindo ansiosa e triste. Meu estômago está se sentindo incomodado.
Quinta-feira Joe está demorando a voltar para casa	Estou zangada. Sinto-me triste. Quando penso em ficar sozinha, sinto medo. Como vou cuidar de mim mesma? Devo estar preocupada porque não vou ser capaz de cuidar de mim e vou passar o resto da vida sozinha. Patético.

mente, assistindo à televisão, navegando na Internet – ou *preocupando-se*. Por exemplo, sua idéia negativa das emoções pode conter as seguintes crenças sobre sentimentos desagradáveis, tais como ansiedade ou tristeza:

- Estes sentimentos vão durar para sempre.
- Meus sentimentos não fazem sentido.
- Ninguém mais tem estes sentimentos.
- Eu não deveria ter tais sentimentos.
- Meus sentimentos mostram que sou fraco ou inferior.
- Ninguém compreenderia meus sentimentos.

Delineei na Figura 9.1 uma maneira que pode ajudá-lo a pensar em como responder às

```
┌─────────────────────┐                          ┌──────────────────┐
│ Suas emoções        │─────────────────────────▶│ Você presta atenção │
│ • Raiva             │                          │ a suas emoções      │
│ • Ansiedade         │                          └──────────────────┘
│ • Sensações sexuais │
│ • Tristeza          │
└─────────────────────┘
```

```
┌──────────────────┐   ┌──────────────────┐   ┌────────────────────────────────────────┐
│ Emoção é normal  │   │ Esquiva emocional│   │ Interpretações negativas das emoções:  │
└──────────────────┘   └──────────────────┘   │ • Sinto-me envergonhado e culpado por  │
                                              │   meus sentimentos.                    │
           • Distância                        │ • Ninguém tem sentimentos como os meus.│
           • Compulsão alimentar              │ • Não deveria ter sentimentos contraditórios. │
           • Bebida                           │ • Meus sentimentos não fazem sentido.  │
           • Uso de drogas                    │ • Não consigo aceitar minhas emoções.  │
           • Paralisia                        │ • Deveria ser sempre racional.         │
                                              └────────────────────────────────────────┘
```

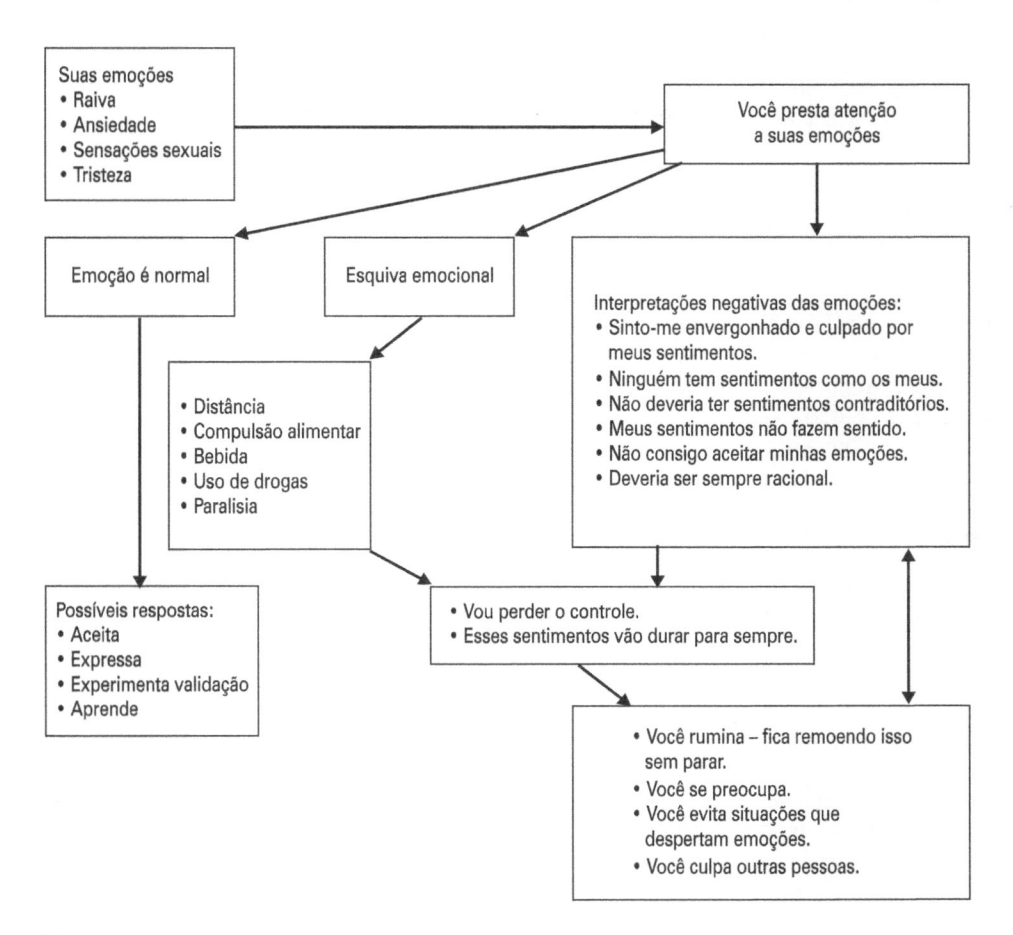

```
Possíveis respostas:         • Vou perder o controle.
• Aceita                     • Esses sentimentos vão durar para sempre.
• Expressa
• Experimenta validação
• Aprende
                                       • Você rumina – fica remoendo isso
                                         sem parar.
                                       • Você se preocupa.
                                       • Você evita situações que
                                         despertam emoções.
                                       • Você culpa outras pessoas.
```

Figura 9.1 Como você lida com as emoções.

experiências emocionais desagradáveis. Você pode observar e nomear as emoções, considerá-las normais, acreditar que pode expressar os sentimentos e ser compreendido ou legitimado, e talvez aprender a partir da experiência. Por outro lado, você pode tentar escapar dos sentimentos comendo compulsivamente, bebendo ou ficando totalmente distraído com a Internet. Este estilo de esquiva emocional é reflexo das crenças de que não conseguirá lidar com as emoções, que estas irão sobrecarregá-lo e que não fazem sentido.

Por exemplo, Christina era uma pessoa cronicamente ansiosa preocupada com trabalho e relacionamentos. Quando voltava para o apartamento, ficava inundada por sentimentos negativos. No entanto, não se permitia permanecer com os sentimentos e pensamentos e examiná-los. Em vez disso, começava a beber ou comer em excesso, suprimindo-os. A esquiva e a alienação emocionais contribuíam para sua ansiedade geral relativa a não poder enfrentar a realidade.

Verificamos que pessoas que se preocupam muito acreditam que os outros não entendem seus sentimentos, que as outras pessoas não têm os mesmos sentimentos que elas e que seus sentimentos não fazem sentido para ninguém.[13] Elas também vivenciam culpa em relação aos sentimentos e acreditam que não deveriam ter sentimentos contraditórios. Sentem ter menor controle sobre as emoções, demonstram menor aceitação delas e culpam outras pessoas por seus sentimentos. Se você se preocupa, fica intolerante a sentimentos negativos.[14]

Além disso, pessoas muito preocupadas estão mais focadas no quanto se sentem mal e não se distraem com outras atividades. Estes achados indicam que crenças negativas sobre as emoções contribuem para a preocupação. Finalmente, também verificamos que as pessoas dependentes em seus relacionamentos (que temem o abandono) e pessoas esquivas (que temem rejeição) também têm crenças negativas sobre suas emoções.

DEZ MANEIRAS DE LIDAR COM AS EMOÇÕES

Use as emoções para conhecer suas necessidades

Leslie Greenberg, da Universidade de York, no Canadá, desenvolveu uma abordagem abrangente e humanista da psicoterapia, denominada terapia focada nas emoções (TFE).[15] O modelo de Greenberg propõe que as emoções são uma fonte de informação para que você possa vivenciar o *significado* dos acontecimentos. As emoções são a janela que dá acesso àquilo que importa para você. Assim como a dor física, as emoções dizem-nos o que está nos incomodando e que algo precisa ser modificado.[16] A TFE enfatiza a expressão, a validação, a autocompreensão, a clareza e o reconhecimento das necessidades derivadas de nossa experiência emocional. *As emoções contêm informações.* Perceber que você se sente ansioso ou zangado pode proporcionar-lhe a informação de que determinadas necessidades não estão sendo satisfeitas. As emoções intensas, desagradáveis e negativas nem sempre são sinais de que você seja irracional ou neurótico – podem ser sinais de que algo problemático está em andamento e que você não está lidando bem com isso.

Por exemplo, Phil sentia-se ansioso quando estava com a namorada, Geneva. Entretanto, em vez de se perguntar se essa ansiedade poderia estar lhe dizendo algo, ele começou a se preocupar com ela (ansiedade): "Devo estar ficando doente. Talvez eu seja realmente neurótico. Geneva é uma pessoa tão legal, mas devo estar perdendo o controle se estou tão ansioso. Eu realmente preciso prestar atenção na ansiedade para não perder o controle e fazer papel de bobo". Entretanto, conforme Phil e eu discutíamos a questão, tornou-se claro que ele tinha muitas reservas plausíveis quanto a Geneva, embora ela fosse uma pessoa legal. Muitas coisas estavam faltando no relacionamento. Ele sentia que não podia se comunicar e obter o apoio dela, que as coisas eram superficiais e não via futuro na relação. Em vez de admitir que não era a pessoa certa para ele, Phil passou a se preocupar com a possibilidade de haver algo errado com ele.

Phil e eu discutimos o medo de suas emoções – seu medo de sentir-se incomodado, sua crença perfeccionista de que deveria sempre "aceitar a namorada do jeito que ela era" e seu direito de estar insatisfeito. As preocupações de Phil estavam focadas na intolerância às emoções – neste caso, seu incômodo e irritação em relação a Geneva –, em vez do uso das emoções para apontar quais eram suas necessidades. Phil dizia: "Preciso de alguém com quem possa ser eu mesmo. Preciso de alguém com quem possa me comunicar e sentir que realmente combinamos. Quero dizer, eu realmente gosto de Geneva, mas não sinto que ela preencha minhas necessidades".

Suba a escada do significado

Geralmente, os psicólogos apontam o que está errado com você e como você pensa irracionalmente. Mas frustração e ansiedade podem com freqüência mostrar o que é valioso e significativo para você.[17] Uma técnica que uso é chamada "escalada". Peço que a pessoa considere o que a deixa ansiosa ou preocupada e suba uma escada de significados que conduza a valores mais elevados. O que isto significa? Vejamos Jennifer, que pensava que o marido havia perdido o interesse nela. Tentei usar a técnica da escalada para despertar seus valores mais elevados, valores dos quais ela poderia se orgulhar e, finalmente, aprender a usá-los a fim de construir uma relação melhor com Joe.

Perguntei a Jennifer o que significava para ela ser ignorada. Depois começamos a subir a escada: "Preciso que ele preste atenção, pois, quando o faz, significa que ele se preocupa comigo, e isto preenche minha necessidade de amor, afeto e intimidade; porque, se tenho amor, afeto e intimidade, sinto que a vida está completa e que posso dar amor, pois sou uma pessoa capaz de ser amada".

A escalada permitiu a Jennifer chegar a um nível mais alto – mais elevado que a irritação, a ansiedade, a solidão e o sentimento de rejeição. Aponta o que é bom nela: uma pessoa amável e que deseja intimidade. É claro, perceber que tem esses valores mais elevados não significa que irá conseguir o que quer. Na verdade, você pode também se sentir triste ao reconhecer que valoriza intensamente algo que pode não estar obtendo no momento. Entretanto, em vez de se sentir não-amada e vazia, a técnica da escalada permitiu a Jennifer sentir-se reassegurada a legitimidade em suas necessidades.

Aceite os sentimentos

Algumas pessoas não conseguem aceitar o fato de que têm sentimentos desagradáveis. Ficam alarmadas com as emoções – sentindo-se culpadas, sobrecarregadas, confusas e envergonhadas. Com efeito, algumas acreditam que, se aceitarem determinado sentimento, isto significa que estão dizendo "tudo bem" e que não há nada a fazer a respeito. Mas, se você não aceita que tem um sentimento, é mais difícil lidar com ele.[18] Por exemplo, se você está zangada com o companheiro, não conseguirá fazer muito com a raiva, a menos que primeiro aceite ser este o sentimento.

No caso de Jennifer, ela teve dificuldades em aceitar que sentia raiva. Inicialmente, ela me disse estar frustrada com Joe, mas que antes se sentia ansiosa e preocupada. Quando conversamos sobre o fato de que seu registro emocional demonstrava que ela estava sentindo muita raiva, ela observou estar com medo de aceitá-la, pois não queria se afastar de Joe.

Mas, se você não aceita um sentimento, não será capaz de lidar com ele. E, neste caso, pode querer lutar contra o sentimento, o que o torna ainda mais forte.

Perceba suas emoções

A fim de aceitar as emoções, é preciso vivenciá-las. Você pode dar início a este processo observando que emoções está sentindo. A maioria das emoções é vivenciada por meio de sensações físicas: tensão na face, batimentos cardíacos acelerados, formigamento nos dedos das mãos ou dos pés, transpiração. Faça uma checagem de consciência corporal.[19] Feche os olhos, deite-se de costas e observe qualquer tensão ou agitação em alguma parte do corpo. Vasculhe uma área do corpo de cada vez. Comece pelas mãos, depois braços, pernas, pés, costas, estômago, peito, pescoço, rosto. Onde se localiza a tensão?

Onde quer que sinta a tensão, tente *aumentá-la*. Isto vai conectá-lo às emoções. À medida que começa a imaginar o aumento da tensão, tente recapitular o que o está deixando emocionado. Que sentimentos está tendo? Não pare só com um sentimento. Tente enumerar tantos sentimentos quantos estiver percebendo. Aqui está uma lista de sentimentos que pode ser útil: feliz, interessado, agitado, cuidadoso, afetuoso, amável, sentindo-se amado, compassivo, agradecido, orgulhoso, confiante, magoado, triste, arrependido, irritado, com raiva, ressentido, enojado, desdenhoso, envergonhado, culpado, com inveja, com ciúmes, ansioso, com medo, outros sentimentos.[20] Tente encontrar tantos nomes diferentes para suas emoções quanto for capaz.

Use imagens para criar sentimentos

Conforme vivencia as emoções, tente formar uma imagem visual que as acompanhe. As imagens visuais podem ser sobre experiências atuais em sua vida, memórias passadas ou simplesmente imagens que lhe vêm à mente. Por exemplo, à medida que Jennifer sentia mais tensão física, visualizava-se sozinha em um quarto escuro, sentindo-se abandonada e não-amada.

Você pode usar a visualização emocional para modificar os sentimentos. Pedi a Jennifer que tentasse manter a imagem de si mesma sozinha e triste e se permitisse sentir as emoções dolorosas. Depois, pedi que tentasse experimentar algumas novas imagens. Primeiro, solicitei-lhe que começasse a substituir a imagem visual dela sozinha no quarto por outra na qual abraça Joe quando estão na cama. Enquanto ela mantinha a imagem, as lágrimas começaram a cair e ela disse: "É isto que quero". Depois, pedi-lhe que deixasse essa imagem para trás, pusesse uma tela branca em sua mente e formasse nova imagem. Esta seria a imagem de uma conversa com amigos de quem ela gostava e que se importavam com ela. Sua imagem foi a de estar caminhando na praia com Elena, que conhecia há anos, rindo e conversando.

Esta técnica de "reedição de visualizações", ou reedição de imagens, é muito poderosa.[21] O poder por trás dela é que você vivencia a imagem de seus piores medos emocionais. Entretanto, conforme experimenta e aceita as emoções, você percebe que não é destruído por elas. Além disso, ao reeditar a imagem, desenvolvendo nova cena em sua mente com uma história diferente e mais positiva, sua fantasia temida é modificada. Aquilo que você tinha medo de imaginar é agora transformado em nova imagem que captura esperanças e sonhos.

Sinta-se menos culpado e envergonhado

Jennifer sentia-se culpada por sentir raiva. Ela se via como amável e compreensiva e acreditava que ficar com raiva não correspondia a esta visão de si própria. Conseqüentemente, ela colocava o foco nas preocupações e ansiedades – que eram importantes –, mas não conseguia se dar o direito de reconhecer a raiva. Outro fator no sentimento de culpa é equiparar o sentimento com a execução da ação. Jennifer temia que, se admitisse para si mesma ou para Joe que estava com raiva, ela agiria de maneira hostil. Ela se lembrava de que seus pais sempre enfatizaram "ser compreensiva e tolerante com todos" e "não demonstrar raiva, porque isto é ruim".

É possível desafiar os pensamentos de culpa e vergonha em relação aos sentimentos perguntando: "Por que não devo ter estes sentimentos?". Será que alguém um dia diria: "Você não deve ter dor de estômago" ou "Você não deve ter dor de cabeça"? Digamos que esteja com raiva de seu companheiro. Você pode ter a crença (irracional) de que nunca deveria ficar realmente com raiva dele. Talvez você pense: "Eu o amo. Deveria sempre ter sentimentos de amor". Mas não tem – você está com raiva neste exato momento. Sentir raiva não significa que irá atacar seu companheiro – é só um sentimento. Imagine que você esteja se sentindo sexualmente atraída por alguém no trabalho, mas é casada. Você pensa: "Sinto-me tão envergonhada e culpada. Jamais deveria me sentir atraída por outro homem". Mas estar atraída não significa que levará a atração adiante. Não há maldade ou malícia em ter um sentimento. O problema não está em ter o sentimento – está em realizar a ação. Quanto mais se sentir culpada e envergonhada em relação aos sentimentos, mais se preocupará com eles e mais intensos eles se tornarão.

Alguns entre nós acreditam que as emoções vão fugir do controle e nos fazer agir de maneiras que poderiam nos deixar embaraçados ou causar problemas. Por exemplo, Oren estava se sentindo tenso em relação ao trabalho e confuso sobre seu casamento. Ele percebeu que, certa vez, quando estava andando atrás de sua filha de 6 anos, teve um sentimento forte e pensou: "Talvez eu pudesse empurrá-la escada abaixo". Oren jamais havia sido malvado ou cruel com sua filha, mas ficou com medo de seu pensamento e do sentimento. Começou a acreditar que qualquer sentimento ou pensamento negativo em relação à filha ou esposa pudesse fazê-lo perder o controle. Assim, começou a procurar cada vez mais esses pensamentos e sentimentos – e certamente os encontrou. É claro, isso o fez se preocupar ainda mais. Os psicólogos chamam isto de "fusão pensamento-ação", pois algumas pessoas acreditam que os pensamentos (ou sentimentos) vão levá-las a fazer algo. É quase como se o pensamento e a ação fossem a mesma coisa.

Expliquei a Oren que muitas pessoas obsessivas acreditam que os pensamentos conduzem à ação. Ele estava confundindo o sentimento (ou pensamento) com a realidade de executar a ação. Pedi-lhe que repetisse duas centenas de vezes durante a sessão: "Quero empurrar minha filha escada abaixo", a fim de demonstrar que o pensamento ficaria mais chato em vez de perigoso. Inicialmente, ele ficou altamente relutante em realizar este exercício de exposição de pensamento, mas, com estímulo, ele o fez, e o medo e culpa em relação ao pensamento cederam.

Lembre-se de que quase todos têm esses sentimentos

Freqüentemente, achamos que ninguém teria os mesmos sentimentos que temos e que ninguém poderia compreendê-los. Assim, nós os guardamos para nós mesmos. Às vezes, acreditamos que os sentimentos são um sinal de algo pior – talvez estejamos ficando loucos, talvez haja algo estranho e desagradável a nosso respeito, talvez sejamos esquisitos. Vejamos Michael, que está triste e solitário porque Mary o deixou. Como podemos normalizar seus sentimentos? Bem, será que muitas pessoas não ficam tristes e solitárias após um rompimento? Mas elas ainda podem sentir uma porção de outras coisas também. Podem ficar com raiva. Podem sentir-se um pouco aliviadas. Não existe *um* sentimento que as pessoas têm após rompimentos – existem muitos sentimentos diferentes. Ou que tal Deanna, que estava fugindo do World Trade Center no ataque de 11 de setembro? Mais tarde, sentiu medo – continuou sonhando com choques de aviões e explosões. Não são esses sentimentos que muitas pessoas teriam?

Annalise acreditava que as sensações de vazio, o ressentimento e as preocupações quanto a ficar sozinha pelo resto da vida fossem exclusividade sua. O marido havia morrido dois anos antes. Observei para ela que esses sentimentos eram muito difíceis, mas que muitas outras pessoas infelizmente também tinham problemas com ansiedade e depressão. Quase metade da população geral tem histórico de depressão, ansiedade ou problemas com abuso de drogas. Por ter vergonha dos sentimentos, ela nunca falava sobre eles com outras pessoas. Pedi que considerasse quantos de sua família e amigos conversavam com ela sobre seus próprios problemas. Se ninguém tinha tais problemas, então por que recorriam a ela com tanta freqüência para discuti-los?

Aceite sentimentos contraditórios

Algumas pessoas acreditam que deveriam ter apenas um sentimento em relação a alguém – por exemplo, gostar ou não gostar. Pessoas e situações são realmente tão simples assim? Será que tudo pode ser reduzido a apenas um sentimento? Duvido. Sentimentos confusos, complexos e contraditórios significam que percebemos com muito mais *complexidade*. É a diferença entre pintar em preto e branco e pintar com as cores mais intensas do arco-íris. Se você acredita que deveria ter apenas um sentimento em relação a alguém, então se sentirá frustrado e confuso. As pessoas com essa visão simplista geralmente ruminam e preocupam-se com a possibilidade de haver algo que estão deixando escapar, uma peça que vai esclarecer as coisas e reduzir tudo a uma simples imagem em branco e preto. Uma vez que as imagens em branco e preto nunca duram muito – as coisas são realmente complicadas, afinal –, você se preocupa e rumina ainda mais.

Digamos que você esteja em meio ao rompimento de um relacionamento. Que tipo de emoções pode ter? Seria somente um sentimento, ou muitos sentimentos diferentes? Você pode ter sentimentos não só positivos, mas também negativos? Algumas pessoas acreditam que a vida deveria ser simples – se você rompe com alguém, odeia ou ama aquela pessoa. Mas poucas pessoas são assim tão simples. A maioria de nós tem muitos sentimentos diferentes – sentimentos que podem parecer contraditórios. A aceitação de sentimentos conflitantes é muito importante, pois indica que você está usando mais informação.[22] Por exemplo, se você rompe com alguém e tem sentimentos conflitantes, significa que está usando mais informações sobre como pode ser complicado o fato de duas pessoas estarem juntas – ou separadas.

Aceitar a complexidade pode ser difícil. Você pode acreditar que precisa esclarecer as coisas. Pode ser difícil equilibrar todos esses sentimentos. Mas, se você aceita que terá sentimentos confusos, até mesmo conflitantes, então ficará bem menos propenso a se sentir culpado, confuso e obsessivo. Você pode simplesmente dizer: "Ter sentimentos misturados significa que estou ciente do quanto as pessoas são complexas – e do quanto eu sou complexo".

Jennifer tinha sentimentos confusos em relação a Joe. Ela se sentia ansiosa, com raiva, terna, entusiasmada e, às vezes, entediada. Tinha a preocupação de que esses sentimentos confusos pudessem ser um sinal de que seu casamento estivesse desmoronando – ou que os sentimentos aparentemente confusos de Joe (às vezes ficando interessado e entusiasmado com ela e outras ficando mais envolvido com suas próprias coisas) significavam que eles não combinavam mais um com o outro. A crença de Jennifer era de que sentimentos confusos significam que há algo errado que precisa ser corrigido imediatamente. Pedi-lhe que examinasse seus sentimentos em relação aos amigos íntimos e a outros membros da família – ela tinha sentimentos confusos em relação a alguma dessas pessoas? É claro, como se verificou, que ela os tinha em relação a todos. Sugeri-lhe que visse isso como sinal de que era madura e inteligente e de que poderia reconhecer aspectos conflitantes no fato de ser humana. Sua preocupação, conforme ela colocava, era geralmente dirigida por sua necessidade de "saber o que realmente está acontecendo" – o que, para ela, significava reduzir tudo a um sentimento ou uma qualidade da pessoa.

Seja irracional

Você pode ainda acreditar que deve ser racional o tempo todo. Tudo deve ser "lógico", tudo deve fazer sentido. Você pode conceber sentimentos como "confusos" ou "imaturos". Por exemplo, quando fica chateado com alguma coisa, talvez diga: "Estes sentimentos são auto-indulgentes e tolos" ou "Preciso ser lógico e racional em relação a isto". Você tenta distanciar-se das pessoas e experiências que despertam algum sentimento em você, pois pensa que os sentimentos refletem fragilidade. Talvez fique até com raiva das pessoas que "fazem" você sentir as coisas.

O problema com esta ênfase na racionalidade em detrimento dos sentimentos é que *as pessoas evoluíram no sentido de ter sentimentos* e *no sentido de usá-los para comunicar aos outros o que precisam.*[23] Quanto mais você insiste em ser racional o tempo todo, mais frustrado estará. Isto é como se recusar a aceitar o fato de que está com fome porque pensa que é inconveniente. Você pode verificar em suas experiências de infância como aprendeu essas crenças "antiemocionais". A mãe de Sandra, médica que passava a maior parte do tempo cuidando de pessoas doentes, dizia-lhe que ela era egoísta e manipuladora quando chorava. Dizia a Sandra que deveria tentar "colocar as coisas em perspectiva" e parar de choramingar – "Você não dá valor a tudo de bom que tem". Este estilo emocional de desaprovação levou Sandra a acreditar que precisava ser racional e que seus problemas e emoções eram apenas sinal de imaturidade. Ironicamente, ela havia procurado a terapia cognitiva comigo porque pensava que não iríamos lidar com as emoções.

Ao falar sobre a atitude da mãe quando estava chateada, Sandra lembrou: "Eu me sentia arrasada. Sabia que não faria bem falar sobre isto". Fiz com que imaginasse ter uma filha de 6 anos e perguntei como reagiria se sua filha estivesse chorando. Sandra esperava ser uma mãe carinhosa, tranquilizadora e incentivadora, cuja filha poderia falar sobre seus sentimentos e compartilhá-los com ela. Sugeri que se imaginasse como essa pequena menina e se tratasse da maneira como acabara de descrever. Assim, Sandra conseguiu parar de ser excessivamente racional e começou a validar suas próprias emoções.

Tabela 9.3
Guia para lidar com os sentimentos

Problema	Perguntas para fazer a si mesmo
Ninguém iria entender meus sentimentos	Existem pessoas que aceitam e compreendem seus sentimentos? Você tem regras arbitrárias de legitimação? As pessoas devem concordar com tudo que você diz? Você está compartilhando suas emoções com pessoas críticas? Você aceita e apóia outras pessoas que têm essas emoções? Você tem um duplo padrão em relação a sentimentos? Por quê?
Meus sentimentos não fazem o menor sentido.	Quais poderiam ser boas razões pelas quais você está triste, ansioso, com raiva, etc.? Em que você pensa (que imagens tem) quando está triste, etc.? Que situações desencadeiam esses sentimentos? Se alguém mais experimentou isso, que tipos de diferentes sentimentos eles poderiam ter? Se você acha que seus sentimentos não fazem sentido neste momento, o que isto o faz pensar? Você tem medo de estar ficando louco, de perder o controle? Existem coisas que aconteceram com você, quando criança, que pudessem explicar por que você se sente deste jeito? Existem pessoas em sua vida neste momento que dizem que seus sentimentos não fazem sentido?
Tenho vergonha de meus sentimentos. Não deveria tê-los.	Quais as razões pelas quais você acha que suas emoções não são legítimas? Por que você não deveria ter os sentimentos que tem? Quais são algumas das razões pelas quais seus sentimentos fazem sentido? É possível que outros pudessem ter os mesmos sentimentos nesta situação? Você consegue perceber que ter um sentimento (como raiva) não é o mesmo que agir com base nele (por exemplo, ser hostil)? Por que determinadas emoções são boas e outras ruins? Se outra pessoa tivesse este sentimento, você pensaria de maneira depreciativa sobre ela? Como você sabe que uma emoção é ruim? E se você visse os sentimentos e as emoções como experiências que dizem que algo o está incomodando – como sinal de cuidado, o sinal amarelo? Como alguém é prejudicado por suas emoções?
Não deveria ter sentimentos confusos em relação a ninguém. Meus sentimentos deveriam ser claros.	Você acha que ter sentimentos confusos é normal ou anormal? O que significa ter sentimentos confusos em relação a alguém? As pessoas não são complicadas e, assim, você poderia ter sentimentos diferentes, até mesmo conflitantes? Qual a desvantagem de exigir que você tenha apenas um sentimento?
Meus sentimentos não me dizem nada que seja importante.	Às vezes, sentimo-nos tristes, ansiosos ou com raiva por estarmos sentindo falta de algo importante para nós. Digamos que esteja triste por causa do rompimento de uma relação. Isto não mostra o que tem valor mais elevado e importante para você – por exemplo, proximidade e intimidade? Isto não diz algo de bom a seu respeito? Se você aspira a valores mais elevados, isto não significa que deverá se desapontar algumas vezes? Você iria querer ser um cético que não dá valor a nada? Existem outras pessoas que compartilham seus valores mais elevados? Que conselho daria a elas, se estivessem passando pelo que você está passando?

Encare o pior caso

Geralmente, quando nos preocupamos com algo no futuro, há uma imagem perturbadora associada à preocupação. Conforme está indicado em nossa discussão sobre a preocupação como forma de esquiva emocional, a exposição à imagem que tememos pode ser útil na redução da preocupação. A razão por trás disto é que você está dizendo a si mesmo que não consegue suportar a imagem emocional e, assim, precisa se preocupar a fim de eliminar o impacto dela sobre si mesmo. Entretanto, com a exposição prolongada à imagem emocional – sem usar preocupação ou outras distrações –, a imagem se torna chata e não irá mais perturbá-lo. A analogia relaciona-se ao medo de entrar em um elevador, como discuti anteriormente. Se você entrar em um elevador 100 vezes, terá menos medo de elevadores. O mesmo é válido para a prática da visualização emocional.

Feche os olhos e tente imaginar alguns acontecimentos negativos. Por exemplo, no caso da preocupação com um tumor cerebral, você pode imaginar como seria morrer de um tumor. Forme uma imagem visual de sua morte. Isto soa terrível, eu sei. Mas simplesmente tome a imagem e repita mentalmente: "Isto é sempre uma possibilidade". Mantenha a imagem durante 20 minutos sem se distrair. Você provavelmente vai descobrir que a ansiedade inicialmente aumenta e depois diminui até você ficar entediado.

Gina tinha medo de um tumor cerebral. Pedi que ela formasse uma imagem detalhada da terrível experiência que seria ter o tumor e como isso resultaria em sua morte. Ela imaginou-se com dor de cabeça, depois indo ao médico, que lhe diz não ser nada. O tempo passa e ela fica desorientada, não consegue enxergar direito e fica incapacitada. Em sua visualização, ela está deitada no leito do hospital, a dor em sua cabeça é insuportável e as pessoas estão em volta dela dizendo: "É uma pena, mas não podemos operar".

Fiz com que ela gravasse uma fita com esta história e ouvisse repetidas vezes durante 20 minutos diariamente. Como resultado da exposição repetida, Gina surpreendeu-se ao descobrir que suas preocupações com o tumor ficaram mais fracas. Mais surpreendente para ela foi que repetir a imagem temida tornou-se tão chato que ela teve dificuldades de se concentrar nas partes que costumavam ser as mais assustadoras.

RECAPITULAÇÃO

Vimos que a preocupação é geralmente uma maneira de evitar emoções. Infelizmente, se você não reconhece, vivencia e explora os sentimentos, pode ficar sem saber quais são suas reais necessidades e talvez não se dê conta de que pode lidar com os medos. Como reprime as emoções preocupando-se, você vai vivenciar o rebote dos sentimentos negativos mais tarde. A Tabela 9.3 oferece exemplos comuns dos tipos de problemas que podem existir com os sentimentos e algumas questões para ajudá-lo a reconhecê-los e a compreendê-los melhor.

NOTAS

1. Dugas, M.J., Buhr, K., and Ladouceur, R. (2004). The Role of Intolerance of Uncertainty in the Etiology and Maintenance of Generalized Anxiety Disorder. In R.G. Heimberg, C.L. Turk, and D.S. Mennin (Eds.), *Generalized Anxiety Disorder: Advances in Research and Practice*. New York: Guilford.
   Dugas, M.J., Ladouceur, R., Leger, E., Freeston, M.H., Langolis, F., Provencher, M.D., et al. (2003). Group cognitive-behavioral therapy for generalized anxiety disorder: Treatment outcome and long-term follow-up. *Journal of Consulting & Clinical Psychology, 71*(4), 821-825.
   Dugas, M.J., Freeston, M.H., and Ladouceur, R. (1997). Intolerance of uncertainty and problem orientation in worry. *Cognitive Therapy and Research, 21*, 593-606.
2. Dugas, M.J., Gosselin, P., and Ladouceur, R. (2001). Intolerance of uncertainty and worry:

Investigating specificity in a nonclinical sample. *Cognitive Therapy and Research, 25*, 551-558.

Ladouceur, R., Gosselin, F., and Dugas, M.J. (2000). Experimental manipulation of intolerance of uncertainty: A study of a theoretical model of worry. *Behaviour Research and Therapy, 38*, 933-941.

3. Tallis, F, Davey, G.C., and Capuzzo, N. (1994). The Phenomenology of Non-pathological Worry: A Preliminary Investigation. In G. Davey and F. Tallis (Eds.), *Worrying: Perspectives on Theory, Assessment and Treatment* (pp. 61-89). New York: Wiley.

4. Matthews, G., and Wells, A. (1999). The Cognitive Science of Attention and Emotion. In T. Dalgleish and M.J. Power (Eds.), *Handbook of Cognition and Emotion* (pp. 171-192). Brisbane, Australia: Wiley.

Wells, A., and Papageorgiou, C. (1995). Worry and the incubation of intrusive images following stress. *Behaviour Research and Therapy, 33(5)*, 579-583.

Borkovec, T.D., and Hu, S. (1990). The effect of worry on cardiovascular response to phobic imagery. *Behaviour Research and Therapy, 28*, 69-73.

Borkovec, T.D., Alcaine, O.M., and Behar, E. (2004). Avoidance Theory of Worry and Generalized Anxiety Disorder. In R.G. Heimberg, C.L. Turk, and D.S. Mennin (Eds.), *Generalized Anxiety Disorder: Advances in Research and Practice*. New York: Guilford.

5. Mennin, D.S., Turk, C.L, Heimberg, R.G., and Carmin, C.N. (no prelo). Focusing on the Regulation of Emotion: A New Direction for Conceptualizing and Treating Generalized Anxiety Disorder. In M.A. Reinecke and D.A. Clark (Eds.), *Cognitive Therapy over the Lifespan: Theory, Research and Practice*. New York: Guilford.

6. Leahy, R.L. (2002). A model of emotional schemas. *Cognitive and Behavioral Practice, 9(3)*, 177-190.

7. Carter W., Johnson, M., and Borkovec, T.D. (1986). Worry: An electrocortical analysis. *Advances in Behavioral Research and Therapy, 8*, 193-204.

8. Foa, E.B., and Kozak, M.J. (1986). Emotional processing of fear: Exposure to corrective information. *Psychological Bulletin, 99*, 20-35.

9. Kennedy-Moore, E., and Watson, J.C. (1999). *Expressing Emotions: Myths, Realities and Therapeutic Strategies*. New York: Guilford.

10. Grossarth-Maticek, R., Bastiaans, J., and Kanazir, D.T. (1985). Psychosocial factors as strong predictors of mortality from cancer, ischaemic heart disease and stroke: The Yugoslav prospective study. *Journal of Psychosomatic Research, 29*, 167-176.

Grossarth-Maticek, R., Kanazir, D.T., Schmidt, P., and Vetter, H. (1985). Psychosocial and organic variables as predictors of lung cancer, cardiac infarct and apoplexy: Some differential predictors. *Personality and Individual Differences, 6*, 313-321.

Schwartz, G.E. (1995). Psychobiology of Repression and Health: A Systems Approach. In J.L. Singer (Ed.), *Repression and Dissociation: Implications for Personality Theory, Psychopathology, and Health* (pp. 405-434). Chicago: University of Chicago Press.

11. Pennebaker, J.W., and Beall, S.K. (1986). Confronting a traumatic event: Toward an understanding of inhibition and disease. *Journal of Abnormal Psychology, 95*, 274-281.

Pennebaker, J.W., and Francis, M.E. (1996). Cognitive, emotional, and language processes in disclosure. *Cognition and Emotion, 10*, 601-626.

Pennebaker, J.W., Mayne, T.J., and Francis, M.E. (1997). Linguistic predictors of adaptive bereavement. *Journal of Personality and Social Psychology, 72*, 863-871.

12. Greenberg, L.S. (2002). *Emotion-focused Therapy: Coaching Clients to Work Through Their Feelings*. Washington, DC: American Psychological Association.

13. Leahy, R.L. (2002). A model of emotional schemas. *Cognitive and Behavioral Practice, 9(3)*, 177-190.

14. Leahy, R.L (2002). A model of emotional schemas. Artigo apresentado na reunião anual da Association for the Advancement of Behavior Therapy, Reno, NV, Novembro.

15. Greenberg, L.S., and Paivio, S. (1997). *Working with Emotions*. New York: Guilford.

Greenberg, L.S., and Safran, J.D. (1987). *Emotion in Psychotherapy: Affect, Cognition, and the Process of Change*. New York: Guilford.

Greenberg, L.S., Watson, J.C., and Goldman, R. (1998). Process-experiential Therapy of Depression. In L.S. Greenberg and J.C. Watson (Eds.), *Handbook of Experiential Psychotherapy* (pp. 227-248). New York: Guilford.

Safran, J.D. (1998). *Widening the Scope of Cognitive Therapy: The Therapeutic Relationship, Emotion and the Process of Change*. Northvale, NJ: Aronson.

16. Greenberg, L.S., and Paivio, S. (1997). *Working with Emotions*. New York: Guilford.
Greenberg, L.S., and Safran, J.D. (1987). *Emotion in Psychotherapy: Affect, Cognition, and the Process of Change*. New York: Guilford.
Greenberg, L.S., Watson, J.C., and Goldman, R. (1998). Process-Experiential Therapy of Depression. In L S. Greenberg & J. C. Watson (Eds.), *Handbook of Experiential Psychotherapy* (pp. 227-248). New York: Guilford.
17. Neimeyer, R.A., and Mahoney, M.J. (Eds.). (1996). *Constructivism in Psychotherapy*. Washington, DC: American Psychological Association.
18. Elhers, A., and Clark, D.M. (2000). A cognitive model of post-traumatic stress disorder. *Behaviour Research and Therapy, 38*, 319-345.
Hayes, S.C., Jacobson, N.S., and Follette, V.M. (Eds.). (1994). *Acceptance and Change: Content and Context in Psychotherapy*. Reno, NV: Context Press.
Greenberg, L.S., and Paivio, S. (1997). *Working with Emotions*. New York: Guilford.
Greenberg, L.S., and Safran, J.D. (1987). *Emotion in Psychotherapy: Affect, Cognition, and the Process of Change*. New York: Guilford.
19. Greenberg, L.S., and Paivio, S. (1997). *Working with Emotions*. New York: Guilford.
Greenberg, L.S. (2002). *Emotion-focused Therapy: Coaching Clients to Work Through Their Feelings*. Washington, DC: American Psychological Association.
20. Greenberg, L.S. (2002). *Emotion-focused Therapy: Coaching Clients to Work through Their Feelings*. Washington, DC: American Psychological Association.
21. Smucker, M.R., and Dancu, C.V. (1999). *Cognitive-Behavioral Treatment for Adult Survivors of Childhood Trauma: Imagery Rescripting and Reprocessing*. Northvale, NJ: Aronson.
22. Loevinger, J. (1976). *Ego Development*. San Francisco: Jossey-Bass.
Mayer, J.D., and Salovey, P. (1997). What Is Emotional Intelligence? In P. Salovey and D.J. Sluyter (Eds.), *Emotional Development and Emotional Intelligence: Educational Implications* (pp. 3-34). New York: Basic Books.
23. Kennedy-Moore, E., and Watson, J.C. (1999). *Expressing Emotions: Myths, Realities and Therapeutic Strategies*. New York: Guilford.

10

Passo 7: Assuma o controle do tempo

Justin vai de carro do subúrbio para o centro da cidade todos os dias e seu nível de estresse aumenta quando cruza a ponte em meio ao tráfego pesado. Seu coração bate rapidamente e ele se sente como se quisesse pular fora do carro e começar a gritar com o motorista lento à frente. O tráfego não está pior que o habitual, mas ele simplesmente não suporta esta lentidão. Justin pensa em todas as coisas que tem de fazer e acha que jamais conseguirá. Buzina para o motorista à frente, mas nada parece mudar. Está preso no trânsito de novo.

Justin estaciona o carro na garagem e começa a caminhar rumo ao escritório. Simplesmente não consegue tolerar o fato de que o homem em sua frente ande tão devagar. Ele não percebe que há outras pessoas no mundo? Justin espera o elevador, novamente – isto parece demorar uma eternidade. Quando chega ao andar, passa voando por Maria sem cumprimentá-la. Maria olha para ele e pensa: "Outro dia com Justin!".

Onde estão os relatórios que ele queria em sua mesa? Ele pensava que estariam ali imediatamente – assim que se sentasse. Tem vontade de arremessar a correspondência pelo meio da sala – "Será que ninguém faz nada direito?" Ah, aqui está o relatório. Mas ele teve de gastar alguns minutos procurando. "Como vou conseguir fazer tudo isto hoje? Prazos, tantos projetos diferentes, e não posso confiar em ninguém".

Justin trabalha fervorosamente a manhã toda – sem tempo para almoço. "Está bem, talvez um sanduíche enquanto cuido dessas coisas. Peguei aquele relatório com Maria? Onde está ele?". Diz a Maria tudo que ela precisa terminar até amanhã de manhã, mas fala tão rápido sobre tantas coisas que ela não consegue acompanhar. Com certeza ela deixou escapar algo, portanto, ele vai se preocupar por ter de terminar tudo.

PRECISO DISSO IMEDIATAMENTE

Talvez você se reconheça em Justin. Você sente que está com a agenda sobrecarregada e fica preocupado achando que não vai ter tempo para terminar as coisas. Acha que tudo deve ser feito *imediatamente*, pois o tempo está voando. Se você não tem o verdadeiro amor que quer, acha que deve encontrá-lo agora mesmo – hoje ou esta noite na festa – ou isto nunca irá acontecer. Se suas ações caíram, fica preocupado querendo recuperar as perdas imediatamente, ou vai se transformar em um mendigo. Você tem de arrumar um emprego imediatamente, perder peso imediatamente, descobrir que está livre de câncer imediatamente – *ou isso jamais irá acontecer.*

O psicólogo John Riskind descreve esse senso de urgência em termos de "vulnerabilidade iminente".[1] De acordo com Riskind, ficamos ansiosos em parte porque vemos uma ameaça ou perigo aproximando-se de repente e vencendo-nos tão rapidamente que não teremos tempo de lidar com isso. Por exemplo, se você olhasse e visse um trem se aproximando de você a 160 Km por hora, e ele estivesse a 150 metros de distância, então sentiria que uma catástrofe estava para acontecer. Entretanto, se imaginasse o trem se aproximando a 30 Km por hora, e ele estivesse a 1,5 Km de distância, você sentiria ter tempo suficiente para sair do caminho. Em uma série de experimentos, Riskind demonstrou que essa sensação de perigo se aproximando rapidamente justifica por que muitos de nós ficam ansiosos.

Faz sentido. Se voltarmos a Justin, que se sente sobrecarregado com projetos, prazos e obstáculos, poderemos ver que ele sente que as coisas estão acontecendo rapidamente e que as ameaças estão se aproximando mais rápido do que ele consegue lidar. Há a sensação contínua de urgência, emergência e catástrofe iminente. Justin preocupa-se a fim de encontrar maneiras de lidar imediatamente – para que o trem não o atropele.

QUAL É SUA IDÉIA DE TEMPO?

Sua idéia de tempo – e o impacto dela sobre você e como lida com ela – terá efeitos drásticos sobre seu estresse e suas preocupações. Por exemplo, pergunte-se o seguinte:

- Você com freqüência se sente pressionado pelo tempo?
- Você freqüentemente fica pensando sobre coisas que podem acontecer no futuro?
- Você tem dificuldades em permanecer no presente?
- Você se sente frustrado com o andamento lento das coisas?
- Você tem vontade de atropelar as pessoas em suas conversas?
- Você freqüentemente fica preocupado com prazos?
- Você está freqüentemente com a agenda lotada?
- Você chega muito antes ou muito depois que as outras pessoas aos compromissos?
- Você fica olhando para o relógio?
- Você fica frustrado quando está atrás de alguém no trânsito ou andando pela rua?
- Você sente que simplesmente não suporta esperar?
- Se acha que algo ruim pode acontecer, você sente que precisa da resposta imediatamente?

Essas diferentes pressões de tempo são quase todas auto-impostas. Você pode pensar que tempo é realidade, assim como a gravidade e o espaço parecem realidade para você. Mas você pode apontar para o tempo? Você pode apontar para a urgência? Você pode apontar para o "tempo suficiente"?

É claro, isto parece absurdo. O tempo não é um objeto e não está localizado no espaço – pelo menos não para pessoas comuns como eu e você. O tempo é uma idéia e está relacionado àquilo que fazemos e esperamos fazer. Nossa sensação de urgência é totalmente subjetiva: é nossa idéia individual de algo que pensamos que precisa ser feito. A urgência está em nossas cabeças, não "lá fora", na realidade.

Você já notou que há períodos em que o tempo simplesmente parece voar? Você fica tão absorvido em algo que não percebe que o tempo passou rapidamente. Ou já notou que o tempo às vezes parece se arrastar? Esta sensação de tempo que passa devagar ocorre quando se está chateado, deprimido ou ansioso, quando se sente que nada está acontecendo. Em ambos os casos, os relógios não mudaram; sua idéia de tempo mudou. Tendemos a vivenciar o tempo em termos dos eventos que estão ocorrendo em nossas mentes. Se você se senta e fica olhando para uma parede, o tempo se arrasta. Se está assistindo a um filme interessante, o tempo parece voar.

Se pensa que há uma centena de coisas que tem de fazer, e pensa sobre elas de uma vez só, então o tempo parece estar correndo atrás de você. É o trem – uma centena de trens – se aproximando a uma velocidade recorde. Mas e se pensasse em apenas um trem se aproximando lentamente? Você sentiria menos a pressão do tempo.

Para conseguir lidar com o tempo – e para reduzir as preocupações –, vamos observar várias coisas que você pode fazer com ele a fim de se ajudar. São elas:

- Desligar a urgência
- Aceitar a impermanência
- Apreciar cada momento
- Melhorar o momento
- Expandir o tempo
- Planejar o tempo

DESLIGUE A URGÊNCIA

A preocupação é sempre uma fuga do momento e uma tentativa de controlar o tempo futuro. Quase todos os preocupados têm a sensação de urgência – a sensação de que *precisam ter a resposta imediatamente*. O homem que se preocupa com a saúde quer um diagnóstico e um prognóstico imediatamente. A mulher que se preocupa com a perda do emprego quer saber imediatamente qual será sua história futura como empregada. O que significa para você não saber imediatamente? Se você é uma pessoa preocupada, provavelmente acredita que, se não souber imediatamente, o desfecho será terrível.

Quais são os custos de se exigir a resposta imediatamente? Você se sente sob pressão, ansioso e fora de controle, focalizando sobremaneira algo que não se pode conhecer neste momento – ou seja, o futuro incerto. Você pode pensar que exigir uma resposta imediata talvez o ajude a obtê-la, mas geralmente não é o caso. Há muitas coisas sobre as quais não se pode saber até que aconteçam. Você não pode saber se vai ser aprovado no teste antes de terminá-lo; não pode saber se seu relacionamento vai dar certo antes de entrar nele; não pode saber se seu dinheiro vai acabar antes de verificar quais serão suas despesas e sua renda no futuro.

Exigir raramente leva à resposta – na verdade, geralmente o leva a fazer perguntas sem resposta, um sinal de preocupação improdutiva.[2]

Você pode testar se a resposta está disponível agora permitindo-se um limite de tempo para encontrá-la. Em muitos casos, se examinar as informações limitadas à sua disposição neste momento, você pode prontamente concluir que não conseguirá a resposta imediatamente.

Além disso, você *não precisa* da resposta imediatamente. Este é geralmente um ponto revolucionário para as pessoas preocupadas. Você realmente *precisa* saber de imediato se alguém está aborrecido com você ou se você se sairá bem na prova na próxima semana? Realmente *precisa* saber de imediato se vai se casar? *Precisa* absolutamente saber se seus investimentos vão aumentar ou diminuir? É claro que não.

Em vez disso, viva no *tempo presente* – focalize seus interesses, seus amigos, sair com pessoas de quem gosta, a academia, o trabalho, a família e o restante. Focalize viver a vida no presente. Cada vez que tiver a sensação de urgência para saber de imediato sobre o futuro, volte a viver o presente dizendo: "Quais são as coisas construtivas e positivas que posso fazer neste momento?". Se não conseguir a resposta para as perguntas que "precisa saber", então faça algo em relação ao que sabe e ao que pode fazer.

Não apenas você não precisa saber de imediato como também talvez nem precise estar em determinado lugar imediatamente. Por exemplo, você pode se ver preocupado com relação a ser pontual. Geralmente, divirto-me quando estou dirigindo na auto-estrada e alguém me ultrapassa, voando bem além do limite de velocidade. Para onde vai essa pessoa? Qual é o seu compromisso urgente? O que aconteceria se ela dirigisse mais devagar?

Brandon é um motorista apressado que dirige tão rápido quanto pode na auto-estrada. Sua esposa não suporta andar de carro com ele. Brandon me diz que sua sensação de urgência na auto-estrada é tal que "não tolero que alguém me faça andar devagar". Perguntei-lhe o que significava ser obrigado por alguém a andar devagar, e ele disse: "Isso me faz sentir como se estivessem me impedindo de chegar onde quero". Mas será que ele jamais vai chegar a seu destino? Ou é simplesmente uma pequena demora? Perguntei-lhe por que demorar era tão problemático. Ele respondeu: "É perder tempo. Não suporto perder tempo".

Por que não perder tempo? Mesmo que perca uma hora, ainda há mais 23 horas no dia, e outros 364 dias no ano. E se Brandon tivesse que olhar a perda de tempo como meta importante – um benefício? Ou encarar isso como inevitável? Todos nós perdemos tempo.

Pedi a ele para incorporar a "perda de tempo" como parte de sua agenda: "Todos os dias, quando dirigir para o trabalho, gostaria que fosse mais devagar que a pessoa mais lenta na auto-estrada. Veja o que acontece se você intencionalmente perder tempo e dirigir mais devagar". Inicialmente, Brandon achou que esta era uma tarefa insana, mas, depois de experimentar durante algumas semanas, percebeu que sentia menos pressão para "chegar na hora". Depois, examinamos o fato de ficar em filas. Brandon achava que ficar esperando em uma fila era outro exemplo de perda de tempo. Assim, sua tarefa era ir a uma grande loja de departamentos e procurar longas filas – entrar na fila, esperar e então sair da fila quando chegasse sua vez. "Isto é uma total perda de tempo", disse ele inicialmente, mas logo percebeu que perder tempo realmente não tinha conseqüências. Nada de fato acontecia, e ele realmente não ficava pior.

ACEITE A IMPERMANÊNCIA

O valor da impermanência

Carson pensava que sua ansiedade e tensão fossem durar *para sempre*. Era como se este momento no tempo representasse o restante de sua vida – completamente sobrecarregado com sensações ruins. Ele não conseguia se afastar e imaginar como se sentiria algumas horas mais tarde. Seu medo de sentimentos negativos fez com que tentasse capturar qualquer sentimento negativo por meio da preocupação. Sugeri que ele poderia adotar uma estratégia diferente em relação às emoções. Ele poderia aceitar que os sentimentos negativos são inevitáveis, mas também *impermanentes*. Não se pode evitar ter sentimentos negativos, mas a boa notícia é que todo sentimento passa.

Qual é o sentimento negativo que você tem imediatamente antes de começar a se preocupar? Sente-se ansioso, tenso, irritado? Qualquer que seja, aposto que esse sentimento acabará passando. Sentimentos são experiências no momento presente – e a cada momento nossos sentimentos mudam. Qual foi o melhor sentimento que teve na semana passada? Qualquer que tenha sido, aquele sentimento passou. Você não o possui agora. Você já teve um ataque de pânico? Mas há boas chances de que não esteja tendo aquele ataque enquanto lê este livro.

Se os sentimentos são impermanentes, se são transitórios, então por que se preocupar com eles? Suponha que você esteja realmente aborrecida porque acabou de ouvir que seu companheiro a está deixando. Embora seja terrível, este sentimento também é impermanente. A impermanência nos dá esperança, pois sentimentos – e preocupações – estão continuamente em processo. Sentimentos e preocupações são como folhas na superfície da água. Às vezes, a água parece estar parada; outras vezes, a corrente move-se rapidamente. É apenas uma questão da rapidez com que o rio corre. Mas ele corre – e assim correm os sentimentos.

Observe a impermanência

Joanne está preocupada com as contas. Ela excedeu o limite bancário e não vai ter outro pagamento nos próximos dias. Sente-se sob pressão, ansiosa e preocupada. Pedi-lhe que tentasse não fazer *nada* quanto a esses sentimentos durante uma hora e, depois, procurasse descrevê-los sem tentar modificá-los. Conforme descrevia os sentimentos, ela percebeu que sua intensidade havia se modificado. Ao longo dessa hora, ela os sentiu menos intensamente. Eles não eram permanentemente intensos.

Uma maneira de mostrar a si mesmo que os sentimentos negativos não duram para sempre é acompanhá-los a cada hora da semana em um registro de emoções. Por exemplo, Jennifer acreditava estar sempre ansiosa em relação a Joe. Pedi-lhe que registrasse suas emoções e acompanhasse o que fazia a cada hora da semana. Para sua surpresa, ela dificilmente ficava pensando em Joe, pois estava no trabalho a maior parte do dia; mesmo quando estavam em casa, ela ficava envolvida ou com suas próprias atividades ou com interações agradáveis na companhia dele. Como resultado da segmentação de seus sentimentos, ela ficou menos preocupada com o fato de se sentir ansiosa (ou com raiva) ocasionalmente.

Todas as emoções são temporárias. Por que usar a preocupação para tentar modificar algo que se modificará por conta própria? Distancie-se do sentimento agora e veja-o passar gradualmente.

APRECIE CADA MOMENTO

Uma forma de ajudá-lo a se distanciar do tempo é apreciar e vivenciar o presente. Discuti o desprendimento com atenção plena no Capítulo 5, mas agora retomo o assunto para assumir o controle do tempo vivenciando o presente do modo como ele é. Ironicamente, você se sentirá menos fora de controle se parar de tentar controlar o tempo – desistindo da urgência e (por enquanto) do futuro – e apreciar cada momento. Estas idéias de desprendimento com atenção plena – sua mente se afastando e se desapegando para estar focada no momento presente – são derivadas de técnicas de meditação budista.[3] Com o uso desta técnica, pode-se observar, perceber e descrever os sentimentos, em vez de exigir que se livre deles.[4] Em vez de lutar contra os sentimentos, sensações ou pensamentos, você os aceita e os observa no presente. Fica não apenas atento (consciência), mas também desapegado (aceitação).

O problema com a preocupação é que ficamos presos e distraídos em meio a todas as coisas possíveis que tentamos controlar. Percebemos que estamos incomodados ou ansiosos e pensamos que temos de modificar aquele sentimento imediatamente. Ficamos apegados às metas de fazer tudo e tentar controlar tudo. Mas, com o uso do desprendimento com atenção plena, permanecendo no presente, em vez de estar focado na tentativa de fazer o futuro acontecer agora, é possível afastar-se da preocupação que orienta sua sensação de urgência.

Vamos supor que você esteja preso no trânsito e pense: "Tenho que sair daqui *imediatamente!*". Está dominado por uma idéia de urgência e pensa que deve eliminá-la completamente. Mas vamos imaginar que você pratique o desprendimento com consciência plena e aprecie o momento. Como não pode controlar o tráfego à frente, você se acomoda no assento do carro e observa. Você se distancia da imagem de tentar controlar tudo. Ao se colocar na posição de mente observadora, desinteressada, você não julga nem pressiona, não luta nem se debate. Observa que há um carro verde, o céu está repleto de nuvens e as nuvens estão mudando com o vento. Você observa e se afasta, mas está completamente no presente. Quaisquer pensamentos de "chegar lá na hora" são expulsos de sua mente; você fica no presente e observa os carros e o céu.

Pratique o desprendimento com atenção plena quando estiver dominado pela sensação de urgência de que algo deve acontecer neste exato momento – como se o trem estivesse vindo e você não pudesse sair do caminho. Apenas distancie-se da urgência de controlar e modificar as coisas, e simplesmente descreva sua reação a ela nos mais minuciosos detalhes de suas sensações, – *ficando no presente*. Concentre-se onde sente a tensão e a urgência. Afaste-se e observe. Veja a tensão aumentar, estabilizar-se em um platô e diminuir. Use metáforas para descrevê-la: "É como a água correndo sobre mim" ou "É como uma agulha me picando". Tente descrever para si mesmo o que vê e sente. Enquanto fica no presente, perceba que um novo momento começa e também passa. À medida que deixa de controlar e observa cada momento, você se preocupa menos.

MELHORE O MOMENTO

Se você está aprisionado no momento e ele é pesado demais, devastador, desagradável e doloroso, o que pode fazer? Você pode *melhorar o momento*. Qualquer que seja o momento, ele pode ser melhor.

O que você pode fazer para melhorar o momento imediatamente?

Pergunte a si mesmo: "O que seria bom neste momento?". Talvez um banho de espuma fizesse bem, ou ouvir música, ou ler poesia. Você pode assumir o controle do tempo começando no presente. Perca-se nos detalhes do momento – o que vê, sente, ouve, cheira. Caminhe lá fora e olhe à sua volta. Se há árvores e grama, observe-as mais de perto. Perceba as diferentes formas e cores das folhas. Olhe para o céu. Repare nas nuvens. Fique no agora – perdendo-se enquanto melhora o momento.

Você não mais vive no futuro. Está agora no presente, que está ficando melhor. Você não controla o futuro, mas pode tornar este momento melhor do que poderia ter sido. Conforme melhora o momento, suas preocupações desaparecem.

Elabore uma lista de maneiras para melhorar o momento: caminhar, dedicar-se a um *hobby*, acariciar o gato, ver fotografias, assistir a um filme especial.

EXPANDA O TEMPO

Suas preocupações são como um alvo estreito em determinado momento do futuro. Enquanto se preocupa com algo no futuro, você está mirando um alvo que faz o restante da vida desaparecer. Todos os outros momentos, incluindo o presente, todos os momentos passados e todos os posteriores não são mais importantes. É como se você tivesse um telescópio focado em um ponto, e então o restante de sua existência parece esvair-se.

Como é possível aprender a expandir o tempo de forma a colocar o momento em uma perspectiva que o torne insignificante? Se é insignificante, por que se preocupar? Pense em sua vida como um gráfico de tempo. Quanto espaço este momento em particular ocupa? Ele ocupa um único ponto – nada comparado ao espaço dos anos de sua infância, adolescência, juventude e os muitos anos restantes em sua vida.

Agora examine como poderia se sentir em diferentes momentos da vida, expandindo o tempo para além deste momento único.

- Como irá se sentir em relação a esta preocupação daqui a um mês? Um ano? Cinco anos?
- O que fará daqui a cinco horas? Amanhã? Depois de amanhã?
- Quais as coisas positivas que poderiam acontecer entre agora e depois?
- Quais as coisas positivas que poderiam acontecer neste momento? Em um mês, um ano, dez anos?

Brianna estava chateada por causa de um conflito com o chefe no trabalho. Como ela vai se sentir em relação a isto daqui a dois dias, um mês ou um ano? Ela reconheceu que provavelmente não pensaria nisto na semana seguinte. Por que ela se sentiria menos preocupada daqui a uma semana? Ela disse haver muitas outras coisas na vida além de umas poucas interações com seu chefe. E acrescentou: "Sempre supero isto". Se sempre supera, então há boas razões pelas quais irá superar novamente. Por exemplo, Brianna supera isso porque tem outras coisas que ocupam sua cabeça – trabalho, amigos, encontros, cinema, academia, viagem, sono. Ela sempre supera porque os acontecimentos sobrepõem-se a sua preocupação e colocam as coisas em perspectiva.

Veja Elvin, que se preocupava que os investimentos rendessem pouco. Primeiro, ele parecia obcecado com a perda de dinheiro e projetava desastres para o futuro. Porém, na próxima vez que o vi – na semana seguinte –, ele falava sobre bons momentos com sua esposa, fazendo o jantar em casa. Os acontecimentos predominam e o foco estreito na preocupação acaba se perdendo.

Imagine-se entrando em uma máquina do tempo. Vá para o futuro uma semana, duas semanas, um mês ou um ano. Quase tudo com que se preocupa hoje parecerá trivial quando olhar para trás a partir do futuro. Isto é muito instrutivo, pois nos diz que muitas das coisas que nos incomodam agora acabam perdendo a importância depois.

PLANEJE O TEMPO

Muitos têm dificuldade em ser realistas quanto às agendas. Você pode entrar correndo em uma reunião alguns minutos atrasado, aborrecido pela pressão de não ser pontual. Embora realmente possa não fazer diferença alguma chegar exatamente na hora, a pressão por não ser pontual torna-se outra fonte de estresse e preocupação. Patrick chegava constantemente atrasado para as sessões comigo – não muito, mas sempre cerca de 10 minutos. Chegava transpirando, pedia desculpas e levava alguns minutos para se acalmar. Veio à tona que sua vida era geralmente assim. Ele estava sempre correndo um pouco atrás. Examinamos qual era a fonte dessa pressão de horário, e algumas poucas coisas que contribuíam para suas preocupações e estresse começaram a emergir. Isto incluía a tendência de marcar compromissos demais, procrastinar e subestimar o quanto as coisas poderiam durar, além de sua expectativa de que elas correriam tão tranquila e eficazmente quanto possível. As coisas quase nunca corrriam assim tranquilamente e, desta forma, qualquer imprevisto o deixava atrasado.

Decidimos assumir o controle do tempo por meio de cinco ações:

1. Desenvolver um plano de horários.
2. Dar-se tempo suficiente.
3. Registrar os aspectos positivos.
4. Aprender a dizer não.
5. Usar o tempo de outra pessoa.

Vejamos como isto funcionou.

1. Desenvolver um plano de horários

Patrick não usava agenda pessoal para enumerar as coisas que tinha de fazer e quando fazê-las. No máximo tinha uma lista de coisas a serem feitas – mas nenhum horário marcado. O plano de horários incluiu hora de levantar, tomar café, tomar banho, ver as notícias, sair para o trabalho com bastante tempo e organizar-se. Também incluímos tempo para relaxar, ir à academia três vezes por semana, passar tempo com sua esposa e filho e assistir à televisão. Sempre que se sentia sobrecarregado, olhávamos seu plano de horários e agendávamos algumas tarefas. Examinamos suas atividades "extra-tarefa" que consumiam tempo. A principal perda de tempo de Patrick era ao navegar na Internet. Assim, sua norma então se tornou: "Tenho que trabalhar durante três horas antes de gastar 15 minutos na Internet". Isto lhe proporcionou mais tempo e controle.

2. Dar-se tempo suficiente

Patrick geralmente subestimava a duração das coisas, em parte devido à ilusão de que tudo correria tão tranquilamente quanto possível – e, é claro, sempre havia problemas inesperados que tomavam tempo. A outra parte de sua subestimação é que geralmente dedicava mais tempo a algumas coisas do que necessário. Ele era um tanto perfeccionista e tinha dificuldade em determinar quanto tempo uma atividade realmente merecia. A primeira coisa que fizemos foi reconhecer que ele continuamente subestimava o tempo necessário para trajetos e para projetos de trabalho específicos. Segundo, trabalhamos na priorização das coisas que eram realmente importantes e na determinação das que mereciam menos tempo. Terceiro, Patrick planejou dar a si mesmo tempo suficiente, começando as coisas mais cedo e tentando concluí-las antes do prazo final. Dar mais tempo a si mesmo foi parte da necessidade de aceitar as limitações e reconhecer que ele não seria capaz de concluir tudo no mais alto nível e no menor prazo.

3. Registrar os aspectos positivos

Parte da pressão de horários e da preocupação de Patrick era que ele constantemente se centrava no trabalho que não conseguira terminar. Raramente olhava para trás e reconhecia o trabalho que havia realmente feito. Pedi-lhe que mantivesse uma lista diária das atividades que concluía e examinasse a lista todos os dias, com o objetivo de dar mais crédito a si próprio pelas realizações. Patrick fez isso nas primeiras duas semanas e voltou satisfeito e menos estressado: "Nunca me dei conta do quanto realmente consigo fazer. Ficava sempre pensando que era preguiçoso, pois estava sempre achando que não conseguia terminar tudo". Registrar seu comportamento pode ajudá-lo a perceber que está de fato usando a maior parte do tempo de modo eficaz. Isto também pode mostrar como não o está usando eficazmente; assim, pode fazer com que o tempo funcione em seu favor.

4. Aprender a dizer não

Muitas pessoas preocupadas são tão conscienciosas que não conseguem dizer não diante de qualquer solicitação ou oportunidade para fazer algo. Patrick não era exceção. Por ser tão trabalhador, aceitava mais trabalho para fazer. Pensava que seus colegas achariam que não era perfeito, então sempre dizia sim. Examinamos os custos e benefícios de ele ocasionalmente dizer não a novas solicitações. Um custo, Patrick acreditava, era que desapontaria o chefe. Avaliamos todo o trabalho efetivo que ele estava fazendo e a probabilidade de conseguir terminar as coisas no prazo se tivesse menos a fazer. Ele decidiu experimentar e começar a dizer não a novas solicitações que não fossem realmente essenciais e a coisas que outros poderiam fazer. Isto ajudou imensamente.

5. Usar o tempo de outra pessoa

Outra maneira de Patrick dizer não era delegar trabalho a outras pessoas. Inicialmente, isto foi muito difícil porque ele acreditava poder fazer quase tudo melhor que seus colegas e funcionários. Entretanto, reconheceu os benefícios de delegar tarefas. Por exemplo, ele poderia se concentrar nas atividades que envolvessem seus talentos *especiais*. Depois de alguns meses, isto começou a reduzir seu estresse, pois ele estava aprendendo a dizer não a trabalhos adicionais e a permitir que outros fizessem o trabalho e colaborassem.

RECAPITULAÇÃO

A preocupação está quase sempre relacionada a algo que vai acontecer no futuro. Portanto, a percepção do tempo é parte fundamental de sua preocupação. Se você acredita que não há tempo suficiente, ficará preocupado por não conseguir lidar com as coisas que podem acontecer. O sétimo passo para lidar com a preocupação é parte importante do processo de assumir o controle de sua vida. Se você sente que o tempo o controla, então vai constantemente se sentir pressionado a lidar com tudo que pode acontecer no futuro e a fazer tudo imediatamente. Como resultado desta demanda por soluções imediatas, você irá se sentir sobrecarregado.

Mas e se você se distanciar do tempo e colocá-lo em perspectiva? É possível tornar a experiência dos acontecimentos que se aproximam mais lenta, afastando-se do tempo, focando o momento presente, melhorando-o e desprendendo-se conscientemente, a fim de se tornar ciente da experiência atual. Uma vez que se desgarra e vivencia o presente, suas preocupações quanto ao futuro que se aproxima rapidamente irão se dissipar.

Expandir o tempo permite-lhe perceber as coisas na perspectiva de milhares de acontecimentos, não simplesmente da única preocupação acerca de um único ponto no tempo. Expandir o tempo permite-lhe afastar-se da

---

Tenha em mente

- Desligue a urgência.
- Aceite a impermanência.
- Aprecie cada momento.
- Melhore o momento.
- Expanda o tempo.
- Planeje o tempo.

preocupação para posicionar determinado ponto do tempo no contexto de toda sua experiência de vida passada e futura.

Finalmente, planejar o futuro irá ajudá-lo a se sentir mais no controle, especialmente se você priorizar o que precisa ser feito, permanecer na tarefa e evitar adiamentos. Isto também significa aprender a dizer não e a ser realista quanto a suas limitações. As coisas não vão correr eficientemente a menos que você as planeje.

Você pode fazer do tempo um aliado, se conseguir distanciar-se e visualizá-lo ao longo de uma linha extensa que se expande para antes e para depois da preocupação. A idéia é não ficar preso a um ponto no tempo (sua preocupação), que é apenas um breve momento em uma série infinita de momentos.

NOTAS

1. Riskind, J.H., and Williams, N.L. (1999). Cognitive case conceptualization and treatment of anxiety disorders: Implications of the looming vulnerability model. *Journal of Cognitive Psychotherapy, 13*, 295-315.
   Riskind, J.H. (1997). Looming vulnerability to threat: A cognitive paradigm for anxiety. *Behaviour Research & Therapy, 35*(8), 685-702.
2. Dugas, M.J., and Ladouceur, R. (1998). Analysis and Treatment of Generalized Anxiety Disorder. In V E. Caballo (Ed.), *International Handbook of Cognitive-Behavioural Treatments of Psychological Disorders* (pp. 197-225). Oxford: Pergamon Press.
3. Kabat-Zinn, J. (1990). *Full Catastrophe Living: The Program of the Stress Reduction Clinic at the University of Massachusetts Medical Center.* New York: Delta.
   Linehan, M.M. (1993). *Cognitive-Behavioral Treatment of Borderline Personality Disorder.* New York: Guilford.
   Kabat-Zinn, J., Lipworth, L., and Burney, R. (1985). The clinical use of mindfulness meditation for the self-regulation of chronic pain. *Journal of Behavioral Medicine, 8*, 163-190.
   Kabat-Zinn, J., Massion, A.O., Kristeller, J., Peterson, L.G., Fletcher, K.E., Pbert, L., Lenderking, W.R., and Santorelli, S.F. (1992). Effectiveness of a meditation-based stress reduction program in the treatment of anxiety disorders. *American Journal of Psychiatty, 149*, 936-943.
   Baer, R.A. (2003). Mindfulness training as a clinical intervention: A conceptual and empirical review. *Clinical Psychology: Science and Practice, 10*, 125-143.
4. Kabat-Zinn, J. (1990). *Full Catastrophe Living: The Program of the Stress Reduction Clinic at the University of Massachusetts Medical Center.* New York: Delta.

parte III

**Preocupações específicas
e como contestá-las**

11

Preocupações com as interações sociais: E se ninguém gostar de mim?

Se você tem medo de avaliação negativa, fica preocupado com o que os outros podem pensar a seu respeito. Fica pensando que causou má impressão, disse a coisa errada e acha que vai ser criticado e rejeitado. Seus medos afetam as amizades e as relações de trabalho e podem levar a uma série de problemas – incapacidade de se aproximar das pessoas que deseja conhecer, falta de assertividade, ansiedade em relação a fazer provas ou ser avaliado de outra maneira, ansiedades sexuais que resultam na incapacidade de manter a ereção ou chegar ao orgasmo, falta de promoção na carreira, incapacidade de satisfazer necessidades fundamentais no trabalho ou nos relacionamentos, dependência crescente de álcool ou de drogas para se sentir à vontade quando está com outras pessoas, raiva não-expressa quanto às necessidades não atendidas e depressão.

O QUE É MEDO DE AVALIAÇÃO NEGATIVA?

Se você tem medo de ser avaliado negativamente, responderá sim às seguintes afirmações na Escala de Medo de Avaliação Negativa:[1]

- Fico tenso e nervoso se percebo que alguém está me avaliando.
- Fico muito incomodado quando cometo algum erro social.
- Se alguém está me avaliando, tendo a esperar o pior.
- Com freqüência, penso que vou dizer ou fazer a coisa errada.

Você acredita que outras pessoas provavelmente serão críticas, que elas observam o que você faz e baseia sua auto-estima na forma como pensa que os outros o vêem. Em conseqüência disso, fica inibido em relação a seu próprio desempenho e se preocupa com a possibilidade de cometer erros que os outros podem criticar.

Padrões perfeccionistas e foco em si mesmo

Talvez você estabeleça padrões perfeccionistas para si mesmo quando está com outras pessoas – preocupação quanto a cometer erros e a crença de que geralmente vai se sair mal.[2] Talvez se engaje em pensamentos mais autofocados quando está cercado por outras pessoas, pois você centraliza os pensamentos e a atenção nas sensações internas (por exemplo, ansiedade, batimentos cardíacos e pensamentos desenfreados). Você pode até exagerar a dimensão em que os outros estão olhando para você ou pensando a seu respeito e pode achar que as outras pessoas são críticas. Por conseguinte, terá auto-estima mais baixa e poderá se dar menos crédito quando se sair bem.[3] Na verdade, talvez pense ser um impostor que será desmascarado quando as pessoas o conhecerem melhor.[4]

As diferentes partes de quem você é

Talvez você não consiga distinguir ou diferenciar as várias partes de seu eu. Não percebe que há componentes muito diferentes em relação a quem você é. Se está preocupado demais com aceitação, talvez sinta que sua auto-valorização seja determinada por uma interação específica. O psicólogo Kenneth Gergen afirma que temos "eus múltiplos", a partir dos quais nossa percepção do eu varia em diferentes situações e papéis sociais.[5] Conforme se verifica, o melhor indicador da forma como você se sente em relação a si mesmo é o modo como avalia seu grau de atratividade física.[6] Talvez, em função da preocupação generalizada com a aparência, a preocupação com a aceitação por parte de outras pessoas seja importante fator em nossas preocupações – embora poucas pessoas sejam verdadeiramente objetivas com relação a sua própria aparência.

Crianças que crescem com vínculos seguros com seus pais têm maior probabilidade de ver a si mesmas a partir de diferentes perspectivas e maior probabilidade de se aceitarem.[7] A psicóloga Susan Harter verificou que o grupo de mesma idade e classe social da criança determina como ela se sente em relação à aparência, afinidade com os colegas e competência atlética, enquanto os pais influenciam o modo como as crianças se sentem quanto à capacidade escolar ou aspectos comportamentais (por exemplo, "fazer a coisa certa").[8] Se temos diferentes *eus*, então a aprovação para um comportamento em uma situação pode ser vista como "compartimentalizada", pois não é a imagem inteira de quem somos.

Auto-estima irreal e inflexível

O medo da avaliação negativa também pode derivar do fato de sua auto-estima ser inflexível e irreal. Uma das características típicas do equilíbrio emocional é manter a auto-estima realista, mesmo no contexto de alguma adversidade. Enfatizo auto-estima *realista* já que você precisa identificar em que residem suas responsabilidades ou seus problemas. Apenas dizer a si mesmo que é maravilhoso e bem-sucedido não funciona, pois você pode perder a oportunidade de usar o *feedback* para melhorar sua capacidade de se relacionar com as pessoas e alcançar as metas.

Auto-estima alta e pouco realista pode ser tão problemática quanto auto-estima baixa e pouco realista. No primeiro caso, a pessoa não percebe que continua cometendo os mesmos erros, já que não aprende a partir das experiências. Além do mais, isto pode resultar na incapacidade de reconhecer e aceitar limitações, levando-o a aceitar tarefas que estão além de sua capacidade. Isto aumenta suas chances de ficar sobrecarregado ou falhar. Por exemplo, um jovem que continuava a se afastar dos outros ficou surpreso quando observei que este comportamento não estava dando certo e que ele não estava processando as informações sobre fracasso. Devido ao fato de seus pais terem ficado tão centrados em lhe dizer o quanto era maravilhoso e em desculpar seu comportamento anti-social, ele acabou se afastando de quase todos a seu redor. Corrigir a auto-estima injustificadamente alta sobre seu próprio comportamento social foi realmente muito benéfico, pois permitiu que ele modificasse um comportamento disfuncional.

Flexibilidade no autoconceito e capacidade de usar *feedback* corretivo permite à pessoa ser mais adaptada. Se você tiver um autoconceito mais flexível, será capaz de usar a desaprovação como *informação*. Isso significa que, se alguém não gostar de alguma coisa que você disse ou fez, você poderá usar isto como informação sobre o que precisa ser modificado. Além disso, ao reconhecer os vários contextos e dimensões de si mesmo, poderá aprender a desprezar o *feedback* negativo se este não for condizente com as outras informações positivas a seu respeito. Na verdade, isto é o que as pessoas conseguem fazer quando têm elevada autovalorização.[9] Elas reconhecem que parte de seus comportamentos negativos pode ser vista no contexto de uma variedade de comportamentos positivos.

Maneiras inadequadas de lidar com o medo da avaliação negativa

Talvez você esteja usando comportamentos de segurança para se sentir menos ansioso ao lado de outras pessoas. Tais comportamentos são motivados pelo pensamento equivocado: "Posso evitar demonstrar aos outros que estou ansioso com o uso desses comportamentos". Exemplos de comportamentos de segurança incluem segurar as mãos com rigidez (para que as pessoas não as vejam tremer), desviar o olhar de outras pessoas (para evitar o contato olho-no-olho), falar suavemente (para não chamar a atenção sobre si) e preparar-se em excesso (para não dar um "branco"). Você pode evitar iniciar uma conversa ou expressar sua própria opinião, procurar sinais de rejeição para poder sair logo, concordar com pessoas das quais discorda, não falar alto ou beber antes de conhecer pessoas.

Algumas pessoas apresentam um traço de personalidade geral chamado personalidade esquiva, que inclui baixa auto-estima, sensibilidade à rejeição ou à avaliação por outras pessoas e medo de interagir com os outros, a menos que haja alguma garantia de que não as vejam com desaprovação. Pessoas com este estilo de personalidade podem ter um ou dois amigos, mas se queixam freqüentemente de solidão. Elas fogem para um mundo de fantasias e se envolvem em atividades solitárias nas quais não serão rejeitadas. Homens com personalidade esquiva podem concentrar a maior parte de sua vida sexual em pornografia ou, em alguns casos, com prostitutas, casos em que as chances de rejeição são mínimas. Mulheres com este tipo de personalidade ficam propensas a evitar relacionamentos íntimos, pois temem rejeição. Ou, quando entram em uma relação íntima que não funciona, ficam relutantes em se auto-afirmarem, receando críticas e rejeição e temendo vir a ter dificuldades para encontrar outro relacionamento.

SETE PASSOS PARA AS PREOCUPAÇÕES COM AS INTERAÇÕES SOCIAIS

Wendy fica constantemente preocupada com a possibilidade de parecer chata e esquisita nas festas. Não se considera tão atraente quanto outras mulheres, pois percebeu algumas rugas. Por isso, geralmente se senta na parte mais escura da sala e raramente inicia conversações. Antes de ir a uma festa, fica preocupada com a maquiagem e o cabelo, com o que vai dizer, quem vai conhecer e como as outras pessoas reagirão a ela. Tenta ensaiar um pequeno discurso – "Oi, meu nome é Wendy. Qual é seu nome?" –, mas pensa que vai soar formal e falso. Ela teme que as mãos tremam ao segurar o copo e, então, tenta segurá-lo ainda mais apertado – mas elas tremem mesmo assim. Ela acha que as pessoas vão reparar em suas mãos tremendo e concluir que ela está uma pilha de nervos. O que Wendy pode fazer a respeito desses medos de avaliação negativa?

Vejamos nosso programa de sete passos.

Passo 1: Identifique as preocupações produtivas e improdutivas

Quais os custos e benefícios das preocupações?

Wendy pensa que a preocupação vai prepará-la para o pior, pois ela pode rapidamente flagrar outras pessoas olhando estranho para ela e ir embora da festa. Também acredita que sua preocupação vai motivá-la a se esforçar mais para parecer interessante e atraente. As desvantagens são que ela detesta ir a festas, sente não ser ela mesma e acaba fazendo uma dissecação de si mesma depois. Wendy conclui que poderia ficar melhor com menos preocupações, mas ainda se preocupa em baixar a guarda.

Há alguma evidência de que as preocupações realmente o ajudaram?

Wendy vem fazendo isto há anos. Mas não consegue ver qualquer evidência de que esteja melhor – de que tenha conseguido agir melhor em uma festa ou de que as pessoas reajam melhor quando ela age assim. Entretanto, por jamais ter tentado não se preocupar, ela realmente não sabe.

Quais são suas preocupações produtivas e improdutivas?

As preocupações produtivas relacionam-se a coisas que ela pode fazer *imediatamente*, como, por exemplo, maquiar-se, ir à festa e conversar com pessoas. Suas preocupações improdutivas são todas do tipo *e-se* que ela não consegue controlar, como, por exemplo, como as outras pessoas se sentirão em relação a ela. Também se preocupa com questões que não podem ser respondidas ("O que alguém vai pensar?") e com uma reação em cadeia de eventos improváveis ("Se não gostarem de mim, vão contar aos amigos, e todos pensarão que sou um fracasso"). Wendy decidiu que poderia melhorar se se preocupasse menos. Assim, passamos para o segundo passo.

Passo 2: Aceite a realidade e comprometa-se com a mudança

Pense nas coisas que Wendy não aceita – sua aparência, sua ansiedade, o que os outros podem pensar, a incerteza da situação e os limites de sua capacidade de afetar outras pessoas. Decidimos que ela precisava praticar tanto a aceitação quanto o comprometimento.

Tome distância

Pedi a Wendy que simplesmente observasse seus pensamentos e sentimentos: "Percebo que estou apenas pensando que minha aparência não está tão boa quanto gostaria" e "Percebo que meu coração está batendo acelerado". Sugeri que seus pensamentos eram apenas sensações internas que não prediziam a realidade. Pensamentos são pensamentos – não são a mesma coisa que a festa.

Descreva o que está diante de você

Pedi-lhe que ficasse focada no que estava diante dela quando estivesse na festa. Ela praticou o exercício de observar em sua volta e descreveu para si mesma o que via. Quis que ela observasse e descrevesse os homens no ambiente – como estavam vestidos, a cor dos cabelos e dos olhos e onde estavam na sala: "Estou vendo que há um homem perto da janela conversando. Ele veste uma camisa azul e seu cabelo é castanho escuro". Isto desviou sua atenção de si mesma para a observação de outras pessoas.

Suspenda os julgamentos

Wendy precisava eliminar os julgamentos sobre si mesma e sobre como deveriam ser sua aparência e sua atitude na festa. Decidimos que ela se centrasse em aceitar e descrever o que é, em vez de rotular a si mesma como pessoa sem brilho ou esquisita, ou pensar que deveria ficar menos ansiosa. Suspender julgamentos foi difícil para Wendy, mas ela conseguiu centrar-se na observação das pessoas em sua volta e na observação de seus pensamentos sem sentir que precisava ficar menos ansiosa ou ser mais charmosa.

Retire-se da cena

Sugeri que cada pessoa na festa tinha sua própria "realidade" – sua própria história e sua própria perspectiva. As pessoas não estavam lá por causa dela ou apesar dela. Se alguém a olhou de certa maneira ou disse algo, era mais por causa dele mesmo que de Wendy. Pedi a ela para ver a festa a partir do ponto de vista de cinco outras pessoas que estivessem lá: "Como o homem perto da janela vai ver o que está acontecendo? Qual é sua história?". Quando ela voltou a focar sua atenção em outras pessoas e como elas viam as coisas, começou a se sentir menos como centro das atenções e menos preocupada.

Desapareça para ver a realidade

Sugeri que imaginasse nem mesmo estar na festa – que estava assistindo à festa em um circuito fechado de TV. Ela havia desaparecido. Por ter desaparecido, ninguém poderia vê-la nem julgá-la. Conforme via a festa de uma perspectiva imparcial, ficava menos inibida.

Aceite os problemas sem solução

Decidimos que ela não poderia resolver o problema de sempre parecer atraente para todos ou de ser querida por todos. Sugeri que experimentasse desistir de lutar contra tais problemas, pois tudo em relação a eles era "sem esperança". Propus que, se esses problemas eram "sem esperança", talvez pudéssemos concebê-los não mais como problemas, pois talvez fossem simplesmente a realidade em uma forma que *não podemos* conhecer.

Conheça o que você jamais pode saber

Examinamos o que ela não poderia saber – quanto outra pessoa sentiu-se atraída por ela, ou o que alguém pensou ou se os rumores sobre sua ansiedade se espalhariam. Sugeri que ela desistisse do que não se pode saber para que pudesse se concentrar em observar e ouvir o que outras pessoas diziam. Você pode saber o que ouve – mas não pode saber o que alguém pensa ou sente, a menos que ouça.

Pratique a imagem emocional

Visto que Wendy se preocupava constantemente com todas as coisas que precisava saber para não ser rejeitada, pedi-lhe que desenvolvesse um conjunto claro e detalhado de imagens visuais, a partir de uma história na qual era totalmente rejeitada. Isto se transformou em uma história – com imagens visuais – de pessoas rindo dela e dizendo que ela parecia tola, que parecia velha e sem brilho. Pedi a Wendy para repetir as imagens durante 20 minutos por dia. À medida que o fazia, as imagens iam se tornando chatas – até mesmo difíceis de se manterem em sua mente. Ela disse: "Percebi que isto nunca aconteceria. Então, tenho realmente me preocupado com algo que dificilmente pode se tornar realidade".

Inunde-se com incertezas

Sugeri que, mesmo que a imagem parecesse implausível, ainda assim tudo é possível – e que ela estava se preocupando a fim de eliminar possibilidades. Assim, pedi a ela para se inundar com a seguinte afirmação durante 20 minutos por dia: "É sempre possível que pareça uma completa idiota e que as pessoas me deixem embaraçada e me rejeitem". Isto também ficou chato e ajudou a diminuir suas preocupações.

Permaneça no presente

Visto que suas preocupações eram todas projeções de coisas ruins que nunca aconteceram, sugeri que Wendy passasse tanto tempo quanto possível no presente enquanto estivesse na festa. Se percebesse estar preocupada, ela deveria voltar a atenção para algo acontecendo que pudesse ver com os próprios olhos ou ouvir com os próprios ouvidos.

Comprometa-se com a mudança

A fim de modificar suas preocupações, Wendy precisou comprometer-se a fazer o oposto do que estava fazendo. Pedi a ela para tomar a decisão – o que ela queria, o que precisava ser feito para consegui-lo e se ela estava disposta a firmar o compromisso? Ela decidiu que queria ir a festas, conhecer pessoas e aprender a se soltar. Para isto, ela teria de fazer coisas que não queria – em um momento no qual ela não se sentia preparada.

Use o imperfeccionismo bem-sucedido

Como parte de seu comprometimento com a mudança, Wendy teria de aceitar o imperfeccionismo – que incluía não ter a aparência perfeita, não parecer interessante, sentir-se ansiosa e até mesmo parecer chata. Ela percebeu que, se esperasse para fazer isto quando tudo estivesse totalmente certo, jamais o faria. O imperfeccionismo foi o caminho para sua recuperação.

Pratique o desconforto construtivo

Finalmente, Wendy percebeu que o compromisso com a mudança significava aceitar o desconforto de enfrentar os medos. O desconforto seria um tipo de investimento – um meio para alcançar um fim. Ela queria suportar o desconforto de não saber com certeza o que aconteceria, caso fosse à festa e realmente começasse a conversar com outras pessoas sem seguir o roteiro.

Passo 3: Conteste a preocupação

Registre suas preocupações

Wendy mantinha um registro de suas várias preocupações e previsões. Ele incluía o seguinte: "Vou parecer velha e pouco atraente. Todas as outras mulheres serão mais atraentes. Ninguém vai falar comigo. Vou me sentir ansiosa e estranha. E se minhas mãos tremerem? E se meu rosto ficar vermelho ou se me der um branco? E se não tiver nada a dizer?"

Estabeleça o tempo de preocupação

Pedi a Wendy para separar 20 minutos por dia, durante as primeiras duas semanas de nosso trabalho juntos, para simplesmente anotar as preocupações. Ela optou por fazer isso quando voltasse do trabalho todos os dias e verificou que ficava se repetindo continuamente. Mas também percebeu que suas preocupações estavam quase totalmente relacionadas a sua aparência e à incapacidade de impressionar outras pessoas.

Teste suas previsões

Pedi a Wendy que elaborasse um conjunto de previsões específicas para que pudéssemos testar suas preocupações. As previsões foram: "Não vou ter nada a dizer. Ninguém vai querer falar comigo. Minhas mãos vão tremer. Vou parecer idiota". Após voltar da festa, ela examinou as previsões e verificou que nenhuma delas havia se concretizado. Na verdade, ela realmente se envolveu em várias conversas em que tinha muito a dizer e muitas pessoas falaram com ela. Suas mãos tremeram só um pouco, mas ela percebeu ter sido porque segurou o copo com muita força porque pensava que isto impediria suas mãos de tremerem. Eu havia previsto isto e disse a ela que, caso o percebesse, deveria relaxar as mãos e abaixar o copo.

Vença as preocupações

- *Que distorções de pensamento você utiliza?* Wendy usava leitura mental ("Eles acham que sou idiota"), personalização ("Ele está desviando o olhar porque não gosta de mim"), adivinhação do futuro ("Vou parecer tola") e rotulação ("Sou uma idiota esquisita"). Ela também usava a desqualificação de aspectos positivos ("A única razão pela qual meus amigos gostam de mim é que sou boa para eles") e a supergeneralização ("Isto é típico de mim – sempre pondo tudo a perder quando conheço pessoas").
- *Qual a probabilidade disto realmente acontecer?* Wendy percebeu que suas

previsões de parecer a completa idiota e não ter nada a dizer tinham probabilidades muito baixas. Ela imaginou cerca de 10% (embora eu pensasse ser perto de 0%).
- *Qual é o pior desfecho? O desfecho mais provável? O melhor desfecho?* O pior desfecho era sua fantasia temida – ser humilhada e rejeitada por todos. O melhor era que todos diriam a ela o quanto era legal. E o mais provável, disse ela, era que iria à festa, ficaria um pouco nervosa e nada ruim realmente aconteceria.
- *Conte a si mesmo uma história sobre melhores desfechos.* Wendy desenvolveu uma história sobre ir à festa e pôr em prática as idéias que estávamos discutindo. Sua história incluía o seguinte: "Estou na festa e sinto-me estranhamente calma e autoconfiante. Começo a conversar com algumas pessoas. Conheço um cara realmente legal, gentil, inteligente e engraçado, e acabamos saindo".
- *Qual é a evidência de que algo realmente ruim vai acontecer?* A evidência de Wendy baseava-se quase inteiramente em seu raciocínio emocional: "Sinto-me nervosa, então, provavelmente não vai ser bom".
- *Quantas vezes você se enganou no passado em relação a suas preocupações?* Conforme Wendy recapitulou as preocupações passadas com respeito a ser rejeitada ao conhecer pessoas, percebeu que isto realmente nunca havia acontecido. Ninguém havia sido rude ou crítico. Algumas conversas simplesmente se esvaíram – mas isto era normal, ela reconheceu, e, em alguns casos, foi porque *ela* havia perdido o interesse.

Passo 4: Focalize a ameaça mais profunda

Crenças nucleares sobre si mesmo incluem a idéia de que está desamparado, é imperfeito, charmoso, superior, responsável, indigno de amor ou controlado pelos outros. Como resultado dessas crenças, sua resposta a avaliações negativas pode ser bem diferente da de outra pessoa. A pessoa que acredita estar desamparada e não ser capaz de cuidar de si mesma tomará uma avaliação negativa como evidência de que não consegue fazer nada direito. Outra pessoa pode ver isso em termos de quão imperfeita (por exemplo, idiota, chata ou feia) ela é. Outra, ainda, que acredita que precisa ser charmosa, pode pensar que, se alguém não gosta dela, isto significa ter perdido o controle em termos de aparência e que ninguém vai querê-la. Outros – com idéias exageradas de si mesmos como seres superiores – vão ficar aborrecidos caso não sejam vistos como melhores que todo mundo. Precisam sentir que toda a atenção está voltada para eles, do contrário, sentem-se facilmente descartados ou ofendidos. Vejamos como as crenças nucleares de Wendy manifestavam-se em suas preocupações.

Identifique as crenças nucleares em relação a si mesmo e a outras pessoas

As crenças de Wendy eram de ser indigna de amor, chata e imperfeita, e suas crenças em relação aos outros eram de que eles fossem superiores e iriam rejeitá-la.

Como suas crenças nucleares afetaram-no no passado?

Uma vez que temia que suas imperfeições subjacentes se tornassem aparentes, ela tendia a evitar se abrir com as pessoas, mesmo após conhecê-las há algum tempo. Isto também tornou difícil para ela estabelecer relacionamentos mais profundos com homens, pois acreditava que eles descobririam que ela era chata e perderiam o interesse rapidamente. Devido a sua ansiedade ao conhecer pessoas, Wendy freqüentemente ia embora de uma festa cedo ou simplesmente ficava lá sem dizer nada. Isto significava que as pessoas tinham pouca oportunidade para conhecê-la. Isto também a fazia parecer chata – fazendo com que seu pior medo se tornasse realidade.

Você está se vendo em termos de tudo-ou-nada?

Wendy se via em termos de tudo-ou-nada, como pessoa totalmente chata, incrivelmente pouco atraente. Na verdade, ela também via outras pessoas em termos de tudo-ou-nada – eram "interessantes", "divertidas" e "o centro das atenções". Examinamos diferentes situações nas quais ela era mais interessante e o fato de que mesmo pessoas interessantes podiam, às vezes, parecer chatas. Isto conduziu a um pensamento menos preto-e-branco sobre si mesma e outras pessoas.

Quais são as evidências contra sua crença nuclear?

Wendy foi capaz de perceber que, uma vez que se sentisse mais à vontade com as pessoas, ela podia ser interessante. Ela tinha alguns amigos íntimos que confiavam nela por ser boa ouvinte, não-crítica e fiel. Perguntei-lhe como ela conciliava isto com a visão negativa de si mesma: "Por que será que as pessoas que a conhecem melhor gostam mais de você?".

Você seria tão crítico em relação a outras pessoas?

Wendy disse que não seria tão crítica em relação a alguém tímido que estivesse preocupado com a perspectiva de ir a uma festa: "Nem todo mundo é extrovertido. E se alguém se comportar de forma reservada em uma festa? Isto não significa que não tenha algo a oferecer logo que se sinta à vontade". Perguntei a Wendy por que era tão dura consigo mesma, mas ela não conseguiu imaginar a razão.

Talvez haja alguma verdade em sua crença nuclear

De fato, Wendy *era* um tanto chata às vezes. Por ter tanto medo de parecer chata, ela realmente não falava muito nem demonstrava tanta emoção em uma festa. Ela temia parecer "idiota", então respondia com algumas palavras apenas, o que poderia levar as pessoas a pensarem que ela não tinha nada a dizer ou que era esnobe. Em outras palavras, por ficar tão preocupada em relação a cometer erros, Wendy realmente agia de maneira relativamente chata. Ela também reconheceu que todos somos chatos às vezes; logo, há alguma verdade nisso para todo mundo.

Faça algo contra a crença nuclear

Pedi a Wendy para fazer o oposto de sua crença nuclear – ou seja, tentar iniciar conversas, fazer perguntas e responder ao que outras pessoas dizem. Por pensar que, ao iniciar conversas, isto atrairia a atenção para ela e seria embaraçoso, pensei que este seria um bom exercício para ela descobrir que podia fazer algo contra as crenças sobre si mesma. Afinal, de que outro modo ela poderia mostrar que sua crença estava errada, a menos que agisse contra ela? Ela realmente deu início a algumas conversas, perguntando às pessoas sobre elas e apresentando-se. Isto foi surpreendente para ela, pois as pessoas com as quais falou na festa foram educadas e perguntaram coisas a seu respeito.

Conteste sua crença nuclear negativa

Pedi a Wendy para imaginar os pensamentos que teria se estivesse indo a uma festa. Ela disse que pensaria não ter nada a dizer, que todos estariam seguros lá e que ela pareceria uma tola que não se encaixava. Por pensar que pareceria chata, ela ficava relutante em falar com as pessoas. Mas quando observamos as evidências, ela foi capaz de perceber que tinha muitas qualidades de uma boa amiga, tais como fidelidade, humor, compreensão, compaixão, inteligência – na verdade, as mesmas qualidades que gostaria em um homem. Como Wendy ficava tão inibida ao conhecer pessoas, sugeri que ela virasse a mesa e se concentrasse em perguntar a elas sobre o trabalho, onde cresceram e viveram e que interesses tinham. Isso poderia tornar Wendy uma pessoa muito interessante, pois ela estaria fazendo alguém sentir-se interessante.

Porém, sugeri que ela contestasse a idéia de que seria terrível se alguém não se interessasse pelo que tinha a dizer. O que ela ainda poderia fazer se alguém achasse a conversa sobre seu trabalho pouco interessante? Ela poderia fazer tudo que sempre fez – em outras palavras, nada mudaria.

Passo 5: Transforme "fracasso" em oportunidade

O principal problema de Wendy ao conhecer pessoas era que ela tinha padrões perfeccionistas e sempre se avaliava como fracasso: "Se vou à festa e não pareço interessante, então falhei. Sou um fracasso". O quinto passo – aprender a enfrentar o fracasso – foi um componente essencial ao lidar com as preocupações, pois ela via quase todas suas interações como fracassos totais. Sugeri que poderíamos lidar com suas preocupações usando algumas técnicas para contestar seu medo de fracasso. Para fazê-lo, tivemos de nos concentrar em uma meta mais ampla do que evitar o fracasso. A meta foi ser capaz de conhecer novas pessoas e estabelecer novos relacionamentos.

Vejamos a preocupação de Wendy: "Vou fazer o papel de idiota se for à festa e não parecer interessante". Considere as seguintes formas de contestar este medo de fracasso:

1. *Talvez não tenha sido um fracasso.* Ela está vendo seu comportamento como algo a ser julgado, em vez de uma experiência com outras pessoas. Ao invés de concebê-lo como fracasso, poderíamos vê-lo simplesmente como uma interação na qual ela encontra algumas pessoas.
2. *Posso focalizar outros pensamentos que darão certo.* Simplesmente ir à festa e enfrentar as ansiedades é um passo na direção certa. Ela se saiu muito bem, ao contestar seus medos na festa; ela de fato iniciou conversas, observou e ouviu outras pessoas.
3. *Não era fundamental sair-se bem.* Não é crucial ter grande experiência em uma festa. Não há nada de necessário nisso – é apenas uma opção em um momento no tempo.
4. *Houve alguns comportamentos que compensaram.* Ela de fato enfrentou o medo e, assim, aprendeu que poderia ir à festa e falar com as pessoas, mesmo que se sentisse ansiosa. Ela também percebeu que nada realmente ruim aconteceu. Seus piores temores não se confirmaram.
5. *Todos falham em alguma coisa.* Embora não vejamos isto como fracasso, todos tivemos algum dia uma experiência em que não nos sentimos à vontade em uma festa. Todos são chatos às vezes.
6. *Talvez ninguém tenha percebido.* Wendy sempre pensa que todos estão reparando como está se saindo mal. Como poderiam? Como alguém além dela poderia perceber que estava ansiosa e inibida? Pedi-lhe para se lembrar das últimas cinco pessoas tímidas que conhecera em uma festa. Ela não conseguiu se lembrar de uma sequer.
7. *Meus padrões estavam muito altos?* Sim, pois Wendy esperava ir à festa e não ficar nervosa, e que conheceria o homem de seus sonhos. Esperar ficar à vontade fazendo coisas que a deixam ansiosa é realmente uma contradição. Na verdade, por que se importar em ter padrões? Por que não simplesmente ir à festa?
8. *Fui melhor que antes?* Sim, ela se saiu melhor que antes. Conseguiu praticar o ato de ficar no presente, ser uma observadora e perceber o que outras pessoas diziam e como estavam, e também iniciou algumas conversas. O que há de ruim nisso? Ela realmente estava demonstrando progresso.

9. *Ainda posso fazer tudo que sempre fiz, embora tenha falhado.* Novamente, ela não fracassou – mas, mesmo que não se sentisse satisfeita com a experiência, ela ainda poderia fazer tudo que sempre fez. Na verdade, ela provavelmente ficaria ainda mais propensa a freqüentar festas.
10. *Falhar em algo significa que tentei. Não tentar é pior.* Wendy está tentando e vai tentar novamente. Fazer o que não se sentia à vontade para fazer é a forma pela qual está superando as preocupações. Não ir à festa simplesmente manteria seu medo de conhecer pessoas.

Passo 6: Use as emoções em vez de se preocupar com elas

Parte central da preocupação de Wendy era as pessoas poderem perceber sua ansiedade e timidez e deixarem-na embaraçada. Ela tinha medo de encontrar pessoas quando se sentia ansiosa, pois acreditava que não deveria se sentir assim e que sua ansiedade era transparente e desagradável para outras pessoas. Fizemos uso de algumas das idéias colocando o foco no significado e na importância de suas emoções, em vez de continuar evitando-as, preocupando-se ou ficando calada nas festas.

Qual é o significado de sua emoção?

Wendy pensava que sua timidez e suas preocupações "não faziam sentido", "estavam fora de controle", e "continuariam para sempre". Ela acreditava que ninguém podia compreender como é ser tímida e sentia-se envergonhada em relação a isso. Quando considerou mais cuidadosamente essas idéias negativas sobre seus sentimentos, pôde perceber que as preocupações e ansiedades tinham muito sentido. Ela era tímida, logo, é claro que se preocuparia. Além disso, ela nunca havia "perdido o controle" ou desabado – era simplesmente a preocupação com a possibilidade disso acontecer que a fazia acreditar que tinha de se flagrar quando se sentia ansiosa. Sua ansiedade não duraria para sempre, pois era quase totalmente circunstancial – estava focada no ato de conhecer pessoas. Tão logo ela as conhecia, sua ansiedade ficava bem menor. A fim de testar a crença de que deveria se sentir envergonhada quanto a sua timidez, perguntei-lhe o que seus amigos pensavam a respeito. Ela disse: "Eles me dizem que não tenho nada com que me preocupar, pois sou uma pessoa realmente fantástica". Além disso, alguns de seus amigos também eram tímidos, o que a ajudou a ver sua própria timidez como normal.

Aprenda a aceitar os sentimentos

Aceitar que se sentia ansiosa quando conhecia pessoas poderia ajudar Wendy a despender menos esforço centrando-se em como se livrar da ansiedade, pois ajudaria a torná-la menos inibida. Sugeri que simplesmente concordasse em se sentir ansiosa e não fizesse nada em relação a isto, nem mesmo tentasse relaxar. Aceitar os sentimentos em vez de lutar contra eles iria ajudá-la a ocupar-se enquanto se sentia ansiosa: "Por que você simplesmente não aceita o desconforto por um momento e faz as coisas desconfortáveis de qualquer modo?".

Sinta-se menos culpado e envergonhado

Como muitas pessoas que se preocupam por parecerem ansiosas, Wendy sentia vergonha de sua ansiedade quando estava com outras pessoas. Consideramos o fato de não haver nada de mau ou imoral quanto a ser tímida e preocupar-se. Não faz mal a ninguém, exceto a ela mesma. Para verificar isto, pedi a Wendy que contasse aos amigos que ela se sentia intimidada e ficava preocupada quando conhecia gente. Ninguém a julgou, todos a apoiaram. Na verdade, uma das metas que estabelecemos foi que ela encontrasse alguém diferente, viesse a conhecê-lo e depois dissesse à pessoa que se sentia intimidada ao conhecer pessoas novas. Ela acabou fazendo isso e ficou aliviada ao saber que o rapaz com quem conversara também ficava ansioso nas festas.

Quase todos têm esses sentimentos

Como muitas pessoas tímidas e que se preocupam com a possibilidade de ser avaliadas, Wendy pensava que ela era muito incomum. Eu a encorajei a perguntar a outras pessoas se elas já haviam ficado encabuladas ou preocupadas antes de conhecerem outras pessoas ou de falarem diante de um grupo. Seus amigos desfilaram histórias sobre medos de falar em público, timidez ao conhecer novas pessoas, ansiedade quanto ao desempenho sexual, vergonha de seus corpos e medo de parecerem tolos. Se quase todos têm ansiedades de vários tipos, então o que há de tão errado com as de Wendy?

Explore seus sentimentos para poder superá-los

Finalmente, Wendy teve de decidir firmar um compromisso para *explorar* sua ansiedade – fazer as coisas que a deixavam ansiosa – a fim de superá-la. Praticar o que a deixava ansiosa tornou-se a meta. Sugeri que o sinal para experimentar algo era perceber que ficava ansiosa ao pensar sobre isso: "Se você fica ansiosa em relação à idéia de se aproximar de alguém, faça isto imediatamente". Inicialmente, ela não conseguia fazê-lo, mas, após praticar as coisas que a deixavam ansiosa, percebeu que as preocupações diminuíram. Isto se dá porque, ao fazê-lo, seus sentimentos não eram mais um indicativo de retirada. Em vez de pensar: "Estou ansiosa, logo me retraio", ela agora pensava: "Estou ansiosa, então faço isto agora".

Passo 7: Assuma o controle do tempo

Assim como muitas pessoas preocupadas, Wendy estava centrada em suas previsões acerca de como se sairia mal na festa. Havia a sensação de urgência de que algo terrível aconteceria (ela faria papel de boba) e de que precisava imediatamente da resposta indicando que tudo acabasse bem. Decidimos trabalhar sobre sua idéia de tempo para que ela pudesse ver as coisas em perspectiva e, ao mesmo tempo, pudesse permanecer no momento.

Desligue a urgência

Wendy dizia: "Preciso saber que não vou parecer boba". Quando estava na festa, pensava: "Preciso ficar menos ansiosa *imediatamente!*". Porque exigia todas as respostas imediatamente e precisava modificar os sentimentos na hora, ela ficava cada vez mais ansiosa. Sugeri que desligássemos a urgência. Não havia crise alguma nem emergência de vida ou morte. O trem não estava vindo. Perguntei a Wendy o que aconteceria se ela não tivesse certeza absoluta agora de que tudo estaria bem. Ela disse: "Acho que, se não tiver certeza, então não vai dar certo". Mas e se a necessidade de saber imediatamente fosse exatamente o problema? Uma vez que jamais poderia ter certeza imediatamente, ela estava aprisionada em sua urgência.

O mesmo é valido para a necessidade de se livrar da ansiedade imediatamente. O que aconteceria se ela não se livrasse? E se visse a ansiedade como algo presente neste momento? Ou se pensasse: "Vou ter de agüentar e experimentar um pouco de desconforto por alguns momentos"? Aceitar que não pode controlar o momento, aceitar os sentimentos em determinado instante e normalizar o sentimento de ansiedade naquele instante poderia ajudá-la a desligar a urgência.

Perceba como seus sentimentos passam

Recuar e perceber que os sentimentos são reais e presentes, porém temporários, permitiu a Wendy deixar de controlar seus sentimentos e pensamentos: "Percebo que tenho uma preocupação agora" e, alguns instantes mais tarde, "Percebo que estou pensando em outra coisa agora". Wendy foi capaz de imaginar suas preocupações como pequenas partículas sobre folhas que voavam para longe dela. Sentimentos, pensamentos e desconforto não são permanentes, exatamente como o tempo.

Permaneça no presente

As preocupações de Wendy eram inteiramente sobre o futuro e o futuro não está no presente. Permanecer no momento – estar plenamente consciente do que acontece agora – era um forte antídoto para as preocupações. "Neste momento, percebo que há quatro pessoas em pé perto da janela. Agora, posso ouvir a música – é uma canção que nunca ouvi antes. No momento, sinto que estou com sede". Ficar no presente torna impossível preocupar-se com o que poderia acontecer em um futuro possível, porém, que pode nunca chegar.

Melhore o momento

Wendy estava ficando no momento, porém o momento também era desconfortável. Pedi-lhe que observasse o que seria bom no presente. Ela disse: "Será que se prestasse mais atenção à música, acabaria gostando?". Pedi a ela para pensar em melhorar o momento experimentando alguma comida na festa – na verdade, para levar alguma coisa à boca bem devagar e observar a textura, o sabor da comida. Isto a ajudou a se sentir mais à vontade, mais relaxada e mais em contato com o presente.

Expanda o tempo

Wendy freqüentemente pensava que seus sentimentos de ansiedade durariam para sempre. Embora racionalmente soubesse que este não era o caso, ela sentia que a ansiedade não tinha fim. Pedi que imaginasse uma linha comprida – uma linha de um quilômetro – e, depois, colocasse um ponto nela. O ponto representava o momento da festa. Pedi-lhe que imaginasse todas as coisas prazerosas que faria no futuro, depois da festa, e todas as coisas divertidas que fez no passado, antes da festa. Expandir o tempo ajudou Wendy a se preocupar menos com um único ponto nele.

RECAPITULAÇÃO

O que Wendy percebeu sobre suas preocupações com relação a avaliações negativas? Primeiro, que as preocupações não a protegiam nem a preparavam – faziam-na preocupar-se mais. *O que ela pensava ser a "solução" era, na verdade, o problema*: "Vou me preocupar, assim não serei pega de surpresa". Segundo, percebeu que poderia aceitar suas limitações – ela ficaria ansiosa, preocupada, incomodada, insegura em relação às coisas não darem certo e seria incapaz de controlar o que as pessoas pensavam a seu respeito. Ela também se comprometeu com o imperfeccionismo bem-sucedido e o desconforto construtivo, a fim de enfrentar as preocupações. Não era fácil, porém seria útil. Terceiro, percebeu que estava pensando de maneira tendenciosa e distorcida, e que pensamentos negativos, tais como leitura mental e adivinhação do futuro, poderiam ser contestados de maneira eficaz. Quarto, percebeu que sua crença nuclear de ser chata e indigna de amor não correspondia aos fatos. Na verdade, muitas pessoas que a conheciam bem pensavam que ela era uma grande amiga. Quinto, percebeu que sua visão catastrófica do fracasso (e a tendência a se rotular como fracasso simplesmente por ser tímida) também era distorcida e falsa. De fato, havia muitas áreas da vida nas quais tinha sucesso, e ela estava fazendo mais progressos com suas preocupações. Sexto, Wendy percebeu que suas emoções eram transitórias. Ela não era a única a ficar ansiosa ou preocupada com relação à avaliação. E, sétimo, poderia controlar o tempo permanecendo no agora, e poderia melhorá-lo concentrando-se em sensações e observações. À medida que se afastasse do agora, ela poderia expandir o tempo para além desses momentos ansiosos e perceber que havia um futuro além de seu desconforto.

Wendy começou a conversar mais, conhecer mais pessoas e percebeu que poderia fazer coisas que não queria. Suas preocupações tornaram-se menos desagradáveis, pois podia perceber que eram simplesmente pensamentos sobre julgamentos e previsões do futuro raramente válidos. Ela acabou conhecendo um rapaz com quem começou a namorar. Ao conhecê-lo melhor, passou a perceber que havia outras pessoas com problemas e que ela poderia realmente gostar de alguém com problemas – exatamente como poderia começar a gostar de si mesma.

NOTAS

1. Watson, D., and Friend, R. (1969). Measurement of social-evaluative anxiety. *Journal of Consulting & Clinical Psychology, 33*(4), 448-457.
2. DiBartolo, P.M., Frost, R.O., Dixon, A., and Almodovar, S. (2001). Can cognitive restructuring reduce the disruption associated with perfectionistic concerns? *Behavior Therapy, 32*(1), 167-184.
3. Kocovski, N.L., and Endler, N.S. (2000). Social anxiety, self-regulation, and fear of negative evaluation. *European Journal of Personality, 14*(4), 347-358.
4. Thompson, T., Foreman, P., and Martin, F. (2000). Imposter fears and perfectionistic concern over mistakes. *Personality & Individual Differences, 29*(4), 629-647.
5. Gergen, K.J. (1991). *The Saturated Self: Dilemmas of Identity in Contemporary Life*. New York: Basic Books.
6. Harter, S. (1999). *The Construction of the Self: A Developmental Perspective*. New York: Guilford Press.
7. Crittenden, P. (1988). Relationships at Risk. In J. Belsky and T. Nezworski (Eds.), *Clinical Implications of Attachment* (pp. 136-174). Mahwah, NJ: Erlbaum.
8. Harter, S. (1999). *The Construction of the Self: A Developmental Perspective*. New York: Guilford Press.
   Pekrun, R. (1990). Social Support, Achievement Evaluations, and Self-concepts in Adolescence. In L. Oppenheimer (Ed.), *The Self-concept: European Perspectives on its Development, Aspects, and Applications* (pp. 107-119). Berlin, Heidelberg: Springer.
9. Harter, S., Whitesell, N.R., and Junkin, L.J. (1998). Similarities and differences in domain-specific and global self-evaluations of learning-disabled, behaviorally disordered, and normally achieving adolescents. *American Educational Research Journal, 35*(4), 653-680.

12

Preocupações com os relacionamentos: E se quem eu amo me abandonar?

Valerie está envolvida com Brad há três anos, mas constantemente pensa que ele está se enchendo dela e vai deixá-la. Ela tenta ficar tão atraente quanto pode "para ele" e não expressa discordância quando isto acontece. Não quer que ele fique zangado, pois teme que possa romper com ela. "Você ainda me acha atraente?", ela pergunta. "Você ainda me ama?" Inicialmente, Brad achava que isto demonstrava que Valerie era muito atenciosa, mas depois começou a sentir que todos os seus pensamentos e sentimentos estavam sendo microscopicamente analisados. Brad dizia: "Deixe-me ter meus próprios sentimentos. Pare de me controlar". Valerie tendia a personalizar os estados de humor dele e depois achava ser seu dever modificá-los.

Valerie tem muito ciúme de outras mulheres. Ela percebe que Brad olha para Fran, que é atraente e simpática, e pensa que ele pode resolver que Fran é melhor para ele. Mais tarde, naquela noite, ela diz a Brad que acha Fran uma "cabeça-de-vento" e "oportunista" e que nunca gostou dela. Quando assistem a filmes, Valerie tenta ver se Brad acha sensuais as jovens atraentes que aparecem. Ela começa a pensar sobre seu próprio corpo e que está perdendo a forma. Quando Brad sai em viagem de negócios, ela pensa que ele vai traí-la. Oscila entre reclamar que ele não telefona e dizer-lhe que está muito ocupada para atender todas as suas ligações. Quer romper com ele antes que ele decida fazê-lo.

Se você fosse como Valerie e se preocupasse com abandono, ficaria muito ansiosa quando estivesse em um relacionamento. Você pensa que as brigas vão acabar em rompimento ou que seu par vai encontrar alguém mais atraente. Pode flutuar entre ciúme intenso e apreensão quanto a ser abandonada. Pode exigir reasseguramento, criticar o parceiro desnecessariamente por não lhe dar atenção suficiente ou criar conflitos dramáticos que colocam em risco a própria relação que tanto teme perder. Você pode agir como se tudo fosse um teste para seu parceiro: "Se realmente me amasse, você...". Esses testes contínuos de amor e fidelidade desgastam a relação, criando real ameaça de término de relacionamento.

Além disso, o medo de abandono e de ficar sozinho pode resultar na permanência em relacionamentos ruins ou mesmo levá-lo a escolher alguém inadequado só para ter um relacionamento. Seu medo de solidão pode fazer com que caia em um relacionamento ruim: você não pode sair dele porque acredita que não consegue viver sozinho. Em alguns casos, o medo de ser abandonado pode levá-lo a entrar em relacionamentos extraconjugais para se "proteger" do abandono. Finalmente, algumas pessoas têm tanto medo de ser rejeitadas ou abandonadas que nem mesmo entrarão em um relacionamento: "Se não tenho vínculo, não sou rejeitado".

Veja se alguma das afirmações a seguir se aplica a você:

- Fico pensando que as brigas levarão a um rompimento de nossa relação.
- Constantemente busco reasseguramento de que sou atraente ou interessante.
- Fico muito enciumado se meu parceiro acha outras pessoas atraentes.
- Tenho medo de ficar sozinho se este relacionamento não der certo.
- Fico preocupado se meu parceiro não liga freqüentemente.
- Seria traumático se nosso relacionamento terminasse.
- Tenho medo de ficar sozinho para sempre.
- Entrei em relacionamentos simplesmente para não ficar sozinho.

AS PIORES MANEIRAS DE LIDAR COM PREOCUPAÇÕES DE ABANDONO

Talvez você tente lidar com os medos procurando sinais de que seu parceiro esteja perdendo o interesse. Uma mulher checava a secretária-eletrônica do parceiro em busca de recados de outras mulheres e vasculhava seus papéis para ver se havia alguma anotação sobre encontros. Outra ficava tão centrada em sua aparência até o ponto de cancelar encontros com o homem com quem estava envolvida, caso sentisse que não estava com a melhor das aparências. Um homem com ciúmes dizia à namorada que os outros homens eram idiotas e tinham menos sucesso. Ele esperava que, ao menosprezar outras pessoas, pareceria mais atraente na comparação.

Talvez você tente ser agradável demais a fim de evitar rejeição. Uma paciente me relatou que quase nunca discordava do parceiro: "Não adianta nada. Ele não vai mudar". Entretanto, conforme discutimos isto mais detalhadamente, sua verdadeira preocupação apareceu: "Se eu discordar, ele pode me deixar". Um homem geralmente escolhia mulheres que considerava menos inteligentes que ele, ou mais carentes e desesperadas – particularmente as que eram financeiramente dependentes. Seu raciocínio era que essas mulheres teriam menor probabilidade de romper com ele, pois se apegariam desesperadamente ao relacionamento. Para sua surpresa, cada uma delas o deixou por outro.

Um homem que ficara casado por muitos anos me relatou que sempre manteve casos em paralelo, mas que nunca pensara em deixar a esposa para ficar com a amante. Contou-me que os casos se iniciaram logo após o casamento, quando ele começou a entrar em pânico com a idéia de que sua mulher pudesse deixá-lo – exatamente como sua mãe havia abandonado a família, quando ele era criança. Uma mulher me relatou que, quando tinha uma discussão com o parceiro, pensava que isto era um sinal de que deveriam se separar, levando-a a dizer para ele: "Bem, não devemos continuar juntos". Sua idéia era: "Posso também tirar o inevitável do caminho". Na verdade, embora ela inicialmente temesse que o marido a trocasse por outra mulher mais jovem, era ela que estava procurando outros homens "para assegurar-me de ter alguém, caso ele me dê o fora".

Outra forma problemática de lidar com isto é não se envolver profundamente. Essa estratégia esquiva e distanciadora é geralmente inconsciente, mas de modo geral se reflete em pessoas que buscam relacionamentos superficiais e sem significado. Essas pessoas podem dizer: "Ainda não conheci a pessoa certa" ou "Não sei realmente se estou apaixonado". Mas o que em geral acontece é que a pessoa tem tanto medo de rejeição íntima que evita se aproximar de alguém. Uma mulher me contou que age intencionalmente e de maneira superficial e provocadora, pois isso atrai homens por quem, ela sabe, jamais irá se apaixonar. Ao se assegurar de que o relacionamento será sempre superficial, ela já desqualifica o rompimento: "Não significa muito de qualquer forma, pois eu sabia desde o início que ele só estava a fim de sexo".

Por outro lado, algumas pessoas escolhem relacionamentos com limitações inerentes – parceiros em salas de bate-papo na Internet, relacionamentos à distância ou pessoas casadas.

A pessoa com estilo de personalidade dependente tem medo de ser abandonada e, assim, sacrifica suas necessidades a fim de manter o relacionamento. Por temer não ser capaz de cuidar de si própria e por acreditar que ficar sozinha é o equivalente à depressão, geralmente desenvolve a capacidade de atrair e envolver um parceiro a quem possa ver como mais forte ou competente, esperando que este "salvador" irá protegê-la e nunca deixá-la.

Vejamos como os vários fatores contribuem com preocupações envolvendo abandono. Se você se sente insegura em relação à possibilidade de ser abandonada, engaja-se em muita leitura mental ("Ele está chateado comigo"), adivinhação do futuro ("Ele irá embora"), personalização do comportamento de seu parceiro ("Devo tê-lo chateado") e pensamento catastrófico ("Seria horrível se eu acabasse sozinha"). Como resultado dessas inseguranças, talvez constantemente busque assegurar-se, verificando como ele se sente, o que faz e para onde vai, tornando-se agradável demais e deixando de ser firme. Ou, se sente que não pode lidar com a rejeição, talvez até precipite o rompimento para "ficar logo livre".

A boa notícia sobre suas preocupações envolvendo abandono é que você pode aprender a superá-las de modo a não continuar repetindo velhos erros. Vamos dar uma olhada no programa de sete passos.

SETE PASSOS PARA AS PREOCUPAÇÕES COM OS RELACIONAMENTOS

Vamos voltar a Valerie, que constantemente pensava que Brad estava perdendo o interesse por ela. Vamos usar o programa de sete passos e ver como ela aprendeu a lidar com as preocupações de abandono.

Passo 1: Identifique as preocupações produtivas e improdutivas

Quais os custos e os benefícios das preocupações?

Valerie acreditava que preocupar-se a respeito da possibilidade de Brad deixá-la prepara-va-a para o pior e tornava-a capaz de perceber algo antecipadamente, podendo corrigi-lo antes que ele a deixasse. Embora pensasse que isto pudesse ser um benefício possível de sua preocupação, ela percebeu que os custos eram bem maiores. Os custos incluíam constante ansiedade, raiva, ciúme, insegurança, busca de reasseguramento e exigências sobre Brad.

Tabela 12.1
Piores maneiras de lidar com o medo de abandono

- Buscar evidências de que o parceiro está perdendo o interesse.
- Procurar sinais de que o parceiro está interessado em outra pessoa.
- Buscar pistas de infidelidade.
- Centrar o foco em aparência e atitude perfeitas.
- Desvalorizar a competição.
- Nunca discordar.
- Deixar de lado as próprias necessidades para não contrariar o parceiro.
- Escolher parceiros menos desejáveis e mais carentes.
- Intensificar discussões para romper o relacionamento, antes que seja abandonado.
- Ter outros relacionamentos paralelos.
- Evitar a inevitabilidade da perda, escolhendo relacionamentos sem perspectivas.

Existe evidência de que suas preocupações realmente ajudaram?

Não havia qualquer evidência real de que as preocupações fossem úteis. Na verdade, o ciúme e a busca de reasseguramento freqüentemente conduziam a mais discussões com Brad, que a deixavam ainda mais insegura.

Quais são suas preocupações produtivas e improdutivas?

Valerie não conseguia identificar qualquer preocupação produtiva envolvendo abandono. A única coisa que era capaz de perceber era que esforçar-se para ter um relacionamento melhor significava tentar eliminar as preocupações e a forma inadequada de lidar com o problema – tais como checagem, perturbação, exigência e busca de reasseguramento. Isto significava que ela teria inicialmente de trabalhar no segundo passo: aceitação e compromisso.

Passo 2: Aceite a realidade e comprometa-se com a mudança

Valerie estava tão aprisionada às preocupações com a possibilidade de Brad deixá-la que tinha dificuldade em aceitar a relação como era e viver no presente. Trabalhamos intensamente no segundo passo, especialmente na aceitação.

Descreva o que está diante de você

Valerie constantemente supunha o que Brad pensava e sentia e geralmente tirava conclusões precipitadas sobre o futuro. Sugeri que ela simplesmente *descrevesse* o comportamento dele, sem quaisquer inferências dos motivos e pensamentos: "Brad está sentado assistindo à TV com os pés no sofá. A lavadora de louças está fazendo um pouco de barulho na cozinha". As descrições inócuas ajudaram-na a se distanciar por um momento permitindo que ela avançasse até o próximo ponto. Ela teve de suspender momentaneamente as interpretações sobre seus motivos e focar apenas o que podia ver e ouvir – o comportamento dele.

Suspenda o julgamento

Pedi a Valerie que suspendesse quaisquer julgamentos em relação ao comportamento de Brad – ou ao seu próprio – e simplesmente ficasse com descrições e observações, sem rotulá-lo como "autocentrado" ou "insensível". Isto foi importante, pois quase todas suas preocupações eram julgamentos sobre como Brad "deveria agir". Ela tinha um catálogo de pensamentos do tipo "deveria" – ele deveria ligar com mais freqüência, elogiá-la mais, dar-lhe mais atenção, ficar menos interessado no trabalho e estar mais interessado nela.

Retire-se da cena

Valerie constantemente personalizava quase tudo que Brad fazia. Se ele respirasse profundamente, isto significava que estava cheio dela. Pedi que ela imaginasse como outra pessoa descreveria o comportamento dele com mínima referência a Valerie. Isto a ajudou a perceber que Brad tinha uma existência separada da dela e que seu comportamento nem sempre era dirigido a ela. Isto também a ajudou a reduzir sua busca de reasseguramento.

Desista do reasseguramento

Quando ficamos dependentes demais nos relacionamentos, voltamo-nos para a outra pessoa em busca da segurança de que ela ainda se importa, não está zangada nem aborrecida conosco. Certamente, essa busca de reasseguramento torna-se incômoda e chata. Imagine se eu ligasse para você de hora em hora durante um mês para perguntar se estava aborrecida ou chateada comigo. Você provavelmente acabaria admitindo que estava zangada comigo – mas eu teria provocado isto ao perturbá-la com as buscas de reasseguramento.

Valerie estava sempre checando com Brad o que ele pensava e sentia, onde ela se encaixava, para onde estavam indo, qual era o futuro, como ela era em comparação com outras mulheres, se ele ainda a acharia atraente quando ficasse velha e se ele já havia pensado em outras mulheres. Ela imaginava que, se ele pensasse em outras mulheres ou as achasse atraentes, isto significava que iria deixá-la. Eu disse a ela que era bem provável – e muito saudável – que os homens estivessem sempre achando outras mulheres atraentes. Isto é um sinal de que são heterossexuais e estão vivos. Perguntei-lhe se achava outros homens atraentes e, é claro, ela os achava. Isto significava que ela não preferia Brad?

Porém, Valerie acreditava que a checagem evitaria que suas preocupações escapassem ao controle. Examinamos suas crenças em relação à checagem e decidimos que ela tentaria passar uma semana sem perguntar a Brad como ele se sentia, o que pensava ou se ele a achava atraente. Isto foi difícil, pois ela achava terrível não saber essas coisas com certeza. Ironicamente, à medida que buscava menos reasseguramento, Brad foi ficando mais atencioso. Por que isso? Aconteceu que Brad era um homem típico – não gostava de pessoas impondo-lhe as coisas. Quanto mais ela checava, mais Brad sentia que precisava demonstrar independência, não ligando e não perguntando nada a seu respeito.

Saiba o que jamais pode saber

Valerie precisava trabalhar na aceitação de que não poderia saber no exato momento se a relação daria certo. Ela tinha de aceitar a incerteza e as limitações daquilo que podia saber. Valerie praticou a repetição durante 20 minutos por dia: "Jamais posso saber se ele vai me deixar". Isto a ajudou a reduzir as obsessões de abandono, pois o pensamento ficou chato.

Pratique a imagem emocional – estar sozinho

Da mesma forma que muitas pessoas preocupadas, Valerie não conseguia encarar a idéia de ficar sozinha. Ela se preocupava, checava e buscava reasseguramento a fim de não pensar em como a vida seria sem Brad. Ela dizia: "É muito doloroso pensar na vida sem ele". Experimentamos o seguinte: primeiro, elaboramos um plano "pós-Brad". Pedi a ela para fazer uma lista de metas que gostaria de alcançar se não estivesse com ele. Como se verificou, Valerie queria fazer o curso de administração, mas, por ter medo de nem sempre estar disponível para Brad, ela não o havia começado. Ela fez uma lista de outras coisas que gostaria de fazer – ver os amigos mais freqüentemente, praticar esportes, batalhar por uma promoção no trabalho, conhecer pessoas novas, sair para dançar (Brad não gostava de dançar), viajar, andar pelo parque, sair para jantar. Nós então olhamos sua agenda diária – o que ela fazia desde o momento em que acordava até a hora de ir para a cama – e percebemos que ela parecia viver boa parte da vida esperando o telefone tocar.

À medida que planejava suas atividades independentemente de Brad e ligava para ele com menos freqüência, Brad passou a demonstrar mais iniciativa. Ele ficava esperando que ela ligasse: "Valerie, você não deu sinal de vida hoje – o que aconteceu?". Ela respondia que estava ocupada com as amigas e suas atividades. Isto o levou a mostrar iniciativa ligando para ela. Entretanto, em virtude das qualidades obsessivas de Valerie em relação a Brad e a outros homens antes dele, decidimos dar início a um programa mais abrangente de como lidar com o medo de abandono.

Seu medo de ficar sozinha e de ser abandonada alimentava as preocupações diárias. Fiz com que ela elaborasse uma história detalhada com imagens precisas de como seria. Ela imaginou Brad saindo pela porta, observou a porta fechar e viu-se sozinha em casa. Valerie praticou esta imagem em detalhes repetidamente durante 20 minutos todos os dias até ficar chata.

Pratique o desconforto construtivo

Valerie tentava eliminar o desconforto por meio da preocupação, fazendo leitura mental, exigindo reasseguramento e que Brad dissesse que a amava. Isto nunca funcionou. Decidimos nos centrar na prática diária do desconforto – especificamente, aprender a tolerar a ansiedade, quando não se sentisse segura. Inicialmente, Valerie pensou que isto seria impossível – "Sinto como se estivesse sentada sobre minhas mãos" –, mas, ao final, ela conseguiu suportar mais desconforto à medida que aprendia algumas outras técnicas, tais como melhorar o momento.

Passo 3: Conteste a preocupação

Identifique suas distorções sobre abandono

Valerie tinha uma longa lista de pensamentos distorcidos que alimentavam o medo de abandono. Identificamos e categorizamos tais pensamentos da seguinte forma:

- Leitura mental: "Ele está zangado, portanto vai me deixar".
- Personalização: "Ele está trabalhando muito e isto é um sinal de que está perdendo o interesse e irá me deixar".
- Adivinhação do futuro: "Se isto continuar, a gente vai acabar rompendo o relacionamento".
- Catastrofização: "Como vou viver sem ele? Não sobreviveria".
- Rotulação: "Sou uma completa idiota neste relacionamento".
- Desqualificação de aspectos positivos: "Nada que eu faça parece ter importância".
- Supergeneralização: "Parece que estamos sempre discutindo – isto significa que vamos terminar".

Perguntei a Valerie se ela tinha alguma evidência que fundamentasse completamente sua leitura mental e a personalização. Por exemplo, Brad tinha ficado zangado antes, da mesma forma que ela, e eles ainda estavam juntos. Ele havia trabalhado muito antes e levado trabalho para casa, mas não a deixou. Valerie começou a contestar as crenças negativas e distorcidas sobre abandono e descobriu que se reduziam a uma crença nuclear: "Se Brad não me dá atenção como eu quero, significa que vai me deixar". Valerie começou a perceber que as exigências de atenção em seus termos não eram sinal de abandono iminente – eram mais o sinal de sua insegurança.

Em seguida, voltamo-nos para a análise mais detalhada das crenças centrais disfuncionais – que serviam de combustível para suas preocupações todos os dias. Vamos examinar cada uma delas.

É sempre por minha causa

Se Brad não está em seu melhor humor, ela pensa que é por ele não gostar de algo em relação a ela. Valerie ficou chateada quando Brad apareceu, serviu-se de um drinque e sentou-se para ler o jornal. Seu pensamento foi: "Ele está me rejeitando". No entanto, Brad disse a ela que estava estressado com o trabalho e precisava simplesmente desligar por uns instantes. Ela examinou as conseqüências desta tendência: exagerar a extensão em que o comportamento de outras pessoas está relacionado a ela, sentir como se seu humor estivesse em uma montanha-russa e aborrecer Brad porque ele sentia como se estivesse pisando em ovos.

Preciso descobrir o que ele está pensando

Ela não conseguia suportar a incerteza de não saber o que Brad estava pensando ou sentindo. Se não sabia, concluía que ele não se importava com ela ou que havia algo errado com o relacionamento. "Aposto que ele perdeu o interesse em mim. Preciso descobrir o que realmente está acontecendo – assim, não vou ser pega de surpresa."[1] Ela constantemente tentava ler sua mente, analisar cada expressão ou entonação em busca de pistas. Aceitar que as pessoas têm pensamentos e sentimentos que ela desconhece, e talvez nunca venha a conhecer, pode libertá-la para que vire o foco na direção de experiências mais gratificantes no presente, com ou sem Brad. Nós desenvolvemos um plano "auto-instrutivo" para Valerie:

1. "jamais posso saber o que as outras pessoas pensam ou sentem";
2. "a maior parte do tempo, isto não é relevante";
3. "posso focalizar comportamentos positivos com ou sem aquela pessoa".

Ao trazer de volta o foco para sua meta de desenvolver atividades, em vez de tentar ler os pensamentos de Brad, ela se tornou menos sensível aos estados de humor dele, quaisquer que fossem. Em conseqüência, ficou menos propensa a interrogá-lo sobre seus pensamentos e sentimentos e mais propensa a planejar coisas com ou sem ele. Isto desviou sua atenção da incerteza em relação ao que os outros pudessem estar pensando para o controle sobre aquilo que ela poderia fazer.

Preciso certificar-me de que ele gosta de mim

Uma vez que não consegue tolerar a incerteza, ela pensa que pode sentir-se melhor fazendo com que Brad assegure-lhe de que as coisas estão bem. Ela pode ligar para ele e verificar se ainda se importa com ela, ou perguntar se ele ainda a acha atraente: "Você está ficando cheio de mim? Você ainda acha que sou bonita?". Como vimos em nossas discussões sobre preocupação e obsessões, as tentativas de obter segurança não funcionam. Buscar reasseguramento sinaliza que ela não consegue tolerar a incerteza de não saber ao certo. Ao obter reasseguramento, ela reforça suas tendências obsessivo-compulsivas. Aceitar que não pode saber ao certo – e que não *precisa* disto – deveria realmente ser a meta. Pedi a Valerie que tentasse desistir das reafirmações. Ela analisou os custos da necessidade de reasseguramento ao examinar o impacto negativo disso sobre seu relacionamento. Tentou ficar primeiro um dia e depois uma semana sem obter reasseguramento e pediu a Brad que a ajudasse neste sentido; confrontou seus pensamentos negativos sobre ela mesma sem se basear em outras pessoas e centrou-se no que poderia fazer de gratificante no momento presente, em vez de tentar obter certezas quanto ao que Brad pudesse pensar ou sentir agora ou no futuro.

Não suporto conflitos

Valerie acha que os conflitos são terríveis e podem fugir ao controle. Assim, ou ela não se afirma ou desiste em favor de Brad: "Não suporto conflitos. Não gosto quando as pessoas ficam zangadas comigo". Como resultado do medo de conflitos ela não afirma suas necessidades, permitindo que seus ressentimentos e frustrações aumentem – às vezes até o ponto de explodir por conta de algo trivial. Pedi a Valerie para me dizer exatamente o que aconteceria se ela tivesse uma briga. Ela seria capaz de imaginar as brigas ao longo de um *continuum*, de leves a sérias, passando por moderadas? Existem maneiras de expressar diferenças sem que o conflito se torne algo sério? Se simplesmente expressar suas necessidades e falar sobre mudanças sempre leva a uma briga séria, então talvez ela precise reavaliar o relacionamento.

Os conflitos são inevitáveis nos relacionamentos, especialmente nos relacionamentos íntimos, mas é o modo como os parceiros lidam com os conflitos que determina se as coisas ficam melhores ou piores. John Gottman, especialista que ocupa posição de liderança no campo dos relacionamentos conjugais, verificou que certos estilos de lidar com conflitos são indicativos de divórcio. Eles incluem o uso de evasivas (recuar, recusar-se a conversar), menosprezo, rotulação do parceiro e ameaças de ir embora. Maneiras mais eficazes de lidar com conflitos incluem o que psicólogos chamam de "solução mútua de problemas":

1. definir o problema como "nosso";
2. reconhecer o próprio papel no problema;
3. pedir ajuda ao parceiro para "nosso" problema;
4. gerar possíveis soluções;
5. avaliar mutuamente as soluções;
6. estabelecer um plano para colocar a solução em prática.[2]

Valerie passou a aplicar a abordagem de solução mútua de problemas, em vez de evitar completamente as brigas ou transformá-las em catástrofes. Para sua surpresa, Brad ficou um tanto quanto aliviado por conseguir conversar construtivamente sobre como melhorar o relacionamento.

Não sou nada sem este relacionamento

Obviamente, esta era a verdadeira origem de seus medos – ela não podia imaginar a vida sem o relacionamento. Ela não via qualquer valor em si mesma independentemente de ser um apêndice no relacionamento. Se ela rompesse, significaria ser um fracasso que ninguém jamais poderia amar: "Sei que ele não é o melhor para mim. Mas não sei o que fazer sem ele" ou "A vida não tem sentido se eu ficar sozinha". Pedi-lhe que examinasse como sua vida havia sido antes de conhecer Brad, cuja aprovação e companhia ela julgava serem *absolutamente necessárias*. Ela percebeu que havia uma porção de coisas das quais gostava – trabalho, amigos, família, atividades de lazer, aprender e viajar. Pedi a ela para testar a crença de que o relacionamento com Brad era essencial, solicitando-lhe que enumerasse todas as coisas de que se lembrasse que havia feito sem ele. Conforme elaborava a lista, ela se deu conta de que havia algumas coisas que realmente fizera com Brad, porém, muitas das coisas de que gostava ela fizera sozinha. Também examinamos as oportunidades que ela poderia buscar se o relacionamento de fato acabasse – outros relacionamentos, possível mudança na carreira, talvez voltar a estudar e ver mais seus amigos.

Ninguém é "nada" sem um relacionamento. Pense na ironia desta crença, de que Valerie não é nada sem um relacionamento. Isto significa que nenhuma pessoa conhecida que esteja atualmente sem relacionamento possui quaisquer qualidades compensadoras ou prazeres. Significa que as pessoas que estão juntas convivem, na verdade, com outras que não fazem nada por conta própria. Estar ou não em um relacionamento realmente reflete diferentes opções de comportamento. É uma questão de equilíbrio, não do que é *essencial*.

Passo 4: Focalize a ameaça mais profunda

Identifique as crenças nucleares sobre si mesmo

Valerie pensava que a perda do relacionamento "revelaria verdades" centrais perturbadoras sobre ela: "Não sou digna de amor", "sou imperfeita", "sou um fracasso", "sou feia", "não sou especial (sou comum)" e "sou inferior". A maior preocupação de Valerie era não ser atraente e jamais encontrar um parceiro. Embora Brad declarasse seu amor por ela, suas preocupações com abandono centravam-se na absorção dele com o trabalho como "sinal" de que ele "não a amava mais".

As questões nucleares subjacentes ao medo de abandono incluíam a crença de que ela não seria capaz de dar conta sozinha de suas necessidades básicas, de que jamais poderia ser feliz só ou de que, se estivesse sozinha, permaneceria sempre assim. Por exemplo, uma mulher ficava preocupada com o fato de que, se seu casamento acabasse, não conseguiria se manter financeiramente – medo totalmente irracional, em virtude dos ativos que possuía. Outro homem pensava que, se sua parceira o deixasse, jamais encontraria outra mulher para amá-lo. Algumas pessoas preocupam-se com o fato de que, se não estão em um relacionamento, jamais poderão ser felizes – ser solteiro equivale a ser infeliz. A crença nuclear de Valerie era que jamais poderia ser feliz sem um parceiro – ela não conseguia se imaginar funcionando de maneira independente. Para ela, ser solteira era igual a não ser digna de amor.

Quais são as evidências contra sua crença nuclear?

A fim de contestar a crença nuclear negativa a respeito de si mesma, pedi a Valerie para pensar sobre quem ela era antes de conhecer Brad. Estivera tão centrada nele durante os últimos anos a ponto de ter se esquecido de que 25 anos se passaram antes mesmo de tê-lo conhecido. Enumeramos os relacionamentos com homens e as amizades que tivera antes de

Brad. Demos uma olhada em seu currículo para ver que tipos de trabalhos ela havia feito antes de conhecê-lo. Conversamos sobre as viagens que fizera antes de ouvir falar dele. Descobrimos que havia uma Valerie pré-Brad muito feliz e forte. Pedi-lhe que trouxesse fotografias dela quando criança e jovem. Olhamos suas fotos de criança, retratos de sua mãe e de seu pai, uma foto dela com 6 anos montada em um pônei, imagens dela na escola secundária e na faculdade, fotos de seu primeiro namorado, de suas amigas em diferentes idades, retratos de sua avó, fotos da Inglaterra (para onde ela viajou a fim de estudar)... muitas fotos que nada tinham a ver com Brad. Valerie olhou as fotos, respirou fundo e disse: "Eu realmente tive uma vida de verdade".

Conteste a crença nuclear negativa

Quando avaliamos seus medos nucleares – o medo de não ser capaz de cuidar de si mesma, de jamais ser feliz sozinha, ou de que ficar sozinha agora significaria estar sempre sozinha –, desenvolvemos maneiras de contestá-los. Por exemplo, o medo de não conseguir se manter ou cuidar de si mesma foi contestado observando os recursos que possuía, seus ganhos futuros e seu grupo de apoio. Ela examinou a evidência de que as pessoas solteiras que conhecia tinham um padrão de vida realmente aceitável – embora imperfeito. Começou a pensar também em outras mulheres divorciadas ou solteiras que conhecia e como elas estavam se saindo muito bem. À medida que passou a temer menos o rompimento, preocupava-se menos com o abandono. Esta foi na verdade uma das inúmeras razões pelas quais seu relacionamento acabou melhorando e a ameaça de rompimento desapareceu. Conforme "precisava" menos de Brad, havia menor pressão em suas interações – e menos raiva da parte dela.

Passo 5: Transforme "fracasso" em oportunidade

Embora o relacionamento de Valerie não tivesse fracassado, pensei que pudesse lhe ser útil enfrentar o medo de fracasso na relação. Voltamo-nos para o quanto ela poderia ser resiliente face aos desapontamentos – e como ela poderia colocar o "fracasso" em perspectiva.

Não fracassei, meu comportamento falhou

Quando relacionamentos acabam, há a tendência de se depositar toda a culpa em uma pessoa. Isto pode fazer as pessoas temerem ser consideradas culpadas pelos outros – ou como os outros vão vê-las como fracassos ou considerá-las patéticas. Após tratar de centenas de pacientes durante muito tempo, não me lembro de um único caso em que o relacionamento tivesse terminado porque a pessoa fosse imperfeita, indigna de amor, feia ou inferior. Os relacionamentos terminam geralmente porque as pessoas não os consideram gratificantes e porque os custos tornam-se muito elevados.

Considere a lógica da afirmação "Ele me deixou porque não sou digna de amor". Em primeiro lugar, ele deve ter se envolvido por achá-la digna de amor (atraente, interessante, que valia a pena, etc.). Segundo, ser "digno de amor" reside geralmente nos olhos (encantados) do contemplador: o que é encantador para você pode não o ser para outra pessoa. E, terceiro, não é algo relacionado à pessoa, mas sim ao comportamento da pessoa – existem comportamentos encantadores. Esses comportamentos incluem agir gentilmente, ouvir com cordialidade e compreensão, recompensar o parceiro, demonstrar generosidade e aceitar a pessoa com suas falhas. Esses são comportamentos nos quais quase todos podem se engajar, se assim decidirem. Não existem pessoas indignas de amor, existem apenas comportamentos dos quais não se gosta.

Posso focalizar outros comportamentos passíveis de serem bem-sucedidos

Valerie temia que um erro ou uma briga levasse ao rompimento. Na verdade, se uma pessoa termina com a outra por causa de um erro, pode-se pensar: "Antes cedo que tarde demais", pois uma pessoa com este grau de intolerância não tem muitas chances de manter um relacionamento. Mas o fato é que a maioria das pessoas tolera muitos erros – possivelmente porque também comete muitos erros. Geralmente, pesamos os custos e benefícios da relação e é a proporção de aspectos positivos em relação aos negativos que importa. Pedi a Valerie para enumerar os pontos positivos e negativos que cada um deles havia demonstrado no curso do relacionamento. Ela conseguiu perceber que a perspectiva poderia mudar quando viu poucos aspectos negativos no contexto de muito mais pontos positivos. Além disso, ela também percebeu que foi receptiva a muitos dos aspectos negativos de Brad, sugerindo que as pessoas podem aceitar a imperfeição e, ainda assim, manter o relacionamento.

Posso me centrar no que consigo controlar

Valerie precisava encontrar o *eu* independente de Brad. Pedi a ela que listasse tudo que fazia que nada tinha a ver com ele, que enumerasse todos os papéis que desempenhou ao longo da vida que nada tinham a ver com Brad: filha, irmã, prima, amiga, gerente, empregada, voluntária. Depois ela elaborou depois uma lista de atividades, interesses e qualidades que não diziam respeito a ele: "Inteligente, divertida, honesta, atenciosa, confiável, curiosa, instruída, talentosa, receptiva. Tenho interesse por leitura, música, arte, conversar, dançar, natureza, animais...".

Transforme-se em um amigo

Geralmente, somos bem mais legais com os outros do que com nós mesmos. Valerie tinha muitos amigos que normalmente ligavam para ela e falavam sobre seus problemas. Eles a achavam compreensiva e receptiva e também que tinha excelentes conselhos práticos. Como seria se Valerie começasse a conversar consigo mesma da forma como fazia com seus amigos?

E se ela se desse conselhos e fosse compreensiva consigo mesma exatamente como seria em relação a uma amiga que estivesse preocupada com a possibilidade de perder um companheiro? Pedi a Valerie para fazer de conta que eu era ela e que ela era minha melhor amiga. Fazendo o papel de Valerie sendo negativa, eu disse: "Não vou conseguir viver sem Brad". Ela foi capaz de argumentar contra a idéia negativa de não ser nada sem Brad: "Você tinha uma vida excelente antes de conhecê-lo. Tinha amigos, encontros, relacionamentos, trabalho, todo tipo de coisas. Por que isso desapareceria se vocês terminassem? Sua vida tinha sentido antes dele. Ele não pode lhe dar significado. Você já o tem".

Essa dramatização foi útil para Valerie, pois permitiu a ela ficar de fora de suas preocupações e ver-se da maneira como uma boa amiga a veria. O que ela viu foi uma mulher inteligente, atraente, compreensiva, com amigos e trabalho que importavam. Mesmo se Brad a deixasse, ela ainda tinha todas as coisas realmente importantes. Ela tinha a si mesma e sua vida.

Passo 6: Use as emoções em vez de se preocupar com elas

O estilo de Valerie de lidar com as emoções era tentar se livrar de quaisquer sentimentos de ansiedade e insegurança o mais rápido que pudesse. Ela dependia da busca de resseguramento, checagem e preocupação – e às vezes se empanturrava de bolo e pão. Desnecessário dizer que sua forma de lidar com os problemas não estava funcionando. Sugeri que examinássemos algumas novas maneiras de lidar com as emoções.

Qual o significado da emoção?

A idéia de Valerie sobre as emoções – ansiedade e insegurança – era que iriam sobrecarregá-la e durar "para sempre", que ninguém poderia compreendê-las e que Brad era o culpado de seus sentimentos. Não era fácil aceitar esses sentimentos e ela queria se livrar deles imediatamente. Também não suportava ter sentimentos contraditórios em relação a Brad – ela o amava, mas também não gostava de algumas coisas nele. Perguntei a Valerie se ela percebia que seus sentimentos sempre passavam após certo tempo e que ela jamais ficava realmente sobrecarregada com eles. Eu lhe disse ainda que ter sentimentos contraditórios em relação a uma pessoa poderia ser um sinal de que a conhece melhor e não a idealiza. Todos têm qualidades contraditórias; assim, "sentimentos contraditórios" são sinal de se ser realista.

Aprenda a aceitar os sentimentos

Ela parecia entrar em pânico devido à insegurança. Sugeri que considerasse a idéia de aceitar ser insegura por enquanto e que avaliasse como a não-aceitação dos sentimentos a deixava mais desesperada. Por exemplo, por não conseguir aceitar a insegurança durante algum tempo – ou mesmo a raiva de Brad por um instante, – ela o bombardeava com exigências de reasseguramento e acusações sobre os sentimentos dele, pois queria se livrar de seus próprios sentimentos. E se ela simplesmente se permitisse sentir-se incomodada neste momento e não tentasse eliminar este sentimento? Seu pensamento inicial foi que os sentimentos aumentariam, mas foi precisamente agindo de acordo com eles – ao buscar reasseguramento – que o desespero aumentou.

Quase todos têm estes sentimentos

Devido ao fato de a insegurança de Valerie mantê-la ansiosa e desesperada, e por Brad ser crítico em relação a estes sentimentos, ela começou a sentir que era muito estranha. Perguntei a ela se outras pessoas às vezes sentiam-se inseguras nos relacionamentos. Havia outros amigos ciumentos, que precisavam de reasseguramento ou se sentiam sós quando o parceiro estava ausente? Conforme refletia sobre isto, ela percebeu que muitos de seus amigos haviam se sentido desta maneira às vezes – na verdade, Brad certa feita disse a ela que se sentia inseguro no relacionamento. Talvez sentimentos de insegurança sejam muito comuns. Talvez as pessoas ainda possam ter um relacionamento com sentimentos ocasionais de insegurança e ciúmes.

Passo 7: Assuma o controle do tempo

Desligue a urgência

Valerie parecia sempre sentir que precisava de resposta imediata. Não importa o que pensasse ou sentisse, ela queria estar mais segura imediatamente. No momento em que duvidasse dos sentimentos de Brad, tinha de pedir reasseguramento. No momento em que ficasse incomodada, tinha de dizer a ele imediatamente, não importava o que ele estivesse fazendo. Isto fazia Brad sentir que estava constantemente sendo bombardeado com exigências de reasseguramento e que seus sentimentos eram sempre questionados e criticados. Conseqüentemente, ele se afastava e tornava-se distante. O que aconteceria se ela não obtivesse reasseguramento imediatamente? Sua idéia era: "Ele vai se afastar". Ironicamente, Brad estava se afastando por causa de sua invasão e busca repetida de reasseguramento. Sugeri que ela praticasse o retardo da obtenção de reasseguramento: "Tente esperar uma hora, após perceber que se sente insegura. Faça outra coisa durante esse tempo para afastar o pensamento de Brad". Os sentimentos dela começaram a acalmar-se à medida que adiava as cobranças em relação a Brad.

Observe como os sentimentos mudam

Valerie estava tão determinada a obter resposta imediata que nunca se distanciava para ver seus sentimentos passarem por conta própria. Eu lhe disse que eles eram impermanentes – não duravam. Ela poderia testar isto observando seus próprios sentimentos – avaliando-os, descrevendo-os, comparando-os e verificando que eles passariam por conta própria. Inicialmente, Valerie estava cética quanto a isto, pois achava que seus sentimentos iriam "ultrapassar o teto" se ela não obtivesse reasseguramento imediato. Mas ela aceitou experimentar a não-permanência. Também pedi a ela para descrever sentimentos positivos e neutros durante esse tempo, para ver se outros sentimentos mais prazerosos surgiam. Conforme acompanhava os sentimentos e pensamentos em relação a Brad, percebeu que seu desespero não era permanente e, portanto, não era "devastador".

Melhore o momento

Valerie constantemente tirava conclusões precipitadas sobre o futuro, que ela de fato não conhecia. Quando esperava uma ligação de Brad, sentia-se desamparada, desesperada e inteiramente focada nele. Sugeri que ela desenvolvesse um plano para o presente – um plano que pudesse usar a qualquer hora para tornar o aqui-e-agora um momento melhor. Valerie gostava de tocar piano e percebeu que raramente fazia isto ao sentir-se insegura. Assim, sugeri que ela pensasse nisto como alternativa à preocupação com Brad. Ela elaborou uma lista de outras atividades nas quais poderia se engajar – tomar banho, ouvir música erudita, ler poesia, alugar um filme, dar uma caminhada e fazer ginástica. Assim que conseguiu maior controle sobre como melhorar o momento, ela passou a se preocupar menos com Brad.

Expanda o tempo

Valerie estava centrada nas preocupações do momento e em suas previsões do futuro relativas ou não a Brad. Sugeri que expandíssemos o tempo para além dessas preocupações, a fim de incluir o passado e o futuro – futuro sem preocupações. Com o objetivo de expandir o passado, pedi a Valerie para rever as fotos de sua vida antes de Brad e as muitas experiências com ele durante os três anos anteriores. Também pedi a ela para expandir o tempo além de suas preocupações atuais, a fim de enumerar todas as atividades em que ela e Brad iriam possivelmente engajar-se durante os três meses seguintes. Ela também identificou inúmeras atividades no passado e no presente que não envolviam Brad. Viu as fotos da família, os amigos de infância e faculdade, as fotos das viagens que havia feito antes de conhecer Brad e as de namorados antigos. Isto colocou Brad em perspectiva – ela havia tido uma vida longa e importante antes dele. Ela enumerou ainda atividades nas quais se engajaria sem Brad – trabalho a fazer, amigos para ver, passatempos que tinha e livros que queria ler. Os exercícios de expansão do tempo foram libertadores para Valerie, pois ela percebeu que poderia expandir sua perspectiva para além das preocupações atuais a fim de incluir opções significativas no passado e no futuro – algumas com e outras sem Brad.

RECAPITULAÇÃO

Avaliamos algumas preocupações específicas e as maneiras inadequadas de se lidar com as preocupações nos relacionamentos. Estas são preocupações comuns a muitos de nós e nem sempre são irracionais ou imprecisas. Às vezes, os relacionamentos realmente acabam. Contudo, preocupar-se com estas coisas – e ruminar durante horas enquanto se exige reasseguramento – não vai ajudar o relacionamento ou melhorar a preocupação. É claro, você deve usar todas as técnicas listadas nos sete passos para superá-la. É possível estabelecer distinções entre preocupação produtiva e improdutiva nos relacionamentos, praticar a inundação com incertezas, aceitar o que não se pode mudar, comprometer-se a tornar o relacionamento melhor, estabelecer o tempo de preocupação, escrever suas previsões e testá-las, identificar e contestar os pensamentos distorcidos (tais como leitura mental, adivinhação do futuro e personalização) e verificar como as preocupações nos relacionamentos são reflexo das crenças nucleares. Além disso, como vimos em nossa discussão sobre o estímulo à independência, o fracasso em um relacionamento – o rompimento – não necessariamente deve ser catastrófico. O desenvolvimento de uma visão de si mesmo que reflita múltiplos eus – diferentes papéis e maneiras de se relacionar com diferentes pessoas – pode libertá-lo da fixação limitada de não ser nada sem determinado relacionamento.

Na Tabela 12.2, resumi algumas técnicas e conceitos que podem ser usados para ajudá-lo a se preocupar menos com os relacionamentos. Ex-

Tabela 12.2

Técnicas	Sua resposta
Que situações desencadeiam suas preocupações com relacionamento?	
Quais são suas preocupações típicas? Com que você está preocupado que aconteça?	
Quantas vezes fez essas previsões?	
Por que elas não se realizaram?	
Quais são suas distorções de pensamento típicas nos relacionamentos?	Leitura mental: Adivinhação do futuro: Personalização: Desqualificação de aspectos positivos: Catastrofização: Filtro negativo: Rotulação:
Suas expectativas são irreais? Por que sim ou por que não?	
Que estilos inadequados você usa para lidar com as situações? Você usa reasseguramento, checagem, desistência, ameaça, abandono, desafio, etc.?	
Tente deixar de lado a forma inadequada de lidar com as situações – por exemplo, desista de checar, buscar reasseguramento, ameaçar, etc. O que você prevê que vai acontecer? O que realmente acontece?	
Qual o custo e o benefício dessas preocupações para você?	Custo: Benefício:
Quais de suas preocupações são produtivas e quais são improdutivas?	Preocupações produtivas: Preocupações improdutivas:
Considere sua preocupação produtiva – que atitude específica você pode tomar nas próximas 48 horas para se ajudar?	
Pratique a inundação com sua fantasia mais temida ou com suas preocupações quanto a coisas incertas.	
Qual seria a vantagem de aceitar algumas incertezas em seu relacionamento?	
Quais são os piores, melhores e mais prováveis desfechos?	
E se seus pensamentos e preocupações forem verdadeiros? O que você acha que vai acontecer?	
Se seu relacionamento acabar, o que isso vai significar em relação a você ou a seu futuro?	

(*Continua*)

Tabela 12.2 *(continuação)*

Técnicas	Sua resposta
Identifique sua crença nuclear ou estilo de personalidade (por exemplo, desamparado, abandonado, imperfeito, indigno de amor, especial, fora de controle, controlado por outros, etc.). De que forma suas preocupações atuais se relacionam com sua personalidade?	
Você acha que o relacionamento por inteiro seja responsabilidade sua? Por que sim ou por que não?	
Quais as evidências a favor e contra suas preocupações?	Evidências a favor: Evidências contra:
Como você vai se sentir em relação a isto daqui a um mês? Um ano? Cinco anos? Por que se sentiria de outra maneira?	
Além da preocupação, que outras emoções você tem em seu relacionamento (raiva, tédio, vontade de terminar, felicidade, satisfação, etc.)?	
O que você gosta de fazer que não dependa do relacionamento?	
Se o relacionamento acabasse, quais seriam as vantagens de começar outro?	
Se o relacionamento acabasse, quais seriam as contribuições relativas que cada um de vocês teria dado para que não desse certo?	
Que conselho você daria a um amigo com estas preocupações?	

plore cada um e aplique as técnicas até ser capaz de colocar as preocupações em perspectiva.

NOTAS

1. Este é mais um exemplo de intolerância à incerteza que Dugas e Ladouceur discutiram anteriormente. Como na maior parte das coisas, as pessoas preocupadas acreditam que a incerteza significa que as coisas não vão dar certo. Obviamente, pode-se também pensar que a incerteza é neutra. Não é boa nem ruim.
2. Jacobson, N.S., Follette, W.C., Revenstorf, D., Baucom, D.H., Hahlweg, K., and Margolin, G. (1984). Variability in outcome and clinical significance of behavioral marital therapy: A reanalysis of outcome data. *Journal of Consulting and Clinical Psychology, 52,* 497-504.
Epstein, N.B., and Baucom, D.H. (2002). *Enhanced Cognitive-Behavioral Therapy for Couples: A Contextual Approach.* Washington: American Psychological Association.

13

Preocupações com a saúde: E se eu estiver realmente doente?

Você examina o corpo em busca de manchas, caroços, dores e desconfortos para concluir apressadamente que constituem sinais de fatalidade iminente? Busca reasseguramento por parte dos amigos, família e médicos, observa-se no espelho, coleta informações médicas e depois conclui estar sofrendo de uma doença temível? Você pode ser uma das milhões de pessoas que sofrem de ansiedade em relação à saúde, denominada "hipocondria".[1] Cerca de 16,5% das pessoas temem alguma doença, e 5,5% sofrem de ansiedade em relação à saúde. Pessoas com este tipo de ansiedade usam o plano de saúde com o dobro da freqüência.[2] Elas fazem 80% mais visitas ao médico quando comparadas com as que não sofrem de ansiedade em relação à saúde.[3]

COMO A ANSIEDADE EM RELAÇÃO À SAÚDE O AFETA?

A ansiedade em relação à saúde toma a forma de um pavor constante de descobrir que sofrerá de uma doença que você pensa que poderia ter evitado. Você procura manchas, vive em pânico com relação ao próximo exame médico, vasculha textos médicos e páginas da rede em busca de informações sobre diferentes sintomas, rejeita todo o reasseguramento que consegue e vive constantemente com medo de não descobrir possíveis doenças a tempo. Você se submete a exames, passa por avaliações médicas extras e até faz biópsias e procedimentos desnecessários, simplesmente para descartar qualquer possibilidade. Sente-se deprimido e desamparado em momentos nos quais nada lhe traz paz de espírito. Talvez tenha ido a inúmeros médicos que perderam a paciência com você ou não conseguiram fazê-lo sentir-se seguro.

Ou suas ansiedades em relação à saúde ficaram tão ruins que você nem vai mais ao médico. Tem tanto medo de descobrir que sofre de uma doença terrível que não marca os exames anuais, evita ler qualquer coisa sobre doenças e não procura o médico mesmo quando fica doente. As pessoas em sua volta podem vê-lo como estóico, pois você nunca se queixa de problemas médicos, mas sabe que, no fundo, sente tanto medo da possibilidade de descobrir que está doente que não consegue pensar ou falar sobre o assunto nem ir ao médico.

Oitenta e oito por cento das pessoas com ansiedade em relação à saúde também apresentam histórico de outro problema psicológico – geralmente depressão, ansiedade generalizada ou queixas físicas.[4] Na verdade, alguns pesquisadores acreditam que a ansiedade em relação à saúde e a depressão sobrepõem-se tão freqüentemente que a primeira pode ser parte da segunda, embora outros acreditem tratar-se simplesmente de mais uma manifestação do transtorno obsessivo-compulsivo. As pessoas com ansiedade em relação à saúde apresentam também "sensibilidade à ansiedade" mais elevada, tendência a focalizarem as sensações ansiosas e a interpretarem-nas incorretamente. Ansiedade em relação à saúde, associada à constante preocupação com os próprios sintomas e a recusa de aceitar reasseguramento (enquanto a exige), geralmente interfere nas relações conjugais.

Ironicamente, embora as pessoas com ansiedade em relação à saúde preocupem-se com a possibilidade de sofrerem de uma doença terrível, elas têm exatamente a mesma probabilidade que outras pessoas de fumarem ou comerem alimentos pouco saudáveis. Adultos com ansiedade em relação à saúde apresentam maior probabilidade de, quando crianças, terem sofrido de doença grave ou de abuso.[5] Talvez, em virtude de exposição prévia a doença, estes indivíduos tenham se tornado mais focados nela como problema. Além disso, experiências anteriores de abuso infantil podem alimentar a crença de que coisas terríveis estão fora de controle, levando-o à tentativa de se adaptar a esta vulnerabilidade prevendo como pode perceber os problemas logo e controlá-los antes que escapem de seu domínio.

A busca de Sylvia por certeza

Sylvia sentou-se em meu consultório esfregando as mãos e parecendo estar prestes a ter um ataque de pânico. Disse-me que consultava médicos para um *check-up* a cada três semanas, aproximadamente, mas que eles não conseguiam encontrar nada de errado com ela. Disse-me também que navegava na rede em busca de páginas médicas, procurando todos os tipos de câncer e doenças estranhas. Podia explorar uma lista de sintomas – náusea, dores, desconfortos, fadiga, tontura – e então pensar que suas queixas físicas sinalizavam câncer, tumores cerebrais e outras doenças fatais. Ela visitava regularmente o clínico-geral, o ginecologista e vários especialistas e fazia numerosos exames e testes que nada revelavam. Contudo, Sylvia não desistia. Ela voltava para casa, ponderava sobre o que poderia ter escapado e depois pensava: "Mas e se eles tiverem deixado escapar algo? O médico não fez todos os exames. E se eu tiver câncer e eles pudessem ter detectado, mas não o fizeram?".

Ela ficava cada vez mais centrada nas dores e desconfortos. Perdia o sono, sentava-se no apartamento às voltas com o destino e preocupada com a possibilidade de estar deixando algo escapar. Chegou a ligar para a mãe: "Mamãe, o pai do papai não morreu de câncer?", "Sim, mas ele tinha 78 anos". "Mas a família não é dada a câncer?"

Toda vez que pegava o jornal matinal, ia direto ao caderno de ciências. Ali veria outra história sobre nova droga para o câncer que poderia melhorar as chances do paciente, mas apenas se fosse medicado a tempo. Sylvia começou a pensar: "Se estiver com câncer, posso descobrir agora, tomar a medicação e tornar-me uma das afortunadas". Se ela pudesse simplesmente ser afortunada – alguém diligente, responsável, que conseguisse todas as informações e descobrisse os sinais da doença antes que esta a matasse. Não como sua vizinha, aquela que não ia ao médico havia 15 anos. Descobriram que ela tinha câncer de mama. Ela morreu em três meses. "Não vou ser como ela."

Sylvia ligava para sua amiga, Isabel. "Tenho dores nas costas. Não sei, talvez esteja louca. Você acha que pode ser algo?" Isabel tentava ser uma boa amiga, mas estava ficando um pouco cansada e disse: "Veja bem, Sylvia, você já esteve em 10 médicos nos últimos quatro meses. Todos lhe dizem a mesma coisa. Você não está doente". "Você acha mesmo? Preciso ouvir que estou bem." "Ah, veja, você está apenas nervosa. Vai ficar tudo bem." Sylvia sentiu-se um pouco aliviada. Se Isabel achava que estava tudo bem, provavelmente era verdade. A mãe de Isabel tinha morrido de câncer, logo, ela não ficaria indiferente a isso. Era bom saber que alguém podia dar-lhe segurança.

Mas Sylvia soube que um ator famoso morrera de câncer – com apenas 55 anos. E se ele tivesse descoberto antes? Muitos cânceres podem ser combatidos se forem descobertos cedo. Quantos daqueles pequenos sinais de aviso passam despercebidos? Então, Sylvia começou a sentir dor na região dorsal inferior e pensou: "Isto é um *sintoma*, não é?". Era como ter a sentença de morte decretada – só não sabia para quando ou como.

Um terapeuta disse a Sylvia que este problema era devido à "culpa do sobrevivente" – porque seus avós estavam em um campo de concentração em 1943. Pareceu-lhe uma idéia louca – e era. Outro terapeuta disse-lhe que ela tinha sentimentos hostis inconscientes e inaceitáveis, e, assim, tomava tudo para si. Sua mãe dizia-lhe: "Apenas pare de se preocupar". Como já vimos, isto nunca funciona por muito tempo. E saber disso só fazia Sylvia sentir-se mais sozinha e mais deprimida. Como ela poderia parar de pensar que podia estar com câncer? Ou que podia deixar escapar algo? Ou que podia se arrepender? Ou que os médicos podiam estar enganados? E que podia morrer, mas que tudo poderia ter sido evitado?

SETE PASSOS PARA AS PREOCUPAÇÕES COM À SAÚDE

Passo 1: Identifique as preocupações produtivas e improdutivas

Você tem sentimentos confusos quanto a poder se livrar da ansiedade em relação à saúde. Talvez acredite que as preocupações possam ajudá-lo a descobrir as coisas logo e evitar que fujam ao controle, e que se preocupar com sua saúde seja um sinal de responsabilidade. Assim, avalie os custos e benefícios da preocupação. Vejamos a preocupação de Sylvia quanto à dor nas costas.

Os custos – ansiedade constante, pavor, checagem, necessidade de reasseguramento – pesam mais que os benefícios? Há alguma evidência real de que Sylvia descubra doenças temidas antecipadamente? Vamos ver também

Tabela 13.1
Analisar os custos e benefícios das preocupações com a saúde

Custos	Benefícios
Pavor, medo, depressão.	Posso descobrir um problema cedo.
Preocupação constante.	Se descobrir logo, posso ser tratada.
Não consigo aproveitar a vida.	Vou sentir que estou tendo uma atitude responsável.

Tabela 13.2
A preocupação é produtiva ou improdutiva?

Preocupação	Produtiva – posso fazer algo útil quanto a isso hoje	Improdutiva – isso é apenas um *e-se*, e não posso fazer nada quanto a isso hoje
Talvez seja câncer.	Não.	Tudo é possível.
Pode fugir ao controle.	Não.	Isso não aconteceu – é apenas um *e-se*.
Talvez o médico tenha deixado escapar algo.	Não.	Não posso ter certeza absoluta.

se sua preocupação é produtiva ou improdutiva. Preocupação produtiva é aquela sobre a qual você pode tomar providências hoje e que pare plausível. Por outro lado, a preocupação improdutiva é apenas um constante *e-se* envolvendo problemas muito implausíveis.

Agora, se sua preocupação for produtiva – por exemplo, Sylvia está com dores de cabeça excessivas que usualmente não tem –, a atitude produtiva a tomar é ligar para o médico e marcar uma consulta. Ser produtiva significa fazer algo agora que talvez possa ajudar. Preocupar-se além do comportamento produtivo é inútil.

Você se sente excessivamente responsável

Em parte, acreditar que a preocupação seja produtiva ou significativa deve-se à crença de que você tem a responsabilidade de se preocupar com determinadas coisas. Na verdade, uma das crenças nucleares na ansiedade em relação à saúde envolve a responsabilidade quanto a preocupar-se.[6] A questão é: "Qual é sua verdadeira responsabilidade?". Sylvia acreditava: "Sou responsável por verificar qualquer coisa que me dê a impressão de poder ser ruim". Isto é *responsabilidade em excesso*.[7] Analisemos a lógica presente aqui: "Tenho a impressão de que isto pode ser uma doença. Devo ser sempre responsável. Ser responsável significa fazer tudo para cobrir todas as possibilidades. Ser responsável significa que eu devo eliminar todas as dúvidas. Se tenho um pressentimento de que pode ser ruim, devo fazer tudo para eliminar quaisquer dúvidas. Portanto, para que eu seja responsável, devo fazer tudo para descartar completamente a possibilidade de ter uma doença terrível". Dado que isto é impossível, Sylvia poderia usar os critérios da "pessoa sensata" – uma pessoa sensata aceitaria suas próprias limitações.

Sylvia acreditava que bastava pensar em uma possibilidade para automaticamente criar uma responsabilidade envolvendo aquele pensamento. A responsabilidade é que: "Tenho de fazer tudo para provar que o pensamento está errado". Isto é o mesmo que dizer: "Tenho de provar uma negação – tenho de provar que algo não existe". Pense nas implicações desta exigência: qualquer pensamento negativo torna-se uma campanha na busca de certeza. Eu poderia ter o pensamento negativo: "Talvez seja portador do HIV". Entretanto, duvido muito que eu tenha o HIV, mas isto é *possível*. Logo, talvez eu seja portador. Tudo bem. Do ponto de vista obsessivo, isto me torna responsável por checar até ter certeza absoluta.

Pensar em possibilidades negativas não significa ser responsável. Uma maneira de testar isto é perguntar se cada pessoa no mundo é responsável por verificar – visando à certeza – cada pensamento negativo. O que uma pessoa sensata faria com um pensamento negativo como os que você tem? Ela iria considerá-lo sem sentido e descartá-lo.

Você acha que checar ajuda

Você não pode ser responsável por um comportamento impossível. Quando assume que precisa checar para ser responsável, está assumindo, de fato, que checar vai ajudar de alguma forma. Acha que será *produtivo* – que irá ajudá-lo em relação ao sentimento de responsabilidade. Porém, lembre-se das centenas ou milhares de vezes em que se engajou em checagem obsessiva e preocupada. Isto realmente ajudou? Um pressuposto por trás da checagem é que ela o ajuda a descobrir as coisas precocemente. Certamente, a checagem prudente e sensata de caroços no seio é útil, do mesmo modo que fazer exames regulares. São coisas que seu médico esperaria que você fizesse. Isto é preocupação produtiva. Mas a checagem compulsiva de sintomas e irregularidades, assim como a checagem de todas as informações sobre doenças, provavelmente foram inúteis.

Sylvia perguntava a si mesma: "Quais são os sacrifícios que tenho de fazer?" e "Qual é a probabilidade dessa doença?". Será que ela queria sacrificar sua qualidade de vida ao persistir na checagem compulsiva e na preocupação, a fim de eliminar uma possibilidade remota? Ou queria aceitar um risco muito pequeno – que não é zero –, a fim de melhorar sua vida? "Mas e se eu for aquela pessoa em

280 milhões que vai ter uma morte horrível devido a àquela doença rara? Iria me arrepender de não ter feito algo para preveni-la." Que negociação faz sentido? Que risco é aceitável? Pedi a ela para pensar no que está abandonando em termos de qualidade de vida para eliminar aquela única chance de ter algo ruim. Qual a utilidade disso?

Você acha que checar vai livrá-lo do arrependimento

Outra maneira equivocada de pensar que checar é produtivo é que isto vai evitar que se arrependa das coisas. Perguntei a Sylvia: "Você lamenta ter ansiedade em relação à saúde? E preocupação?". É claro que ela lamentava. Eu lhe disse: "Checar é uma coisa da qual você pode realmente se arrepender. Consome tempo, deixa-a ansiosa, faz com que fique preocupada por não checar o suficiente e a faz acreditar que está condenada. Você fica feliz em fazer isto? Pense: não importa o que venha a fazer, provavelmente terá arrependimentos. Por exemplo, eu me arrependo de não ter adquirido ações da Microsoft quando estavam em baixa e vendido quando estavam em alta. Lamento não ter sido um sabe-tudo. Queria ter uma bola de cristal. Mas não acho que fui irresponsável ou idiota por não saber. Você acredita que deve checar tudo, pois, se alguma vez viesse a sentir algo e não tivesse checado, então se arrependeria. Estou certo de que sim. Mas qual seria a natureza de seu arrependimento?".

Existem dois tipos de arrependimento: "Devo ser um completo idiota por não checar tudo" e "É muito ruim não ter tido conhecimento de tudo. Mas fiz o que uma pessoa sensata teria feito". Perguntei: "Você se arrepende de não saber tudo? Não saber tudo significa ser idiota? Pessoas sensatas – que não sabem tudo – são idiotas e irresponsáveis?".

Checar mantém sua preocupação

Por querer se livrar de qualquer incerteza, Sylvia constantemente se examinava em busca de sintomas. Eu lhe disse: "Checar reduz a ansiedade durante um período muito curto – porém, isto é tudo de que precisa para desenvolver o mau hábito de checagem". Mas fica claro que a procura de sintomas ou a busca de reasseguramento não funcionam por muito tempo. Isto porque você tenta eliminar qualquer dúvida possível. Logo estará de volta ao ponto de onde partiu – não conseguiu os 100% de certeza que você achava necessários. Isto a convence de que precisa checar mais um pouco.

Como se livrar da checagem e da busca de reasseguramento

Vamos observar, na Tabela 13.3, algumas coisas para refletir e fazer quando você pensar que é produtivo checar e buscar reasseguramento.

Passo 2: Aceite a realidade e comprometa-se com a mudança

Quais os custos e benefícios de aceitar a incerteza?

Não há certeza no que diz respeito à saúde. Aceitar a incerteza – aceitar a possibilidade de se ter uma doença não-detectada, até mesmo não-detectável – é aceitar a realidade. Quais são as vantagens e desvantagens de aceitar isto como possibilidade?

Sylvia verificou se sua vida seria melhor ou pior se aceitasse suas limitações quando se tratasse de doença. Aceitar que ela não pode controlar o desconhecido e o incontrolável iria libertá-la da checagem e da preocupação contínuas.

Aceite suas limitações

Como muitas outras, as preocupações com a saúde colocam-no diretamente no centro das coisas, fazendo-o sentir que *você* pode fazer algo para tomar o controle e levar as coisas a funcionarem perfeitamente bem. Sylvia reconheceu que limitações realistas incluíam ser mortal, ficar doente, não saber tudo; compreendeu que a busca de reasseguramento não pode modificar a realidade e percebeu que ja-

Tabela 13.3
Como se livrar da checagem e da busca de reasseguramento

- Reconhecer que checar não funciona – se funcionasse, você não estaria mais checando.
- Analisar as conseqüências negativas da checagem. Isto o torna ansioso e obsessivo.
- Não buscar reasseguramento das pessoas. Esta é simplesmente outra forma de checar e só funciona durante poucos minutos.
- Dizer ao parceiro e aos amigos para não lhe darem reasseguramento. Dizer que são bem-intencionados ao oferecerem reasseguramento, mas o fato de você buscar e consegui-la apenas aumenta a preocupação, pois significa que não consegue viver com a idéia de que existe incerteza, mortalidade e, às vezes, certo grau de desamparo.
- Adiar a checagem e a busca de reasseguramento. Quando perceber que deseja checar ou buscar reasseguramento, adie por uma hora. Na maioria das vezes em que adia uma compulsão, o desejo de fazê-la diminui ou desaparece.
- Distraia-se com algo que esteja totalmente desvinculado da preocupação.
- Pratique o treino de incerteza. Repita durante 15 minutos: "Sempre posso ficar doente e morrer de algo que poderia ter verificado". Continue repetindo o medo de incerteza até ficar completamente cheio dele.

mais poderia controlar tudo. Aceitar as limitações com relação à saúde não significava não ir nunca ao médico, não examinar os seios ou descuidar do que comia ou bebia, mas significava, sim, para Sylvia, que ela tinha de aceitar as limitações daquilo que era possível saber com certeza.

Pratique o medo

Ela temia o pensamento: "Posso estar com uma doença temível" ou "Posso estar com uma doença terrível e não conseguir fazer nada a respeito". Cada vez que pensava em uma dessas coisas, seu processo de preocupação era ativado. Isto incluía focalizar o corpo, obter informações, buscar reasseguramento e preocupar-se com o futuro. Mas o que poderia acontecer se ela simplesmente praticasse o pensamento "Posso estar com uma doença terrível e não conseguir fazer nada a respeito"? Sylvia disse que pensar assim a fazia sentir como se fosse ter câncer, *a menos que fizesse algo a respeito*. Isto é fusão pensamento-realidade – a crença de que pensar algo fará com que de fato aconteça. Assim, pensar sobre câncer e não fazer nada a respeito significava estar correndo um risco maior de desenvolver câncer.

Sua tarefa foi fazer o seguinte, todos os dias:

1. Repetir o pensamento temido durante 20 minutos: "Estou pensando sobre essa doença e não estou fazendo nada para descobri-la e preveni-la".

Tabela 13.4
Aceitar a incerteza com relação a doenças

Vantagens	Desvantagens
Posso relaxar e não me preocupar.	Posso deixar escapar algo.
Posso parar de checar.	Posso ser pego de surpresa.
Posso aproveitar minha vida no presente.	Posso acabar me arrependendo de não ter feito nada.

2. Se pensasse "Isto pode ser um sintoma de câncer" (ou algo semelhante), ela repetiria 200 vezes, naquele exato momento: "É possível que seja câncer".

Sylvia retornou na semana seguinte, surpresa por estar se sentindo bem menos ansiosa em relação aos medos de doença. Ela havia praticado os pensamentos temidos repetidamente e disse ter flagrado sua mente ocupada com outras coisas ao repetir os pensamentos sobre câncer. Eles tinham ficado tediosos.

Tédio era um sinal de melhora e, assim, eu disse a ela para repetir isso todos os dias durante o mês seguinte. Sylvia melhorou rapidamente – tanto que conseguiu reduzir as sessões de terapia. Dois meses mais tarde, ela me escreveu dizendo estar se sentindo imensamente melhor. Estava levando a vida. O medo de câncer – que tivera durante anos – tinha passado.

Conviva com a idéia de mortalidade

O medo da morte e de arrependimentos em relação a não ter feito tudo para evitar a morte são centrais à ansiedade em relação à saúde. Os psicólogos Abigail James e Adrian Wells verificaram que concepções supersticiosas e negativas da morte estão associadas a esse tipo de ansiedade.[8] Por exemplo, uma mulher que tinha medo de câncer também temia que sua morte levasse a um castigo eterno no inferno. O que acontece após a morte é suposição, até onde sei. Porém, se você acredita que a morte é a continuação ou o aumento do sofrimento, então terá maior ansiedade em relação à saúde. Além disso, se você teme que a morte esteja repleta de dor e sofrimento, ficará ainda mais cauteloso quanto à saúde.

Uma maneira de lidar com a mortalidade é negar que ela existe. Em um livro fascinante, *A negação da morte*,[9] Ernest Becker descreve como a cultura norte-americana parece operar sob a negação do fato de que todos morrem. Tentamos manter a ilusão de juventude e saúde permanentes por meio de cirurgias plásticas, controle de peso, cosméticos, tinturas de cabelo, estilo de vida ativo e esperança de estender a expectativa de vida indefinidamente. Embora um estilo de vida saudável seja importante, não irá impedi-lo de morrer. *A morte pode ser adiada, jamais negada.*

Então, como pode alguém aceitar a morte? Uma questão que emerge é a respeito do que a morte significa para você. Significa punição e sofrimento pelos erros humanos? A morte significa que a vida não teve sentido? A morte faz você se arrepender de todas as coisas que deixou de fazer ou dos erros que cometeu?

Eu sugeriria uma visão diferente, talvez pouco usual. A morte implica que a vida tem mais sentido do que você jamais pensou. Deixe-me dar um exemplo de tal imagem. Um judeu secular que pensava em se converter para a Ortodoxia conversou com seu rabino, que era paralítico e se movimentava graças a uma cadeira de rodas. Ele lhe falou de suas preocupações com os negócios e o rabino respondeu: "Estou sentado em uma cadeira de rodas e não me preocupo com o sentido da vida. Não estou deprimido. Como pode?". O homem respondeu: "Não sei como fazer isso". O rabino disse: "Se eu lhe oferecesse US$ 10 milhões e, depois, no dia seguinte, dissesse que poderia dar apenas US$ 9 milhões, como se sentiria?" "Penso que US$ 9 milhões seriam muito", disse meu paciente. O rabino respondeu: "Deus me deu US$ 10 milhões e pegou um de volta. Ainda tenho tudo que sobrou". Isto provocou profunda mudança de perspectiva naquele homem. Tocou-o (e a mim, ouvindo) em um nível muito profundo e emocionalmente significativo. Suas preocupações gradualmente mudaram das questões de negócios para a apreciação da importância das coisas em sua vida.

Passo 3: Conteste a preocupação

Seu registro de preocupação

Fiz com que Sylvia registrasse quando e onde suas preocupações com a saúde ficavam piores. Ela manteve um registro durante duas semanas para verificar quais eram os desencadeadores e o que ela fazia após ficar preocupada. Ela descobriu uma maior propensão a se preocupar mais com a saúde quando estava diante do espelho ou quando estava sozinha. Por exemplo, ela se percebeu olhando-se no espelho, verificando a pele, beliscando-a (o que aumentava a vermelhidão) e, depois, indo à Internet para checar sobre doenças.

Estabeleça o tempo de preocupação

Sylvia estipulou 30 minutos por dia para registrar suas preocupações com a saúde. As mesmas doenças apareciam repetidamente, da mesma forma que a exigência de perfeição. Restringir as preocupações com a saúde a um momento e a um lugar específicos permitiu-lhe descobrir que elas eram limitadas.

Teste suas previsões

Sylvia manteve uma lista de previsões sobre sua saúde – "Estou com câncer", "Tenho um tumor cerebral", "O médico vai me dizer que vou morrer" – e depois as verificava em relação à realidade. Ela fez previsões semelhantes no passado e nenhuma se tornou realidade.

Conteste as distorções de pensamento

Avaliamos os diferentes pensamentos automáticos de Sylvia em relação à saúde a fim de testá-los.

1. *Qual distorção de pensamento ela estava usando?* Raciocínio emocional: "Sinto-me ansiosa, portanto devo estar doente". Adivinhação do futuro: "Vou descobrir que estou com leucemia". Filtro negativo: "Esta mancha parece câncer". Desqualificação de aspectos positivos: "O exame não é 100% perfeito. Eles podem ter deixado escapar algo". Rotulação: "Isto é melanoma". Catastrofização: "Vou morrer". *E-se*: "E se for realmente AIDS?".

2. *Qual a probabilidade de que isto realmente aconteça?* Sylvia percebeu que a probabilidade de estar com câncer era de quase zero. Outra forma de contestar a adivinhação do futuro era perguntar quanta certeza tinha de que sua previsão era precisa. Será que apostaria todo seu dinheiro nisso? Ela disse: "Na verdade, estou dizendo: 'Posso estar com câncer'" – o que é verdade para todos.

É claro que ela pode estar com câncer. É sempre verdade que ela poderia estar com qualquer coisa, não importa quanto checasse. De fato, o pensamento "Posso estar com câncer" (ou qualquer outra coisa) não é realmente uma previsão. É realidade. Qualquer coisa *pode* acontecer. Ao pensar: "Posso estar com câncer", Sylvia estava realmente tentando *modificar a natureza da realidade*. Ela estava tentando ter absoluta certeza de que *não estava* com câncer. Isto não pode ser feito – ninguém consegue eliminar a incerteza. Tudo que alguém consegue fazer é pensar em termos de probabilidades. Era provável que Sylvia tivesse essas doenças?

3. *Qual é o pior desfecho? O desfecho mais provável? O melhor desfecho?* O pior desfecho era uma doença terrível, porém, a realidade ou desfecho mais provável era que não houvesse nada realmente errado. Sylvia percebeu que o melhor desfecho (estar saudável) era o mais provável.

4. *Conte a si mesma uma história sobre melhores desfechos.* Faça uma pequena descrição de como o problema atual pode ter um bom resultado – por exemplo, você descobre que tudo que tem é indigestão e ansiedade. Sylvia escreveu uma história sobre um desfecho melhor, que era, na verdade, a descrição daquilo que sempre achava ser verdade – ela foi ao médico e estava bem.

5. *Qual é a evidência de que algo realmente ruim vai acontecer?* Você está se baseando em evidências fracas? Suas emoções? Sylvia usava as emoções e seus supostos "sintomas" (ou seja, sua imperfeição) como evidências. Freqüen-

temente, superestimamos probabilidades porque podemos nos imaginar com a doença. Você pode montar uma imagem de si mesma em uma cama de hospital (o que chamo de "probabilidades de imagens") ou contar a si mesma uma história detalhada sobre como adquiriu a doença e, assim, usar a história como evidência de que a doença é provável (o que chamo de "probabilidades de narrativas"). Realisticamente, não sabemos que porcentagem de pessoas com dor de cabeça de fato têm tumores cerebrais (embora pudéssemos sensatamente admitir que é muito pequena; não carregamos esses dados por aí conosco). Sylvia estimava probabilidades produzindo imagens mentais de doenças. Essas imagens aumentavam em intensidade conforme ela navegava na Internet em busca de histórias de pessoas que morreram de doenças terríveis. Porém, uma imagem mental não é a mesma coisa que um fato sobre a doença. É sua imaginação em ação. O mesmo é válido para as histórias fascinantes sobre como se contraiu a doença. São histórias, não fatos – nem, certamente, doenças.

Eu disse a Sylvia: "Você nunca traz imagens detalhadas ou histórias de como você *não* contraiu a doença. Produza uma imagem mental de estar saudável. Como você está *sem* um tumor cerebral ou *sem* AIDS? Aposto que você jamais conjectura sobre essas imagens". Imagens e histórias de doenças não são informações sobre doenças – são informações sobre o quanto você está sendo imaginativo, criativo e preocupado. Será que seu médico pediria para você imaginar ter AIDS para verificar a presença de HIV? Não, ele pediria um exame de sangue. Sua imaginação e suas histórias não pertencem à mesma categoria dos exames de sangue ou raios-X. Na verdade, embora consiga imaginar coisas, você deve se lembrar que, por maior que seja a intensidade de sua imaginação, isto é completamente irrelevante para a medicina.

6. *Você está prestando atenção na coisa errada?* Somos predispostos a dar atenção e a lembrar informações que confirmam as crenças – isto é chamado de "viés de atenção" ou "viés de con-

firmação". Ignoramos informações que refutem nossos pensamentos. Sylvia prestava atenção seletiva a qualquer coisa que fosse sintoma de doença, buscava informações na Internet sobre doenças e pensava que tudo que lia era particularmente relevante para sua "doença". Pedi que ela evitasse pesquisar na Internet, que perguntasse a sua médica qual seria a boa diretriz para *check-ups* regulares, em vez de se basear na preocupação como diretriz para marcar uma consulta, e tentasse adiar a verificação de si mesma em busca de sintomas. Também sugeri que ela enumerasse todos os aspectos normais em relação a sua saúde, para ajudá-la a colocar a atenção no lugar certo.

7. *Quantas vezes você esteve errada no passado em relação às preocupações?* Você quase sempre prevê o pior em relação à saúde? Esta poderia ser simplesmente outra previsão falsa? Sylvia estava sempre errada quanto a suas previsões.

8. *Examine as estimativas irrealistas das probabilidades.* Você pode perguntar a si mesmo se faz alguma das seguintes coisas, que o incentivam a superestimar as probabilidades:

- *Erros de categoria.* Sylvia via irregularidades ou sensações desagradáveis como se fossem sintomas.
- *Rotulação.* Ela acreditava: "Se apresento um sintoma, trata-se provavelmente de uma doença terrível".
- *Incerteza.* Ela equiparava a incerteza à idéia de que era perigoso.
- *Imagens.* Ela pensava que, se pudesse imaginar uma doença, era mais provável adquiri-la.
- *Histórias.* Ela pensava que sua capacidade de contar histórias sobre doenças significava que elas eram mais prováveis.
- *Necessidade de comprovar um aspecto negativo.* Ela pensava que, se não conseguisse comprovar que não tinha uma doença terrível, então era provável que *realmente a* tivesse. Pensava que, se não soubesse algo com certeza, então aquilo seria mais provável: "Não sei se não

é HIV, então talvez seja". Porém, o que você quer dizer com "talvez" é "provavelmente" ou "vale a pena se preocupar a respeito". Na verdade, o fato de ter mais evidências de não estar com o vírus HIV ou com câncer realmente não reduz a probabilidade. As probabilidades estão de fato por aí – não na sua cabeça. *Você não corre maior risco se tiver menor conhecimento.* As células do seu corpo não se multiplicam de modo anormal com base no grau de conhecimento que você tem de sua tomografia computadorizada. Ignorar os fatos não os modifica.

Sylvia fazia todas essas coisas – que a levavam a se preocupar ainda mais –, mas a probabilidade real de câncer era realmente baixa.

9. *Como você lidaria com o problema se o desfecho ruim realmente acontecesse?* E se você realmente tivesse uma doença terrível? Como lidaria com isto? Quais os tratamentos disponíveis? As pessoas ficam melhores? Sylvia percebeu que a maioria dos casos de câncer descobertos precocemente era altamente tratável.

10. *Você está exigindo perfeição em sua saúde?* A mancha em seu rosto se tornou o único foco. Ela percebeu que quanto mais observava a mancha ou outro sintoma, o mais óbvio parecia ser que ela tinha uma doença terrível. Ela pensava que conseguir localizar uma imperfeição era prova de que tinha uma doença. Pedi-lhe que testasse isso olhando o rosto de outra pessoa e observando quaisquer imperfeições. É claro que viu algumas, pois nós todos temos pequenas imperfeições – elas são sinais de sermos ligeiramente imperfeitos ou simplesmente de estarmos vivos.

Passo 4: Focalize a ameaça mais profunda

Doença e as questões mais centrais

Suas preocupações com a saúde podem estar relacionadas a crenças nucleares pessoais. Assim, se você ficar doente, pode preocupar-se quanto a não ser capaz de cuidar de si mesmo (desamparo, autonomia, controle), pode ver-se como "inferior" ou fraco (necessidade de ser especial e único), as pessoas podem deixá-lo porque está doente (abandono) ou você pode ter evitado tudo isso sendo responsável. Por exemplo, Sylvia pensava que, se ficasse doente, ficaria totalmente sozinha e ninguém cuidaria dela. Ela perderia sua posição especial enquanto alguém único e superior. Mark, por outro lado, pensava que, se ficasse doente, isto significaria que tinha deixado escapar algo – refletindo seu medo de ser irresponsável. Dave achava que, se ficasse doente, não conseguiria cuidar da família (responsabilidade e questões de cuidado). E Emily pensava que, se ficasse doente, não pareceria mais atraente e encantadora aos homens.

Perfeccionismo com a saúde

Perfeccionismo com a saúde é a crença de que o corpo e suas sensações deveriam estar perfeitos o tempo todo. A vida seria tão boa, pensamos, se não tivéssemos dores e desconfortos, manchas, descolorações, caroços, sinais, rugas, tinidos e fisgadas, tremores, náuseas, dores de cabeça, tonturas – qualquer coisa que torne nosso corpo menos do que poderia ser. Se pensamos que nosso corpo e nossas sensações deveriam ser perfeitos e nunca apresentar essas anormalidades, estamos fadados a um cruel despertar. O que você considera "anormal" – as dores, as manchas, os caroços, as dificuldades de vários e desagradáveis tipos – é a norma! Você acha que uma pessoa saudável não tem dor de cabeça, não tem dores nas costas, não sente tensão nas pernas ou não tem vontade de vomitar de vez em quando? Se você diz a si mesmo que seu corpo e suas sensações deveriam ser perfeitos o tempo todo, então encontrará milhares de imperfeições. E se sua regra for: "Se está imperfeito, então é um sintoma de doença", então vai descobrir "doenças" e "sintomas" todos os dias e viver com medo constante.

Corpos normais têm caroços, inchaços, dores, desconfortos, irregularidades, descolorações e manchas. Sensações internas normais incluem sentir-se tonto, estar cansado, ter dores de cabeça, ter azia, gases, sentir o coração disparar, ficar sem fôlego e sentir formigamento na ponta dos dedos. É normal ter o que você considera "sintomas".

O que você pode fazer em relação ao perfeccionismo com a saúde

O perfeccionismo com a saúde era uma fonte de muitas das preocupações de Sylvia. Sugeri que ela tentasse desenvolver algum "imperfeccionismo construtivo".

A crença de Sylvia de que qualquer sensação ou aparência irregular era um sinal de câncer derivava do padrão de que pessoas saudáveis têm sensações perfeitas e características físicas perfeitas – nada de manchas, inchaços ou dores e desconfortos. Pedi-lhe que pesquisasse entre seus amigos e sua família, perguntando-lhes o seguinte: "Você já teve alguma mancha, algum inchaço, dores e desconfortos ou sensações físicas?". Todos disseram que sim. Depois, eu a instruí para que lhes perguntasse: "Por que você não pensou que isso fosse um sinal de doença terrível?". Todos comentaram que dores e desconfortos, manchas e inchaços são normais.

Passo 5: Transforme "fracasso" em oportunidade

Imperfeição não é fracasso

Sua constante checagem pode estar relacionada à crença de que seria um fracassado ou irresponsável se não descobrisse uma doença precocemente. Você precisa estabelecer a distinção entre ser pessoa sensata e pessoa perfeita. Já que não tem qualquer chance de um dia ser perfeito, podemos apenas esperar que possa ser sensato. Não conseguir descobrir tudo é inevitável – e está além de seu controle.

Outra maneira de ver a saúde é perguntar: "O que faria uma pessoa sensata?" Sylvia percebeu que suas expectativas acerca de se proteger eram excessivas e que estava tentando ser perfeita a fim de evitar arrependimentos. Contudo, ela poderia se perguntar: "Como outras pessoas lidam com dores, desconfortos ou sintomas?". É claro, seguir as diretrizes do que pessoas sensatas podem fazer não é garantia de que a vigilância seja suficiente. Ela pode falhar. Porém, caso falhe, e você realmente venha a ter uma doença terrível que não consiga descobrir com a devida antecedência, sabe que fez o que todos fariam.

A verdadeira questão refere-se ao equilíbrio entre tentar ser perfeito e escolher viver uma vida normal. Sylvia dizia que a ansiedade em relação à saúde a estava deixando louca; assim, arriscar-se a fracassar valia a pena, se isto significasse que ela poderia ter uma vida normal livre de obsessões.

Proteção e prevenção podem funcionar

Eu disse a Sylvia que poderia ser importante ter um plano a respeito de como ela lidaria com crises relacionadas ao cuidado com a saúde, caso elas aparecessem. Por exemplo,

---

Tabela 13.5
O que você pode fazer em relação ao perfeccionismo com a saúde

- Analise os custos e benefícios da exigência de perfeccionismo com respeito à saúde. Os custos são que você continuará tirando conclusões precipitadas e rotulando-se inadequadamente como portador de doenças terríveis. Os benefícios? Você pode pensar que isto o mantém com os pés no chão, mas, na verdade, o mantém preocupado.
- Reconheça que ninguém tem corpo perfeito ou sensações perfeitas no corpo.
- Sensações no corpo – ou dores e desconfortos – podem ser sinais indicativos de estar vivo, não de uma doença terrível.
- Considere todas as formas nas quais seu corpo esteja normal e que as sensações não são incomuns.
- Quando perceber alguma "imperfeição", veja a pior interpretação e a melhor. Depois, pergunte a si mesma o que a maioria das pessoas pensa ser a interpretação mais provável.

você pode transformar as preocupações com a saúde em questões práticas a serem abordadas:

- Tenho um plano de saúde adequado?
- Estou fazendo *check-ups* regulares?
- Tenho me mantido dentro do peso? Fumo ou bebo muito?
- Faço exercícios adequados?
- Tenho um testamento?

Algumas dessas questões podem parecer um tanto mórbidas. Ironicamente, no entanto, tenho observado que várias pessoas que se preocupam com a saúde não seguem adequadamente as diretrizes apropriadas de cuidados com a saúde – elas fumam, bebem, entram em carros com motoristas bêbados e não vão ao médico com a devida freqüência. Sylvia fumava – comportamento relacionado a risco. Desenvolvemos um plano para ela parar de fumar.

Passo 6: Use as emoções em vez de se preocupar com elas

As preocupações com a saúde podem indicar que você não está se permitindo sentir-se ansioso ou triste, quando pode fazer sentido ter tais emoções. Perguntei a Sylvia se havia alguma tristeza, raiva ou temores legítimos que ela não estivesse expressando. Sylvia estava se sentindo irada em relação a seu relacionamento com o homem com quem estava envolvida e com raiva de sua mãe, que a criticava. Muitas pessoas que sofrem de ansiedade com relação à saúde têm dificuldade em pedir ajuda com respeito a seus sentimentos e, assim, passam a falar sobre sintomas físicos a fim de obter carinho e atenção. É como dizer: "Tudo bem ter uma doença física, mas não é aceitável ter um problema emocional". Conforme passou a expressar algumas de suas frustrações com o parceiro, ficava menos focada nas queixas físicas e preocupações.

Encare o pior caso

Você pode tentar levar seus temores para o cenário do pior caso. Qual é o pior desfecho possível que consegue imaginar? É estar deitado em uma cama de hospital, sem ninguém do seu lado? É sentir-se fisicamente incapacitado? Arrepender-se pelo fato de que poderia ter evitado tudo? O sentimento é de raiva, tristeza ou desamparo? Pedi a Sylvia para imaginar repetidamente o cenário do pior caso com a emoção mais forte que pudesse sentir. A intensidade emocional da imagem de estar deitada na cama com câncer diminuiu com as repetições da imagem.

Mantenha um diário de emoções e sintomas

Mantenha um registro de suas sensações físicas juntamente com os sentimentos e as situações associadas a elas. As preocupações físicas de Sylvia eram maiores quando estava sozinha em seu apartamento e estavam relacionadas a sentimentos de solidão e raiva.

Desenvolva estratégias emocionais

Quando você se sente com raiva, triste ou ansiosa, talvez veja suas emoções em um enfoque mais negativo. Por exemplo, Sylvia acreditava que devia sempre ser racional e controlada; assim, pensava que poderia encontrar a solução perfeita para os temores de doença ao se preocupar com os sintomas. Na verdade, ela tinha crenças muito negativas acerca de suas emoções – que deveria livrar-se da ansiedade imediatamente, que devia centrar-se em como as coisas estavam ruins, que precisava de uma resposta simples e clara para tudo e que, caso permitisse sentir-se triste ou ansiosa, os sentimentos durariam para sempre. Mais importante, Sylvia pensava que se queixar por estar triste ou ficar ansiosa em relação a sua vida pessoal – seus sentimentos de solidão – era um sinal de "infantilidade". Desenvolvemos novas crenças emocionais: que é totalmente humano sentir solidão, que compartilhar os sentimentos era uma forma de as pessoas se aproximarem dela e conhecê-la, e que os sentimentos não devem ser controlados e eliminados.

Passo 7: Assuma o controle do tempo

Focalize as atividades atuais

Suas preocupações com a saúde afastam-no da vida diária. Considere substituir suas preocupações atuais com os sintomas por uma lista de atividades prazerosas e produtivas que possa fazer hoje. Por exemplo, Sylvia conseguiu agendar uma ida à academia, ver os amigos, assistir a um vídeo e ler um livro. Conforme fazia essas coisas, ela se concentrava nos prazeres e sensações do momento. Isto reduziu suas preocupações com possíveis catástrofes futuras.

Visite as preocupações passadas

Lembre-se das muitas preocupações com a saúde que teve no passado. Você ainda se preocupa com elas? As previsões mostraram-se falsas? O que estava distorcido em seu pensamento naquelas ocasiões? Sylvia podia rapidamente ver que suas preocupações passadas com relação à saúde sempre acabavam sendo falsas. Sugeri que esta poderia ser a verdadeira razão pela qual ela continuava a se preocupar – ela acreditava que sua preocupação havia impedido as coisas ruins de realmente acontecerem!

Expanda o tempo

As preocupações atuais com a saúde provavelmente não serão suas futuras verdades ou preocupações. Pergunte a si mesmo: "Como vou me sentir em relação a estas preocupações daqui a uma semana? Ou daqui a um mês? Quais são as coisas interessantes que poderia fazer amanhã ou na semana que vem?". Sylvia percebeu que sua preocupação atual cederia e que, mais tarde, veria isso como energia desperdiçada.

RECAPITULAÇÃO

As preocupações de Sylvia com a saúde foram substancialmente reduzidas e sua vida pessoal melhorou consideravelmente. Ela conseguiu perceber que tinha preocupações relativas a doenças e controle. Sua atenção era seletiva, focada em sintomas, recolhendo informações sobre doenças e imaginando todo tipo de enfermidades terríveis. Apresentava perfeccionismo em relação à saúde que a levava a desconsiderar a probabilidade real de determinada doença acontecer. Por exemplo, embora quase todos tenham tido dor de cabeça, ela ignorava essa informação e concluía que *sua* dor de cabeça era sinal de tumor cerebral. Ela exigia certeza, buscava reasseguramento e fazia exames médicos para obter tal certeza, sempre levando à necessidade de mais reasseguramento mais tarde. Subjacente à ansiedade em relação à saúde estava seu medo de arrependimento, que tornava difícil a aceitação da incerteza.

Sylvia reconheceu que sua busca de reasseguramento e checagem não apenas eram inúteis, como, na verdade, tornavam as coisas piores. Conforme adiava e finalmente abandonou a checagem, sua ansiedade em relação à saúde diminuiu. Ela verificou que praticar seguidamente as imagens da doença e do arrependimento levou-a a ficar cansada de seus temores. Sua ansiedade em relação à saúde a havia atormentado durante muitos anos, até mesmo fazendo-a sentir, às vezes, que não valia a pena viver. Agora que tinha se libertado das preocupações, ela estava mais apta a trazer o foco para o que era significativo em sua vida, em vez de temer a obtenção de um diagnóstico.

NOTAS

1. Salkovskis, P.M. (1996). The Cognitive Approach to Anxiety: Threat Beliefs, Safety-seeking Behavior, and the Special Case of Health Anxiety and Obsessions. In P.M. Salkovskis (Ed.), *Frontiers of Cognitive Therapy* (pp. 48-74). New York: Guilford.
   Starcevic, V., and Lipsitt, D.R. (Eds.). (2001). *Hypochondriasis: Modern Perspectives on an Ancient Malady*. New York: Oxford University Press.
2. Nease, D.E., Jr., Volk, R.J., and Cass, A.R. (1999). Does the severity of mood and anxiety symptoms predict health care utilization? *Journal of Family Practice, 48*(10), 769-777.

3. Conroy, R.M., Smyth, O., Siriwardena, R., and Fernandes, P. (1999). Health anxiety and characteristics of self-initiated general practitioner consultations. *Journal of Psychosomatic Research, 46*(1), 45-50.
4. Barsky, A.J., Wyshak, G., and Klerman, G.L (1992). Psychiatric comorbidity in DSM-III-R hypochondriasis. *Archives of General Psychiatry, 49*(2), 101-108.
5. Barsky A.J., Wool, C., Barnett, M.C., and Cleary, P.D. (1994). Histories of childhood trauma in adult hypochondriacal patients. *American Journal of Psychiatty, 151*(3), 397-401.
   Mabe, P., Hobson, D.P., Jones, L., and Jarvis, R.G. (1988). Hypochondriacal traits in medical inpatients. *General Hospital Psychiatry, 10*(4), 236-244.
6. Salkovskis, P., and Wahl, K. (2004) Treating Obsessional Problems Using Cognitive-Behavioral Therapy. In M.A. Reinecke and D.M. Clark (Eds.), *Cognitive Therapy Across the Lifespan: Evidence and Practice* (pp. 138-171). New York: Cambridge University Press.
7. Salkovskis, P.M. (1996). The Cognitive Approach to Anxiety: Threat Beliefs, Safety-seeking Behavior, and the Special Case of Health Anxiety and Obsessions. In P.M. Salkovskis (Ed.), *Frontiers of Cognitive Therapy* (pp. 48-74). New York: Guilford.
8. James, A., and Wells, A. (2002). Death beliefs, superstitious beliefs, and health anxiety. *British Journal of Clinical Psychology, 41*, 43-53.
9. Becker, E. (1995). *A Negação da Morte*. Rio de Janeiro: Record.

14

Preocupações com as finanças: E se eu começar a perder dinheiro?

A maioria de nós já ficou preocupada com as finanças em algum momento – principalmente quando as notícias nos dizem que a economia está em queda, o desemprego está em alta, as taxas de juros podem subir, a bolsa de valores está instável e nosso emprego pode estar por um fio. As preocupações com sua situação financeira podem fazê-lo sentir-se inadequado ou envergonhado ou criar conflitos com seu parceiro ou parceira. Na verdade, talvez você esteja tão preocupado com as finanças que não consiga enxergar quanto tem ou quanto gasta.

IDENTIFIQUE SUAS PREOCUPAÇÕES COM AS FINANÇAS

Observe a relação das 43 afirmações da Tabela 14.1 e veja até que ponto cada uma delas descreve como você geralmente se sentiu durante o mês passado. Depois, anote V (verdadeiro) ou F (falso) ao lado de cada afirmação.

Observe suas respostas e verifique quais são seus pensamentos em relação ao que o dinheiro significa para você, seus sentimentos em relação a quanto merece, como quer usar seu dinheiro, como gasta, como o dinheiro se reflete no significado de seu trabalho, como o dinheiro interfere em seus relacionamentos, com quem se compara, quanto está apegado ao acúmulo de dinheiro, com que se preocupa, as coisas que aprecia e como se vê vivendo de acordo com as expectativas. Talvez você identifique um padrão a respeito de como o dinheiro tornou-se excessivamente importante em sua vida, como ele está vinculado a sua auto-estima ou o quanto é importante para impressionar outras pessoas. O dinheiro pode ter se tornado seu foco principal, em vez de um meio para alcançar um objetivo.

As conseqüências das preocupações com as finanças

Casais geralmente têm diferentes teorias sobre como o dinheiro deveria ser visto. Por exemplo, uma das partes pode ser relativamente protetora e querer estabelecer um orçamento, estabelecer um plano de poupança e rever a necessidade de grandes aquisições. A outra parte pode ver o dinheiro de maneira mais tolerante ao risco, acreditando que as despesas atuais podem ser cobertas por ganhos futuros desejados. Quando um gasta dinheiro, o outro pode começar a se preocupar, e é bem provável que isto conduza a uma discussão. Contudo, talvez as preocupações tenham alguma legitimidade.

Tabela 14.1

1. Não vou ter dinheiro suficiente para me sentir seguro.
2. Se não ganhar dinheiro suficiente, não serei bem-sucedido.
3. As pessoas ficarão menos impressionadas comigo se não tiver dinheiro suficiente.
4. Geralmente, sinto que não vou ter dinheiro suficiente.
5. Estou com medo de perder dinheiro.
6. Fico preocupado com a perda do emprego e com não conseguir pagar as contas.
7. Mereço mais do que ganho.
8. Sinto-me culpado quando gasto dinheiro.
9. Acho que gasto dinheiro em excesso.
10. Os outros acham que gasto dinheiro em excesso.
11. Com freqüência, gasto dinheiro só para me sentir bem.
12. Tenho dívidas que ultrapassam o limite de minha tranqüilidade.
13. A parte mais importante de meu trabalho é quanto eu ganho.
14. Gostaria de trabalhar mais horas para ganhar mais, mesmo que tivesse de dedicar menos tempo a coisas que gosto de fazer.
15. As pessoas vão se aproveitar de mim e tentar pegar meu dinheiro.
16. As pessoas dependem de mim para que lhes provenha dinheiro.
17. Dependo de outros para cuidarem de mim financeiramente.
18. Fico ansioso quando gasto dinheiro comigo.
19. As pessoas acham que sou sovina e pão-duro.
20. Acho que gasto muito com outras pessoas.
21. Fico embaraçado se as pessoas souberem quanto eu tenho.
22. Se gastamos dinheiro com outras pessoas, elas deveriam sentir que nos devem algo.
23. As pessoas são ingratas em relação às coisas que tenho feito por elas.
24. As pessoas me respeitariam menos se eu ganhasse menos.
25. Geralmente me comparo a outras pessoas que têm ou ganham mais.
26. Sinto inveja de outras pessoas que estão se saindo bem.
27. Sinto que é importante para mim ganhar mais ou ter mais dinheiro que as outras pessoas.
28. Quero que os outros saibam que estou me saindo bem.
29. Não gosto de sair com pessoas que ganham mais dinheiro que eu.
30. Geralmente economizo e guardo coisas das quais realmente não preciso.
31. Checo freqüentemente para ver quanto tenho.
32. Fico tão ansioso em relação a dinheiro que tenho medo de checar para ver quanto realmente tenho.
33. Tenho de verificar meus investimentos a toda hora para ter certeza de que tudo está bem.
34. Se faço um investimento ou uma grande aquisição (como carro ou casa), fico pensando depois se foi a decisão certa.
35. Fico preocupado com a possibilidade de não conseguir ganhar dinheiro suficiente no futuro.
36. Fico preocupado em não corresponder às expectativas financeiras que os outros depositam em mim.
37. Existem muitas coisas das quais gosto que não custam nada. (I)
38. A coisa mais importante para mim é gostar do meu trabalho – não necessariamente ganhar muito dinheiro. (I)
39. A coisa mais importante para mim é ter tempo para relacionamentos, família ou para relaxar. (I)
40. Valores religiosos ou espirituais são muito importantes para mim. (I)
41. Estou ganhando mais do que esperava. (I)
42. Tenho metas bem específicas para mim com relação a quanto quero ganhar. (I)
43. Estou vivendo conforme minhas expectativas em relação a dinheiro. (I)

Pontuação: Observe que os itens marcados com (I) têm escore invertido. Some o total de itens que marcou como verdadeiros.

Chave para a avaliação:

0-5	Muito pouca preocupação com as finanças.	16-20	Preocupação extrema com as finanças.
6-10	Alguma preocupação com as finanças.	21 ou mais	Obcecado com as finanças.
11-15	Preocupação significativa com as finanças.		

Nos Estados Unidos, dizemos que alguém que trabalha muito o faz como um cachorro. Na Europa, com seus generosos planejamentos de férias, as pessoas dizem: "Ele trabalha como um americano". Preocupações financeiras com relação a despesas desnecessárias podem diminuir sua qualidade de vida simplesmente porque você trabalha muito mais para cobrir as dívidas recorrentes. Outra conseqüência das preocupações financeiras é que sua auto-estima pode se abalar. Se começa a pensar: "Não vou ter dinheiro suficiente", pode relacionar isto a "Sou um fracasso" e "Sou inferior a outras pessoas". Estes pensamentos depressivos aumentam sua ansiedade e o levam à sensação de vergonha: "Não posso mais andar com aquelas pessoas porque não tenho tanto dinheiro quanto costumava ter".

Como você aprende a ficar insatisfeito

Há sete fatores que determinam suas preocupações com finanças.[1]

1. *Privação econômica anterior pode torná-lo vulnerável a preocupações com as finanças*, não importa quanto você esteja melhor financeiramente agora. O velho ditado: "Uma vez pobre, sempre pobre" tem algum fundo de verdade. Por exemplo, um homem que fora pobre quando criança tornou-se um empresário consideravelmente bem-sucedido, mas me relatou estar sempre preocupado com a possibilidade de perder tudo.
2. *Você se preocupa com as finanças se tem padrões perfeccionistas em relação ao que sua vida deve parecer materialmente*. Algumas pessoas têm metas arbitrárias – "Preciso de X para me sentir financeiramente seguro". Outras têm a imagem de um estilo de vida que sentem que precisam. Um homem me relatou que cresceu lendo a *New Yorker* (revista que reflete um estilo de vida urbano afluente) e este se tornou seu modelo do que acreditava precisar. Você pode pensar: "Preciso do melhor", "Sem o melhor, sou uma pessoa comum", ou "Só vale a pena viver se você se sobressai".
3. *Você exagera a utilidade do dinheiro*. Crescimentos significativos no patrimônio aumentam apenas temporariamente o nível global de felicidade. Exagerar a importância que o dinheiro terá na compra da felicidade irá levá-lo a se preocupar pelo fato de não ter capital suficiente. Talvez você pense: "Quanto mais dinheiro eu tiver, melhor vou me sentir" ou "O dinheiro vai me trazer felicidade e segurança".
4. *Você usa "comparações para cima"*, em relação a pessoas que têm mais, e, assim, exagera no quanto acredita que elas sejam felizes.
5. *Você hipervaloriza os esforços para ganhar dinheiro*. Geralmente, pensamos que a única razão pela qual não temos mais é que não nos esforçamos o suficiente ou que não prestamos atenção às maravilhosas oportunidades diante de nós. Investidores profissionais preocupam-se com a possibilidade de estarem perdendo algo – o que faz alguns deles acompanharem obsessivamente a flutuação do preço das ações. Isto leva à tomada de decisões com base nas emoções em vez de razão e informações, e a se culpar. Você pensa: "Se trabalhar mais, vou conseguir o que quero", "Preciso continuar checando minhas ações", ou "Trabalho e dinheiro vão me trazer realização".
6. *O dinheiro tem valor simbólico para você*, significando segurança, sucesso, esforço, orgulho e quão moralmente respeitável você é. A perda de dinheiro ou não ter o suficiente reflete falta de valor pessoal. Você sente necessidade de fazer uma exibição pública dos itens que adquiriu, assegurando-se de que as outras pes-

soas saibam do carro caro que dirige, das roupas de grife que veste, dos restaurantes caros e das férias que desfruta. Seus pensamentos são: "O dinheiro reflete meu sucesso pessoal" ou "Pessoas que têm menos dinheiro são fracassadas". A necessidade dessas exibições públicas de sucesso torna-se o "consumo conspícuo" que o historiador social Thorstein Veblen descreveu há mais de um século. Esta necessidade também o leva mais fundo no endividamento.[2]

7. *Você está sempre elevando os padrões.* Uma vez que atinge um padrão, você eleva a barra para que já não esteja mais satisfeito. Nunca se satisfaz por muito tempo. Você pensa: "Quanto mais eu ganho, mais preciso ganhar" ou "Muito jamais é suficiente".

Você se preocupa mais com dinheiro por causa dos contratempos financeiros que seus pais tiveram? Se for o caso, de que maneira sua estratégia ou seu plano financeiro atual é diferente do de seus pais? Os negócios do pai de Ken faliram quando ele era jovem e, embora tivesse acumulado alguns ativos financeiros, ele constantemente ficava preocupado com dinheiro. Entretanto, ao examinar como suas finanças eram diferentes das de seu pai (que corria riscos, ao contrário dele), percebeu que estava supergeneralizando a atitude de risco do pai em relação à sua própria atitude conservadora.

O *perfeccionismo financeiro* torna-o vulnerável a preocupações relacionadas a não viver de acordo com expectativas irreais. Andy tinha uma idéia perfeccionista a respeito de quanto dinheiro precisava. Pedi a ele para enumerar as atividades que mais havia gostado nos últimos dois anos – incluindo atividades rotineiras e simples. As experiências das quais mais gostava eram grátis ou praticamente de graça. Ironicamente, por ter concentrado tanto tempo e esforço em ganhar mais dinheiro, ele havia deixado para trás as atividades com sua esposa e filhos que eram mais significativas. Conseqüentemente, decidiu passar menos tempo no trabalho (e, portanto, ganhar menos) e mais com sua família.

Se você acredita que esforço intensificado e vigilância resultarão em benefícios intensificados correspondentes, vai ser obcecado com o trabalho e com o acompanhamento dos investimentos enquanto sobem e descem. Para um investidor que acompanhava diligente e compulsivamente sua carteira de ações, conseguimos que ele evitasse observar o monitor durante várias horas por dia e, em vez disso, gastasse o tempo coletando informações realmente úteis sobre os elementos mais importantes de diversas empresas. Outro antídoto contra supervalorizar esforços ou trabalho é agendar intervalos agradáveis que lhe confiram perspectiva. Inicialmente, o investidor compulsivo achará isso difícil, prevendo que irá "deixar escapar algo". Após tentar ganhar distância e abdicar de esforços inúteis, você pode então ter um melhor posicionamento quanto a que informações e decisões são prudentes. Simplesmente trabalhar mais por mais tempo não é garantia de um resultado melhor. Na verdade, é provável que isto conduza a uma transação tola, baseada em emoção – assim incorrendo em custos de operação maiores para compra e venda de ações.

Considere as comparações para cima. Isto está fadado a fazê-lo sentir-se mais pobre e a contribuir com as preocupações financeiras. Exercícios úteis são comparar-se agora com quando tinha menos. Talvez você realmente descubra que gostava mais de si mesmo quando tinha menos dinheiro. Pense nas pessoas que têm menos que você. Todas elas estão infelizes? O que elas fazem que lhes proporciona felicidade e sentido? Se as pessoas com menos podem gostar de si mesmas, então por que se preocupar com dinheiro?

Examine a crença de que o dinheiro tem *valor simbólico*. Talvez pense que seja uma forma de avaliar quem tem mais sucesso. Muitos investidores de Wall Street me dizem: "Quero ganhar o suficiente para não precisar trabalhar mais". Isto é o mesmo que adiar a vida sexual até a aposentadoria. Em vez de usar o dinheiro como símbolo de quão bem-sucedido, importante ou bom você é, você poderia centrar-se em ter mais *experiências* bem-sucedidas e importantes na vida. Isto pode incluir melhores relacionamentos, aprender a ver as coisas em perspectiva e desenvolver um melhor conjunto de valores. Não consigo imaginar querer como amigo alguém que me valorizasse pelo meu dinheiro. Quereria alguém que me desse valor mesmo se fosse pobre.

Em oposição ao dinheiro como meta em si, os psicólogos verificaram que desenvolver gratidão pode provocar efeitos significativos sobre a saúde psicológica e mental. Robert Emmons e Michael McCullough observaram que prover alunos universitários com a simples instrução para prestarem atenção naquilo que lhes poderia inspirar gratidão aumentou significativamente sua sensação de bem-estar psicológico e físico – descoberta coerente com outra pesquisa em que relacionamentos, trabalho significativo e o senso de propósitos são mais importantes que muita riqueza para ter uma aparência psicológica positiva.[3]

Finalmente, considere o paradoxo do *ponto de referência de retração*. Não importa o quanto ganhe, nunca é o bastante. E se você usasse o ponto de referência "menos do que ganho agora?". A conseqüência é que poderia se tornar imediatamente apreciativo do fato de ter mais do que esperava. Ou se seu ponto de referência fosse um conjunto de diferentes metas e experiências que nada tivessem a ver com dinheiro? Você poderia usar como pontos de referência ser um amigo ou um membro de família melhor, levar uma vida mais saudável, aprender mais, desenvolver valores dos quais pudesse se orgulhar e adquirir perspectiva sobre as coisas. A conseqüência de eliminar o ponto de referência de retração financeira não é que você venha a perder a ambição de ser bem-sucedido – ao contrário, você seria capaz de se centrar no sucesso em muitas outras áreas da vida.

Kathy e a bolha que estourou

Kathy era uma mulher de classe média que ganhava um bom salário. Ela recebera uma fatura do cartão de crédito bem alta, fora das proporções que estava acostumada. Ela não havia levado em conta o fato de ter viajado recentemente para as Ilhas Virgens, onde teve momentos maravilhosos – suas primeiras férias de verdade em dois anos. Quando recebeu a fatura, pensou: "Nunca vou conseguir pagar isso tudo", e depois "Vou ficar sem dinheiro". O fato era que ela tinha economias e ganhos futuros. Mas pensava que essa fatura era a precursora de outras contas a chegar, embora ela não houvesse tido uma conta como essa no passado.

Kathy havia se preocupado muito com as finanças durante o ano anterior. Embora estivesse trabalhando para a mesma empresa há três anos, haviam ocorrido demissões. Alguns de seus amigos estavam sem trabalho há algum tempo e freqüentemente ela se preocupava com a possibilidade de perder o emprego e atrasar os pagamentos. Quando lhe pedi que me dissesse o que aconteceria caso perdesse o emprego, ela disse que imaginava não conseguir arrumar outro trabalho, perder o apartamento e acabar morando na rua. Quando perguntei quanto possuía em diferentes poupanças e investimentos, ela me disse ter se tornado muito chato olhar para sua situação financeira – isto só a lembrava do quanto estava ficando para trás. Às vezes, ela deixava suas contas se acumularem, pois não queria ser lembrada de como sua situação financeira estava apertada.

Kathy também se preocupava com grandes perdas no mercado de ações. Como milhões de pessoas, durante a explosão do mercado nos anos de 1990, ela viu seu pequeno portfólio de economias transformar-se em algo muito maior. Agora estava preocupada com as finanças. "Vou ter o suficiente para me aposentar? O que vai acontecer se continuar perdendo dinheiro? Por que fui tão burra ficando com aquelas ações de tecnologia?" Kathy acordava as 3h30 da manhã preocupada com dinheiro, imaginando se conseguiria controlar isso.

Vejamos como Kathy conseguiu usar os sete passos para lidar com suas preocupações financeiras.

SETE PASSOS PARA AS PREOCUPAÇÕES COM AS FINANÇAS

Passo 1: Identifique as preocupações produtivas e improdutivas

Custos e benefícios das preocupações com as finanças

Kathy acreditava que preocupar-se com as finanças poderia ajudá-la a descobrir as perdas rapidamente, controlar os gastos e prevenir quaisquer surpresas. De fato, ela pensava que esse tipo de preocupação mostrava que era responsável. As desvantagens eram que ela ficava ansiosa, com medo, arrependida e não conseguia aproveitar a vida. Suas preocupações a mantinham acordada à noite.

Preocupações financeiras produtivas e improdutivas

Perguntei a Kathy se ela poderia fazer algo produtivo no dia seguinte quanto às finanças. Ela decidiu que poderia juntar os extratos bancários, ver como estava gastando dinheiro, começar a manter um orçamento e pensar antes de gastar. Suas preocupações improdutivas eram os *e-se* e as histórias catastróficas que contava a si mesma.

Conteste as preocupações improdutivas

Observe a Tabela 14.2 e veja se pode identificar algumas de suas próprias preocupações improdutivas com as finanças e como pode contestá-las.

Passo 2: Aceite a realidade e comprometa-se com a mudança

Não personalize

Você acha que o que está acontecendo é exclusividade sua. Você não percebe que milhões de pessoas estão no mesmo barco. Na verdade, pessoas que se preocupam com perdas financeiras relatam-me que gostam de ir a festas em que outros falam de *suas* perdas. Isto ajuda a normalizar a experiência e a não levá-la para o lado pessoal. A verdade é que as ações sobem e descem por razões que você e todo analista financeiro jamais saberão. Quando Ted perdeu capital na carteira de ações, pensou: "O que há de errado comigo?". Era como se ele tivesse feito as ações da companhia se desvalorizarem. Ele não tinha nada a ver com o valor das ações e jamais poderia imaginar em que direção iriam. Tenha em mente que para cada comprador há um vendedor, o que significa que, cada vez que se vende uma ação, há alguém que pensa ser um bom negócio ao preço que se estava querendo vendê-la. Um dos dois tem de estar errado.

Aceite que o capital é flexível

Talvez você acredite que seus ativos líquidos e ganhos deveriam sempre crescer em valor. Nada poderia estar mais longe da verdade histórica. Os mercados sobem e descem, bens imobiliários valorizam-se e desvalorizam-se e pessoas ficam freqüentemente desempregadas. Kathy tinha a ilusão de que suas ações e sua renda continuariam a crescer a cada ano e isso a fez pensar que qualquer queda fosse sinal de coisas ruins chegando. Aceitar que o capital e os mercados estão em alta e em baixa pode ajudá-lo a normalizar o inesperado.

Aceite as limitações

Semelhante a não personalizar é reconhecer que existem limitações em sua capacidade de ganhos e em sua capacidade de prever o valor das ações. As limitações não significam que você seja um fracasso ou que esteja sem força – simplesmente representam o fato de que você não tem como saber nem controlar tudo. Mas o que você pode controlar? Pode controlar como emprega o tempo, como reage nos relacionamentos e se quer colocar as finanças em perspectiva. Se você trabalha muito ou tem obsessão pelas ações, deve considerar a possibilidade de reduzir o trabalho, eli-

Tabela 14.2

Preocupação improdutiva	Exemplo	Como contestar seus pensamentos	Ação produtiva
1. Preocupo-me com questões sem respostas.	Vou perder dinheiro no mercado?	Não posso saber o que o futuro me reserva em termos de renda e investimentos.	Diversificar meus investimentos e desenvolver um plano de poupança e orçamento.
2. Preocupo-me com uma reação em cadeia de acontecimentos.	Uma perda vai levar a mais perdas – que continuarão até que eu fique quase sem nada.	Não tenho evidências de que isto acontecerá. Ações sobem e descem. Deveria pensar em uma perspectiva em longo prazo.	Idem.
3. Preocupo-me com problemas insolúveis no futuro.	E se não conseguir pagar minhas contas quando ficar velho?	Não sou assim tão velho. Existem planos de seguro, como o Medicare.	Idem.
4. Preocupo-me com o que jamais posso saber.	Vou ser capaz de cuidar de mim, mesmo se todo meu dinheiro acabar e eu precisar ir para um asilo?	Não faz sentido preocupar-me com algo que não aconteceu nem é provável que aconteça. Posso me concentrar agora em economizar dinheiro e planejar o orçamento.	Idem.
5. Rejeito uma solução por não ser perfeita.	Ninguém pode me dizer com certeza que o mercado não vai quebrar e que não serei demitido.	Não há qualquer certeza ou perfeição em nenhuma solução. Não tenho evidência de que qualquer dessas coisas vá acontecer. Posso sempre conseguir outro emprego.	Idem.
6. Acho que deveria me preocupar até me sentir menos ansioso	Continuo preocupado porque ainda estou ansioso quanto a isso.	Só porque estou ansioso, não significa que minhas finanças irão despencar.	Idem. Focar atividades atuais gratificantes.
7. Acho que deveria me preocupar até ter o controle de tudo.	Tenho de encontrar uma solução que saiba colocar em prática.	Não posso controlar tudo – e não preciso. Só porque não controlo algo, isto não significa que será ruim.	Idem. Focar atividades atuais gratificantes.

minar a checagem e ficar centrado em coisas que possa controlar e que produzam algum benefício, como, por exemplo, praticar exercícios físicos, aprender e construir relacionamentos. Aceitar limitações em uma área pode abrir oportunidades em outras – se você optar por buscá-las.

Faça algo desconfortável: mantenha um orçamento

Ironicamente, uma das coisas mais difíceis para as pessoas com preocupações financeiras é terem um orçamento e manterem-se dentro dele. Se você se preocupa com finanças, parece óbvio que deve saber quanto e com que está gastando. Porém, talvez resista a fazer isto, pois pensa: "Se escrever minhas despesas, vou descobrir que não posso gastar em nada", "Vou ver que não tenho dinheiro sobrando" ou "Vou me sentir pobre". Na verdade, você pode tentar fazer isto como tarefa: anote *cada despesa* durante um mês. Se fosse cortar os gastos em 10%, o que ainda conseguiria fazer com os outros 90%?

Passo 3: Conteste a preocupação

Acompanhe suas preocupações

Registrar suas preocupações com finanças, observar os acontecimentos que as desencadeiam – por exemplo, pegar contas na caixa do correio, fazer compras, ouvir que outra pessoa possui mais ou checar a carteira de ações. Para Kathy, o fator desencadeante era receber uma conta. Ela se culpava, depois verificava as ações e pensava em todas as formas como poderia falir.

Estabeleça o tempo de preocupação

Kathy enumerou todas as preocupações financeiras diariamente durante uma semana. O padrão que emergiu foi prever continuamente que ela entraria em falência e não seria capaz de se sustentar.

Teste suas previsões

O que você prevê exatamente que vai acontecer? Vai perder todo o dinheiro, ter a hipoteca de sua casa executada, perder o emprego, ser humilhado pelos amigos? Quando esses eventos terríveis vão acontecer? Suas previsões recorrentes eram que o dinheiro acabaria e ela não conseguiria pagar as contas.

Oito maneiras de vencer as preocupações

1. *Quais distorções de pensamento você usa?* Kathy adivinhava o futuro ("Vou continuar perdendo dinheiro"), catastrofizava ("Vou acabar uma sem-teto"), desqualificava os aspectos positivos ("O patrimônio contido em meu apartamento não conta, já que não posso gastá-lo") e rotulava ("Devo ser burra por ter adquirido aquelas ações").
2. *Qual é a probabilidade de que isto realmente aconteça?* Ela tirava conclusões precipitadas de que algo terrível aconteceria, o que, na verdade, tinha pequena probabilidade – por exemplo: "Vou perder todo meu dinheiro". Ela havia perdido apenas pequena porcentagem dos bens.
3. *Qual o pior desfecho? O desfecho mais provável? O melhor desfecho?* O pior desfecho era perder todo dinheiro, porém, o mais provável era que tivesse um problema de fluxo de caixa.
4. *Conte a si mesmo uma história sobre desfechos melhores.* Ela criou uma história detalhada sobre potencial de ganhos futuros, usando um orçamento e desenvolvendo um plano de poupança. Nós então os colocamos em um plano de ação, transformando-os em "preocupação produtiva".
5. *Qual é a evidência de que algo de fato ruim vai acontecer?* Ela estava considerando uma única informação – como perdas acionárias ou gastos maiores – e tirando a conclusão precipitada de que haveria uma terrível catástrofe financeira. Porém, ela dispunha de outros recursos e de outras maneiras para ganhar e poupar dinheiro no futuro.
6. *Quantas vezes você se enganou no passado a respeito de suas preocupações?* Suas preocupações antigas com as finanças existiram durante anos – e todas elas mostraram-se falsas.
7. *Colocar as previsões em perspectiva.* Ela foi capaz de ver as preocupações atuais com as finanças como uma inconveniência, ao verificar todas as coisas que ainda poderia fazer, mes-

mo diante do problema financeiro atual. Na verdade, não havia nada que estivesse fazendo que não pudesse continuar fazendo.

Ela também pensava que a desvalorização das ações provocaria uma reação em cadeia a partir de outras perdas. Contudo, você pode não ser capaz de saber antes de conseguir se distanciar e ver qual é a verdadeira tendência durante um longo período. O matemático e investidor Nassim Taleb, em seu fascinante livro *Iludido pelo acaso: a influência oculta da sorte*, observou que os investidores geralmente consideram equivocadamente variações aleatórias (e imprevisíveis) nos preços das ações como indicação de tendências que podem prever.[4] Se você ficar sentado e observar atentamente as flutuações diárias nos valores, ficará mais inclinado a fazer negócios tolos, emocionalmente dirigidos, absorvendo custos de operação intensificados que podem aniquilar quaisquer lucros de investimento que possa obter. Pedi a Kathy que evitasse acompanhar as ações durante duas semanas. Isto reduziu suas obsessões.

Finalmente, ela presumia que todo seu potencial de ganhos e ativos financeiros pudessem desaparecer de repente. Sugeri que ela tivesse em mente o potencial de ganhos e os ativos atuais, espalhados em diferentes investimentos – ações, bens imobiliários e fundos de pensão.

8. *Mostrar a si mesmo por que isto não é realmente um problema.* Vamos tomar a perda de US$ 25 mil do portfólio de Kathy. Parece muito dinheiro. Mas a verdadeira questão é: "Que problema foi criado com isto?". O que ela *não seria capaz de fazer*? Sua primeira idéia foi: "Não vou conseguir me aposentar na época em que esperava". Agora, para alguém que tem 39 anos, é difícil saber exatamente quando vai se aposentar. As pessoas geralmente se aposentam ao redor dos 60. Mas perguntei a ela exatamente quando se aposentaria e de quanto precisaria. Ela não sabia – tinha uma vaga idéia de que seria em algum momento "antes de completar 60". De onde vinha essa idéia? Por que não 61? Ou 59? Talvez Kathy estivesse em melhor posição para responder a esta pergunta daqui a 15 anos. Mas havia algum problema *atual*? Ela achava que talvez não ter dinheiro suficiente no banco fosse um problema. Mas, quando ela teve menos capital no banco – digamos, quatro anos atrás –, ela viu isto como problema? Não – na verdade ela pensava estar no caminho certo. Então, quando ganhou mais dinheiro por sorte, e depois o perdeu, de repente a quantia que conseguiu por meio de um investimento feliz tornou-se algo de que "precisava". Mas precisava para quê?

Perguntei a Kathy: "O que você faria de modo diferente se não tivesse perdido aquele dinheiro?". Ela respondeu: "Simplesmente iria deixá-lo depositado no banco rendendo juros". Pedi-lhe que fizesse uma lista de todas as coisas que ainda poderia fazer mesmo que perdesse esse dinheiro – todos os relacionamentos que continuariam, trabalho, exercícios físicos, aprendizagem, divertimento. Kathy percebeu que tudo continuaria o mesmo.

Coloque a questão em perspectiva

Você talvez focalize uma perda em determinada área e ignore seu portfólio de bens. O que é um "portfólio de bens"?[5] Isto inclui suas ações, os títulos, CDs, dinheiro vivo, bens imobiliários, planos de pensão, objetos de valor (jóias, obras de arte, carros, barcos, peles) e – mais importante para a maioria das pessoas – seu *potencial de ganhos futuros*. Depois, calcule todos os débitos – o saldo devedor final de sua hipoteca, cartões de crédito, empréstimos e arrendamentos. Quando Kathy se preocupava com a desvalorização de suas ações, ela estava focada apenas em parte de seu portfólio de bens. Porém, quando verificamos todo seu portfólio, descobrimos que grande parte dele ainda estava muito bem. Na verdade, seu apartamento havia se valorizado ao longo dos últimos dois anos e os ganhos estavam crescendo. Quando examinamos seu potencial de ganhos futuros, foi uma surpresa para ela perceber que a perda em suas ações era apenas uma pequena quantia comparada aos ganhos futuros.

Não confunda preferência com necessidade

Pensamos que *necessitamos* totalmente de determinada coisa e não que a *preferimos*. Pessoas me relatam que *precisam* de um apartamento caro, de roupas de grife, de uma casa de veraneio, de restaurantes caros e de férias, e que seus filhos *precisam* freqüentar escolas caras. O que você pensa serem necessidades são simplesmente coisas que você *prefere* ter – e depois diz a si mesmo que *deve* tê-las. Isto, obviamente, alimenta suas preocupações, particularmente quando vê as ações se desvalorizarem.

É bom ser capaz de comprar tudo que se quer sem precisar pensar a respeito. Mesmo assim, provavelmente muitas coisas que você compra que custam mais de US$ 50 são totalmente desnecessárias. Você poderia viver sem elas. Se precisa de uma gravata Hermès para fazê-lo sentir-se atraente, há algo errado com sua auto-imagem, não com sua gravata. Se precisa que seu parceiro compre jóias caras para provar que a ama, provavelmente não está tendo as coisas mais importantes que fazem um relacionamento andar bem. Ninguém precisa de um carro caro. Eu uso um relógio que custa US$ 60; poderia comprar um mais caro, mas qual a utilidade para mim de um relógio mais caro? Estou menos interessado em gastar dinheiro em coisas que vão impressionar outras pessoas e mais interessado em comprar livros.

Se acha que uma coisa é necessária, então lembre-se de quando não a tinha. Vejamos o carro que você acha que precisa. Você sempre teve um carro legal? Houve um tempo em que nem tinha carro? Ou então pense nas roupas, restaurantes, viagens, casa, o que for. Duvido que tenha nascido com todas essas coisas. Elas se tornaram objetos que você possui ou usa durante algum tempo. Mas, se fossem realmente necessárias, você jamais teria conseguido viver sem elas. Exemplos de necessidades reais são coisas como o ar, a água e os alimentos. Roupas de grife, jantares em restaurantes e o computador mais avançado são *preferências*, mas jamais necessidade para qualquer pessoa. Quando nos preocupamos com dinheiro, geralmente pensamos sobre as coisas que preferiríamos ter. Algumas delas podem custar muito. Porém, se pensar nelas como alternativas, em vez de necessidades, você se preocupará menos.

Passo 4: Focalize a ameaça mais profunda

Preocupações com finanças e suas questões nucleares

Suas preocupações financeiras refletem crenças nucleares pessoais ou estilos de personalidade. Por exemplo, se você tem uma personalidade demasiadamente consciencirosa, terá medo de perder o controle, de se arrepender de erros e de não assumir responsabilidades. Você provavelmente vai economizar dinheiro, criticar sua parceira por gastar muito e ficar relutante em fazer aquisições. Por outro lado, se é dependente nos relacionamentos e acredita que ficaria desamparado sem alguém em quem se apoiar, você se preocupa com a possibilidade de acabar destituído e sozinho e precisar de alguém para tomar conta de você. Se acredita que deve ser especial e superior, então suas preocupações estarão focadas na possibilidade de não poder ter o estilo de vida único e superior que outros invejam, levando-o ao medo de se tornar inferior a todos, já que não é superior a eles. Exemplos desses estilos de personalidade, preocupações financeiras, estratégias para lidar com as situações e os problemas que eles podem criar nos relacionamentos são mostrados na tabela a seguir. A questão de Kathy era a necessidade de ser consciencirosa e especial.

Tabela 14.3
Personalidade e preocupações com as finanças

Personalidade	Percepção das dívidas	Adaptação	Finanças e relacionamentos
Consciencioso	Pequenas dívidas vão levar a perdas totais. Dívida é um sinal de irresponsabilidade e de estar fora de controle. Dívida significa fracasso.	Economia Trabalho compulsivo Gastos limitados Super-segurança Crítica a gastos Indecisão quanto a grandes aquisições	Retém coisas do parceiro Preocupa-se que o parceiro seja irresponsável – criando vulnerabilidade Critica o parceiro por gastar muito
Dependente	Alguém vai me salvar e cuidar de minha dívida. Posso acabar sem nada. Não posso cuidar disto sozinho.	Tenta agradar os outros Busca reasseguramento do parceiro Evita pensar sobre questões financeiras desagradáveis Idealiza o parceiro Autonegação	Espera que o parceiro cuide dele Esconde informações do parceiro sobre despesas. Não desenvolve autoconfiança, esperando que o parceiro o proteja Submete-se ao parceiro quanto a investimentos, despesas, impostos, etc. Sente-se em dívida com o parceiro por conta da dependência financeira.
Especial e único	Posso dar conta de tudo. Tenho o direito de ter tudo que quero. Meus esquemas irão funcionar.	Adquire objetos de prestígio e caros Ultrapassa os limites de crédito Procura esquemas de enriquecimento rápido Usa álcool ou drogas para fugir de problemas financeiros	Tenta impressionar o parceiro com grande sucesso e bens Espera que o parceiro esbanje presentes caros e elogios Usa o dinheiro para criar obrigações para o parceiro Gastos extravagantes fazem o parceiro temer instabilidade financeira
Dramático	Não vou pensar nisto agora. É muito perturbador. Vai me fazer sentir muito bem ter o que quero agora mesmo.	Evita informações financeiras Gastos impulsivos Ultrapassa os limites de crédito Seduz para que outros comprem	Visto pelo parceiro como frívolo e irresponsável nas compras Não coopera com o parceiro no planejamento financeiro ou orçamento, vendo isso como restritivo e privativo
Anti-social	Os outros (ou seja, os credores) podem bancar. Eles têm mais que eu. Nunca irão me pegar. Deveria ter o que quero agora mesmo.	Rouba e mente Sonega impostos Atividades ilegais – venda ilegal de drogas, pequenos e grandes furtos, apropriação indevida Engana os outros Faz empréstimos Usa álcool ou drogas para buscar excitação e conforto	Rouba do parceiro Esconde informação do parceiro Cria riscos de crédito que o parceiro teme Faz investimentos de risco que ameaçam a estabilidade financeira

Você está personalizando?

Kathy voltou-se então para seus arrependimentos. "Não estou apenas preocupada com as finanças no futuro – arrependo-me de ter adquirido ações que despencaram. Não deveria ter sido tão estúpida". Kathy estava vivenciando o *viés do olhar em retrospecto*. Isso significa que ela acreditava, depois do ocorrido, que sabia de todas as informações importantes antes da decisão. Em outras palavras, ela achava que sabia que era uma má decisão quando a tomou. Mas ela sabia?

Kathy estava se baseando em informações nas quais milhões de pessoas se baseiam – as notícias econômicas, corretores e analistas. E ela não estava sozinha ao comprar as ações que caíram. Na verdade, em 2002, os investidores profissionais poderiam realmente ter crédito por *não perderem tanto* quanto foi a perda do mercado. As pessoas teriam ficado felizes por saírem com perdas e ganhos equilibrados. Obviamente, quase ninguém acabou assim. Por que Kathy haveria de pensar que devia ter uma bola de cristal que ninguém mais tinha?

Passo 5: Transforme "fracasso" em oportunidade

Perdas financeiras não significam que você tenha fracassado

Se você perder capital, isto não quer dizer que fracassou – pode significar que a empresa está mudando, que o mercado é imprevisível ou que os investimentos estão fora de controle. Pense em todas as coisas nas quais obteve sucesso. Kathy tendia a se culpar por suas perdas financeiras – mas ela podia também dar-se crédito pelas experiências positivas no trabalho, suas amizades, a decência de seus valores e outros sucessos em investimentos e economias.

Examine seus padrões de fracasso

Já vimos como geralmente comparamo-nos a pessoas que têm mais, e podemos usar o ponto de referência de retração – sempre mais e mais, não importa quanto temos. Quais são seus padrões de fracasso financeiro? Conheci pessoas que ganham US$ 25 mil por ano que não se preocupam com dinheiro e que não se vêem como fracassos, e conheci pessoas que ganham US$ 500 mil por ano e se julgam fracassadas por que outra pessoa ganha US$ 1 milhão. A renda média da família norte-americana gira em torno de US$ 40 mil – a metade da população do país é um fracasso? Kathy tinha uma renda superior a mais de 90% das pessoas.

As perdas podem ajudá-lo a apreciar mais as outras coisas

Tendemos a ver nossa renda e ativos como sinal de sucesso, mas eles são simplesmente bens materiais. Um homem que havia ficado desempregado durante um ano percebeu que sua esposa, os filhos e sua saúde eram muito mais importantes que a atmosfera escravizante no trabalho. Ele me contou que a perda de seu emprego fora uma das melhores coisas que lhe aconteceram. Pedi a Kathy para pensar naquilo que poderia apreciar mais agora – como seus amigos, sua inteligência, a cultura que estava à sua disposição e as músicas de que gostava. Apreciar mais a vida torna o dinheiro menos valioso e essencial.

Algo por nada: o que você pode fazer gratuitamente

Pedi a Kathy para rememorar imagens dos momentos mais bonitos de sua vida. Ela se lembrou de caminhar na praia ao pôr-do-sol, sentir a água correndo entre seus dedos, segurar a mão de seu namorado. Perguntei-lhe se haveria coisas que ela poderia fazer de graça naquela semana. Ela disse: "Posso dizer a meu namorado que o amo. Posso assistir ao pôr-do-sol do alto de meu prédio. Posso fazer um jantar com meu namorado. Posso tê-lo em meus braços e amá-lo".

Pedi-lhe que imaginasse que tudo – todos seus bens, seu corpo, sua família, seus amigos, sua memória – havia sido retirados dela. "Então, agora Deus olha para baixo e diz: 'Você pode ter uma coisa de volta de cada vez, mas não vou dizer quantas vou lhe dar. Cabe a você me convencer de cada coisa que seja importante para você. Se não me convencer, não vai consegui-la de volta. Você decide. Tente me convencer. Por onde você quer começar?"'. Kathy começou com os sentidos. "Vou precisar de minha capacidade de ver, ouvir e compreender, ou nada mais importa." "Mas o que você gostaria de ver?" "Quero ver meu namorado. Quero ver o céu. Quero ver tudo em volta." "O que mais?" "Minha memória, pois vou querer me lembrar de todas as coisas que foram importantes para mim – como quando meu namorado disse pela primeira vez que me amava e a primeira vez que me beijou."

Percorremos laboriosamente cada coisa e por que elas eram importantes. Em seguida, eu disse: "Você tem todas essas coisas agora. Só precisa perceber que elas estão aqui para você".

O dinheiro não fazia parte da lista.

Se as coisas mais importantes da lista eram coisas que ela já possuía, então o que o fracasso financeiro poderia realmente significar?

Talvez ninguém tenha percebido

Geralmente pensamos que todos vão perceber nossas perdas financeiras. Como poderiam? Quem tem acesso a suas contas? Isto é algo com que quase todos os preocupados ficam confusos – eles são os únicos que ligam para essas perdas ou preocupações. As únicas pessoas que sabiam da perda financeira de Kathy eram aquelas para as quais havia contado e elas não estavam nem um pouco preocupadas com isso.

Pense em todas as pessoas que conhece. Com quantas você se preocupou em termos de finanças? Provavelmente, com quase nenhuma – porque não considera isto particularmente relevante para sua própria vida.

Dê-se crédito pelos sucessos anteriores

Uma oportunidade que você pode se dar é ver as perdas financeiras no contexto de todos os sucessos anteriores que teve em todas as áreas da vida. Kathy conseguiu enumerar os seguintes como sucessos prévios: desempenho no trabalho, amizades, economias, relações familiares e sua saúde.

Passo 6: Use as emoções em vez de se preocupar com elas

Perceba seus medos e emoções

Talvez você tenha uma variedade de sentimentos quando se preocupa com as finanças. Você fica com raiva por alguém tê-lo deixado para baixo ou por estar dependendo de alguém financeiramente? Fica com medo por não saber o que vai acontecer? Triste, por uma perda ou porque se sente um fracasso? Sente-se desamparado? Tente observar o que sente e em relação a quem tem este sentimento. Kathy sentia-se autocrítica, ansiosa e envergonhada.

Encare o pior caso

A pior imagem de Kathy era ficar desempregada, não conseguir pagar as contas e gastar os últimos centavos de sua contacorrente. Fizemos três coisas com isso. Primeiro, pedi a ela para gravar uma fita sobre como seria sua vida no cenário do pior caso. Depois, pedi que ela ouvisse a fita durante 30 minutos todos os dias e centrasse o foco em quanto isto parecia ruim. À medida que ficou mais exposta a seu pior temor, este lhe parecia cada vez mais implausível. Terceiro, pedi a ela que me dissesse o que poderia fazer com o tempo, se ficasse desempregada e tivesse muito pouco dinheiro. Ela pensou por alguns instantes e, em seguida, um tanto quanto feliz, disse: "Eu teria mais tempo para ler, ver filmes e ir a museus". Enfrentar o pior caso e sentir o medo diminuiu suas preocupações, pois ela podia imaginar até lidar com o pior.

Mantenha um diário de emoções

Kathy estava tão centrada nas preocupações financeiras que ignorava seus sentimentos em relação a outras coisas. Ela manteve um diário de emoções que registrava os sentimentos em relação a dinheiro (medo), amigos (vergonha e solidão) e sua mãe (medo de que ela pudesse estar doente). Também anotava as emoções positivas com amigos (gratidão), mãe (felicidade e paz) e ao ouvir música (prazer). Isto a ajudou a perceber que suas emoções não estavam totalmente relacionadas a dinheiro.

Compreenda suas emoções

Se você está triste por estar com dificuldades financeiras, pense como você pode certificar-se de que as emoções fazem sentido, que os sentimentos são provavelmente compartilhados por milhões de pessoas, que os sentimentos vieram e se foram no passado e que você não precisa sentir vergonha de estar com medo ou triste. Você pode aceitar que está chateado agora – e que pode ter também outras emoções positivas. Mesmo que esteja aborrecido com os problemas financeiros, você ainda pode encontrar outras coisas de que gosta, das quais ri ou acha interessantes? Exatamente antes de começar a se preocupar, você consegue perceber quais são seus sentimentos? Por exemplo, Kathy notou que estava com medo e triste – e depois começou a se preocupar com dinheiro. Pedi a ela para permanecer com o sentimento de tristeza e temor e certificar-se de que tinha todo direito de sentir-se assim naquele momento.

Suba a escada de significados mais elevados

Kathy então disse: "Não tenho o menor direito de ficar triste ou ansiosa – tenho um bom emprego e economias". Eu lhe disse que ter sentimentos é um direito de cada um, e que eles contêm informações sobre seus valores. Sua tristeza e ansiedade estavam relacionadas a *valores* de auto-suficiência e sucesso – ela se orgulhava de ser uma mulher que se sustentava e era respeitada. Sugeri que estes eram valores fantásticos para ela abraçar e respeitar e que fazia sentido ela se sentir triste quando pensava não estar vivendo conforme seus valores. A escada que Kathy subiu foi: "Quero ganhar o suficiente para me manter e, assim, não precisar depender de ninguém; posso então ser independente e forte para poder respeitar a mim mesma enquanto mulher trabalhadora". Estes eram valores admiráveis dos quais ela podia se orgulhar.

Passo 7: Assuma o controle do tempo

Reduza a urgência

Kathy tinha um senso de urgência muito determinado em relação às finanças. Ela precisava de resposta *imediata* e pensava: "Preciso recuperar o que perdi... Não consigo suportar isto". Por que esse senso de urgência? Por que o capital tinha de ser recuperado imediatamente? Qual era a desvantagem de exigir solução imediata e urgente? O que realmente aconteceria se ela não recuperasse o dinheiro imediatamente? Esse senso de urgência apenas elevava sua ansiedade até o teto. Isto alimentava suas previsões negativas, porque ela, então, dizia: "Se não tiver resposta imediata, acho que nunca vou tê-la!".

Pense nos ganhos futuros

Pense sobre as perdas em termos de ganhos futuros. Considere os ganhos atuais, multiplique o valor pelo número de anos que irá trabalhar antes de se aposentar, inclua a inflação para reajustar sua renda e pense sobre como as perdas atuais são pequenas se comparadas aos ganhos futuros. Vejamos a perda de Kathy de US$ 25 mil em termos de ganhos futuros. Se arredondarmos sua renda atual para US$ 100 mil (levando-se em consideração pequenos aumentos reajustados pela inflação) e multiplicarmos por 25, então seus ganhos futuros são US$ 2,5 milhões. É claro, ela vai ter despesas durante esse tempo, mas já economizou uma quantia considerável sobre sua renda anterior, que era mais baixa. Apenas considere os US$ 25 mil e compare-os aos US$ 2,5 milhões. Representam apenas 1% dos ganhos futuros. Isto nem mesmo inclui suas economias atuais e futuras. um por cento!!!

Entre na máquina do tempo

Pedi que Kathy imaginasse estar viajando em uma máquina do tempo cinco anos no futuro. O que via? Ela se via em um cargo mais alto no trabalho. Via-se casada com Roger, seu namorado atual, pois eles haviam falado muito em casamento nos últimos quatro meses. Via-se fazendo caminhadas nos bosques. Talvez tivessem um cachorro – provavelmente um do abrigo de animais. Pedi a ela para descrever seu dia típico daqui a cinco anos. Kathy se levantaria às 7h, ela e seu marido tomariam o café da manhã, levaria o cachorro para passear e iria para o escritório andando – seria um belo dia de setembro em Nova York. Talvez parasse na Starbucks para tomar um café descafeinado especial. Subiria para sua sala, que teria uma bela vista. E depois começaria a trabalhar em uma conta para a empresa em Cleveland. Já que Kathy estava na máquina do tempo, pedi a ela para voltar ao passado e observar algumas de suas preocupações 10 anos antes. Com que ela se preocupava naquela época? Ela achava que jamais conseguiria um trabalho como relações públicas – mas, na verdade, havia conseguido um bom trabalho. Achava que jamais conseguiria um apartamento em Nova York – mas teve sorte e encontrou um acessível. Achava que não encontraria um parceiro – e agora estava envolvida e feliz.

O que o fazia mais feliz quando tinha menos?

Kathy é como muitas pessoas que acreditam que, uma vez adquirindo determinada soma de dinheiro, não podem mais viver sem ela. O que nunca tiveram antes tornou-se essencial hoje. Pedi a Kathy que me contasse o que fazia para se divertir quando tinha menos dinheiro. Ela elaborou uma lista de coisas de que gostava: conversar com os amigos, trabalhar, fazer sexo, ver filhotes de animais, rir, ler, ouvir música, preparar pratos gostosos, ir ao cinema, ver fotos antigas, folhas de outono, dormir, ver o pôr-do-sol, caminhar pela praia, contar piadas, viajar, sentir o cheiro da chuva nas folhas, andar pelos bosques, sentir a água quando nadava, olhar o musgo sobre uma rocha... a lista parecia infindável. Mais importante, quase nenhuma dessas experiências custava nada para ela.

Expanda o tempo

Muitas preocupações possuem um elemento de miopia, no sentido de que geralmente acreditamos que o que está acontecendo bem diante de nós neste momento é indicação de tendência duradoura e progressiva (ou regressiva). Como muitas outras preocupações, temos dificuldade para nos distanciarmos e considerarmos uma perspectiva mais ampla. Ser míope pode trazer uma perspectiva totalmente irrealista. Afastar-se, ver todos os dados e considerar um horizonte de tempo que inclua passado e futuro pode modificar completamente a percepção do que está acontecendo. Quando Kathy esboçou o quadro de seus ganhos e economias, ela se deu conta de que estava gradualmente acumulando mais – especialmente quando comparado ao tempo em que não tinha reservas.

Quando nos preocupamos com as finanças, geralmente sentimos que o jogo está quase no final – mas, na verdade, pode ser apenas o terceiro de um jogo de nove tempos. Quando você perde capital, talvez queira considerar quantos tempos faltam. Isto é chamado de "horizonte de tempo".[6] Quantas vezes mais você pode receber pagamentos em cheques ou economizar dinheiro? Quantos anos ainda lhe restam? Kathy tinha outros 25 anos de ganhos e economias.

RECAPITULAÇÃO

As exigências nos gastos do consumidor, a expansão do crédito, a insegurança da força de trabalho, a volatilidade do mercado de ações e as comparações para cima tornam-nos vulneráveis à preocupação com as finanças. Contudo, existem numerosas técnicas e conceitos que você pode empregar para compreender as preocupações financeiras e transformá-las. Vimos que preocupar-se com finanças raramente é produtivo – na verdade, pode ser mais produtivo e agradável fazer coisas que não custam nada. Preocupações com o capital que pode ou não usar no futuro privam-no de apreciar e desfrutar o presente.

Vimos que o dinheiro acaba simbolizando coisas para você – sucesso, segurança, aceitação, *status* ou liberdade. Mas ele também pode estar supervalorizado. Na verdade, pesquisas sobre a situação financeira mostram que, quando as pessoas ganham mais, sua felicidade aumenta apenas ligeiramente durante um curto período. Algumas pessoas passam tanto tempo se preocupando com as finanças ou tentando ganhar mais que sua qualidade de vida diminui.

A verdadeira segurança reside no desenvolvimento de um "portfólio de vida" que inclua relacionamentos, intimidade, trabalho, crescimento pessoal e um sentido de comunidade. A sensação de urgência quando você está diante de preocupações financeiras pode ser controlada por uma sensação de apreciação do momento. A questão a perguntar a si mesmo quando se preocupa com possíveis perdas ou pressões financeiras é: "O que ainda posso fazer que tenha significado para mim?".

Talvez seja gratuito.

NOTAS

1. Leahy, R.L. (2003) *Psychology and the Economic Mind: Cognitive Processes and Conceptualization*. New York: Springer.
Leahy, R.L. (2006). *Técnicas de Terapia Cognitiva: Manual do Terapeuta*. Porto Alegre: Artmed.
2. Veblen, T. (1899/1979). *Theory of the Leisure Class*. New York: Mentor.
3. Emmons, R.A., and McCullough, M.E. (2003). Counting blessings *versus* burdens: An experimental investigation of gratitude and subjective well being in daily life. *Journal of Personality and Social Psychology, 84*, 377-389.
Seligman, M.E.P (2003). *Authentic Happiness: Using the New Positive Psychology to Realize Your Potential for Lasting Fulfillment*. New York: Free Press.
4. Taleb, N.N. (2001). *Fooled by Randomness: The Hidden Role of Chance in the Markets and in Life*. New York: Texere.
5. Leahy, R.L. (2003) *Psychology and the Economic Mind: Cognitive Processes and Conceptualization*. New York: Springer.
6. Markowitz, H. (1952). Portfolio selection. *The Journal of Finance, 7*, 77-91.
Leahy, R.L. (2003). *Psychology and the Economic Mind: Cognitive Processes and Conceptualization*. New York: Springer.

15

Preocupações com o trabalho: E se eu realmente estragar tudo?

A ansiedade com relação ao trabalho é cada vez mais comum enquanto lemos sobre demissões em massa, companhias abandonando os negócios, habilidades tornando-se obsoletas e a dependência de rendas de carreiras duplas para que os objetivos sejam atingidos. Tendências sociais recentes indicam as seguintes fontes de preocupação:

- Estamos mais preocupados com a perda do emprego – e com o medo de não conseguirmos um equivalente ou mesmo qualquer outro.
- Rápidas transformações tecnológicas contribuem para a possibilidade de nossas habilidades tornarem-se obsoletas.
- Permanecer em uma empresa durante muitos anos é atualmente exceção à regra – diferentemente de nossos pais, que podiam contar com a estabilidade no emprego.
- Passamos mais tempo no trabalho do que nossos pais – o que nos torna "americanos sobrecarregados".

Ficamos preocupados com relação ao que o chefe possa pensar, com promoções, com a conclusão de um projeto e com a avaliação. Pensamos que, se perdermos o emprego, enfrentaremos uma tendência descendente no mercado de trabalho, acabando com um emprego "inferior", que nos faça sentir como fracassados. Ficamos preocupados porque as coisas não são justas – e aí nos debatemos com a injustiça durante horas. Ficamos preocupados porque nosso trabalho será criticado – e então procrastinamos para fazê-lo ou nos exaurimos fazendo o trabalho perfeito. Encaramos a crítica como sinal de incompetência, revelando que somos realmente "impostores", que não merecem emprego nenhum. Nossas preocupações derivam do perfeccionismo, do desejo de justiça e reconhecimento por nossos esforços, de horas de trabalho cada vez mais longas (e da tendência a levar mais trabalho para casa), da perda da comunidade fora do trabalho e de tendências sociais que tornam os empregos menos seguros. Enquanto procrastinamos, pensamos: "Preciso fazer um trabalho perfeito, senão vou ser criticado". Enquanto esperamos nos sentir prontos para fazer o trabalho perfeito, adiando cada vez mais as coisas, ficamos preocupados por terminá-lo com atraso. Isto nos deixa mais ansiosos – levando a mais procrastinação e mais temores de contrariar o chefe.

Nossas preocupações com o trabalho compõem-se de cinco fatores: a "síndrome do impostor", a necessidade de justiça e reconhecimento, o perfeccionismo, os americanos sobrecarregados e o declíneo do espírito comunitário. Vejamos cada um desses fatores.

Síndrome do impostor

Talvez você pense que as pessoas o vejam de uma maneira que não corresponde a seus autoquestionamentos subjacentes. Os psicólogos Harvey e Katz verificaram que algumas pessoas sofrem da "síndrome do impostor" – elas acham que têm levado os outros a superestimarem suas capacidades, temem ser expostas como fraude e atribuem seu sucesso à sorte ou à facilidade da tarefa, e não à capacidade ou ao esforço.[1] Este autoquestionamento subjacente contribui para as preocupações com o futuro colapso de seu desempenho e com a exposição.

Necessidade de justiça e reconhecimento

Talvez você veja o trabalho como o lugar onde deveria ser reconhecido, tratado com justiça ou consideração. Se você concebe o trabalho em termos dos preenchimentos de necessidades pessoais, então recebe a crítica como sinal de que é uma vítima. Fica ressentido por seu chefe e seus colegas não expressarem gratidão pelo trabalho que faz ou por estar se exaurindo até os limites de sua capacidade. Talvez veja isso, associado a qualquer crítica, como evidência de não estar sendo tratado com justiça, alimentando posteriormente ressentimentos em relação ao ambiente de trabalho e suas preocupações com a possibilidade de haver outros fatores ocultos que possam reaparecer para prejudicá-lo. Tais fatores ocultos podem se tornar, em sua imaginação, sinais de que não faz parte do grupo, que caiu no conceito do chefe, que suas promoções serão dificultadas ou que será demitido.

Talvez você comece a sentir que não existe igualdade nem justiça no trabalho, levando-o a reduzir sua contribuição – você trabalha menos, preocupa-se menos com a qualidade e demora para fazer as coisas.[2] Conforme este estilo passivo-agressivo se revela, desencadeia-se a preocupação com a possibilidade de seu comportamento restritivo ser notado e de que você será repreendido e demitido.

Perfeccionismo

O medo de que nosso trabalho não seja bom o suficiente pode fazer com que nos tornemos absorvidos por ele, levando-nos a passar quantidades excessivas de horas trabalhando, sacrificando o tempo com a família e abrindo mão do sono, da recreação e das atividades físicas. Pessoas cuja absorção pelo trabalho choca-se com a vida familiar são 29 vezes mais propensas a ter problemas de saúde físicos e mentais.[3] Como o trabalho torna-se o único foco de nossa vida, quaisquer gratificações que possamos ganhar – e quaisquer perspectivas que possamos ter – ficam perdidas, pois nossos contatos com os amigos evaporam, nossos parceiros não são mais a principal fonte de apoio e não temos mais tempo para os filhos. Ironicamente, enquanto o equilíbrio se perde em nossas vidas pessoais, podemos ficar ainda mais propensos à obsessão com relação ao trabalho, levando a maior absorção. Este foco restrito amplia as preocupações, pois todas as apostas estão no local de trabalho. Preocupações com o trabalho podem persistir e resultar em esgotamento, caracterizado por exaustão, ceticismo, indiferença, renúncia e redução da produtividade.[4] Isto pode levar algumas pessoas a abandonarem a força de trabalho.[5]

Americanos sobrecarregados com trabalho

A economista de Harvard, Juliet Schor, assinala que, ao longo dos últimos 20 anos, houve um aumento no número de horas por ano que passamos no trabalho – fato que reverte tendências históricas anteriores de trabalhar menos horas.[6] Como exigimos cada vez mais de nós mesmos no trabalho, o tempo para a família, o sono e o lazer diminui. Embora ganhemos mais e consumamos mais do que nas décadas passadas, temos menos tempo livre. Isto se agrava ainda mais com o surgimento de famílias de carreiras duplas, nas quais as mulheres tentam desempenhar simultaneamente o papel de mães e trabalhadoras. Ironicamente, contudo, as entidades corporativas para as quais eventualmente trabalhamos têm cada vez menos compromisso de proporcionar aos empregados a segurança de uma carreira na empresa, devido a freqüentes fusões, redução do número de empregados e transformações que conduzem a rápida rotatividade. Enquanto estamos mais focados em nosso próprio compromisso com o trabalho, as empresas reduzem seu compromisso com os empregados.

Declínio do espírito comunitário

Uma tendência social paralela é o declínio do espírito comunitário – a sensação de que você interage regularmente com outras pessoas a fim de buscar metas, atividades, valores ou interesses comuns. O historiador de Harvard, Robert Putnam, capta isto em seu provocante livro *Bowling alone: the collapse and revival of american community*.[7] Putnam descreve o sentimento de comunidade como "capital social" – ou seja, as "relações entre os indivíduos, as redes sociais e as normas de reciprocidade e confiabilidade que delas emergem" (p. 19). O declínio do espírito comunitário reflete-se no fato de que a participação em organizações civis – tais como grupos religiosos, sindicatos, grupos de interesse e grupos políticos – diminuiu, os casamentos parecem cada vez mais fadados ao divórcio, as pessoas mudam-se mais freqüentemente, as amizades duram cada vez menos e os empregos estão mais tênues. Esta falta de comunidade vê-se refletida no fato de que os americanos "jogam boliche sozinhos", em vez de participarem de ligas ou grupos de homens e mulheres que jogavam juntos 40 anos atrás.

A falta de comunidade fora do trabalho pode nos tornar mais vulneráveis em termos de desempenho profissional, pois podemos sentir que não temos uma comunidade à qual recorrer em busca de perspectiva e apoio. Além disso, sem uma comunidade com a qual possamos nos relacionar, passamos a acreditar que as necessidades pessoais e particulares podem ser atendidas apenas no trabalho. Isto aumenta o risco de preocupação, pois o trabalho raramente preenche as necessidades que uma comunidade pode proporcionar.

AS PREOCUPAÇÕES E RESSENTIMENTOS DE MIA

Mia trabalha há dois anos em uma pequena empresa de *marketing* e percebeu que Paula – sua chefe – privilegiava Laura. Ela não conseguia entender a razão. Afinal, Mia chegava na hora, fazia todo o trabalho que tinha de fazer e nunca causava problemas. Não apenas isso, mas Mia também trabalhava mais que Laura e era melhor ao fazê-lo. Mia foi para casa, tomou um drinque e pensou: "Por que Paula privilegia Laura? O que estou fazendo de errado?". Ao chegar ao escritório, Mia procurava sinais indicativos de que Paula não era amável com ela. Uma vez que buscava rejeição, ela fazia cara feia e ficava indiferente a Paula. Mia oscilava entre ressentir-se pelo fato de não ser reconhecida e duvidar de sua própria capacidade. A economia tinha ficado em baixa durante meses, e sua empresa estava sendo duramente atingida. Mia preocupava-se com a perda do emprego, caso Paula fosse forçada a escolher entre ela e Laura. Enquanto se preocupava, Mia engajava-se em leitura mental ("Paula não gosta de meu trabalho"), personalização ("Devo ser a única que não está indo bem aqui"), adivinhação do futuro ("Provavelmente vou ser mandada embora logo"), catastrofização ("Se perder meu emprego, nunca mais vou arrumar outro") e rotulação ("Isto mostra a perdedora que realmente sou – pois não consigo ir bem no trabalho").

Mia acreditava que se preocupar levaria a uma resposta, daria a ela segurança e reduziria quaisquer incertezas que tivesse. Ela acreditava que a preocupação era uma maneira de resolver o problema, evitaria quaisquer surpresas no futuro e iria fazê-la sentir-se mais calma. Mia não conseguia suportar a incerteza de não saber se manteria ou perderia o emprego e, assim, continuava se preocupando em busca de certeza, sem nunca obtê-la.

Quando Mia pensava na perda do emprego, ela se imaginava sem trabalho indefinidamente e via outras pessoas desprezando-a por seu fracasso. Não ter emprego era o equivalente a ser um fracasso como pessoa, em seu modo de ver, e ela achava que o mercado de trabalho estava tão terrível a ponto de jamais ser capaz de arrumar outro emprego. Ela então se lembrou de uma história que lera em uma revista sobre um programador de computador da Califórnia que havia falido durante a quebra das empresas ponto-com na área de San José. Ela pensava: "Isto é o que vai acontecer comigo".

Mia não conseguia dormir, pois ficava preocupada com o trabalho, com sua falta de apoio no escritório – e agora com a dificuldade de conciliar o sono. Ela então pensava que depois de perder mais horas de sono seria ainda menos eficaz, ficaria menos alerta e mais debilitada no dia seguinte. Imaginava que a falta de energia – e agora a depressão – iriam impedi-la de desempenhar suas tarefas adequadamente e que seria finalmente demitida graças a sua incompetência.

SETE PASSOS PARA AS PREOCUPAÇÕES COM O TRABALHO

Passo 1: Identifique as preocupações produtivas e improdutivas

Avalie sua teoria da preocupação

Mia achava que a preocupação era uma maneira de compreender os problemas, evitar surpresas e estar preparada para o pior que pudesse acontecer. Ela pensava que a preocupação ajudaria a motivá-la a desempenhar melhor suas tarefas. Porém, não conseguia encontrar evidências de que estivesse resolvendo os problemas ou se preparando para o pior. Ela estava simplesmente repetindo as preocupações sem quaisquer soluções operacionais que pudesse colocar em prática.

Preocupações produtivas e improdutivas

Mia centrava o foco em perguntas sem respostas ("Por que estou sendo tratada injustamente?"), na reação em cadeia de acontecimentos ("Paula ficará aborrecida, serei demitida e nunca mais conseguirei outro emprego"), em informações que não se podem saber ("O que minha chefe está pensando?"), na exigência de soluções perfeitas ("Preciso ter certeza absoluta de que nunca serei demitida") e nos acontecimentos fora do controle (tais como a redução de pessoal que ocorre em uma recessão). Sua preocupação focalizava elementos negativos potenciais que a levavam a se sentir responsável pela solução de todo tipo de problemas que pudesse imaginar. Embora nada realmente terrível tivesse acontecido no trabalho, Mia irracionalmente acreditava que sua preocupação havia impedido que fosse demitida. Pedi a ela que pensasse na diferença entre preocupações com relação ao futuro desconhecido – "Posso nunca conseguir outro emprego" – e preocupações com comportamentos atuais que pudessem ser abordados, ao tomar uma atitude imediata. Que atitudes imediatas ela poderia tomar?

Mia sentia que Laura estava sempre "bajulando" Paula, perguntando-lhe sobre seu final de semana e suas viagens: "Ela parece ser mais gentil do que eu". Ela sentia que ser gentil demais em relação a Paula "não era seu dever". Perguntei-lhe se suas metas no trabalho eram exercer influência sobre Paula, ter mais responsabilidade e finalmente progredir. Quando ela disse serem estas suas metas, sugeri que o desenvolvimento de um relacionamento melhor com a chefe pudesse ser parte do trabalho. Sugeri que a preocupação produtiva fosse: "Não estou conseguindo concluir os balanços". Decidimos que Mia deveria tentar um experimento: agir amigavelmente em relação a Paula, todos os dias durante duas semanas, e concluir duas tarefas que estivesse adiando.

Mia realizou as duas tarefas – ser mais gentil com Paula e terminar o balanço. Para sua maior surpresa, Paula também foi gentil com ela. Na verdade, isto abriu um diálogo com Paula, que lhe disse ter a impressão de que ela estava infeliz trabalhando ali, uma vez que parecia retraída. Conforme conversavam mais, Mia sentia-se menos ansiosa. Ela havia ficado trancada em uma profecia auto-realizável – entendeu que Paula não gostava dela e, assim, retraiu-se, o que fez Paula agir menos amigavelmente em relação a ela. Ao adotar uma atitude estratégica que agia contra sua preocupação, Mia conseguiu refutar as crenças negativas que determinavam sua preocupação.

Passo 2: Aceite a realidade e comprometa-se com a mudança

Havia duas coisas que Mia tinha dificuldade de aceitar: a incerteza em relação ao trabalho e a injustiça no modo como as coisas estavam funcionando no escritório. Começamos inicialmente com a aprendizagem a respeito de como aceitar a incerteza.

Aceite a incerteza

Mia não tolerava a incerteza em relação à perda do emprego e a incerteza quanto ao modo como Paula se sentia em relação a ela, acreditando que preocupar-se com isto poderia reduzir tais incertezas. Como não havia nenhuma maneira de obter total certeza em relação à segurança de seu emprego, ela continuava dando voltas em mais preocupações: "Preciso me preocupar a fim de ter certeza, mas não tenho certeza então preciso continuar me preocupando". Pedi a Mia que analisasse os custos e benefícios de aceitar a incerteza.

Mia achava que, se aceitasse a incerteza, ela se preocuparia menos, iria se sentir mais relaxada no trabalho e, provavelmente, concluir suas tarefas de modo mais eficaz. Mas também disse que, se aceitasse a incerteza, poderia ser pega de surpresa e ser demitida. Contudo, Mia percebeu que a preocupação não havia eliminado a incerteza.

Aceite a injustiça como realidade

Mia disse: "Quero ser firme e dizer a Paula que ela não tem sido justa comigo. Ela dá toda a atenção a Laura. Não posso crer que Paula passe todo aquele tempo falando com Laura". Mia ficava ruminando sobre isso – "Por que ela não me trata de forma justa? Fiz alguma coisa que a ofendesse? Ela está insatisfeita com meu trabalho? Ela vai me substituir?". O fato de não ser tratada com justiça fez com que se sentisse um fracasso. Porém, talvez seja inevitável que você seja tratado injustamente no trabalho. Não estou sugerindo que você nunca deveria ser firme, mas a ênfase excessiva em justiça pode levar à ruminação, à preocupação e a enfrentamentos frustrantes com seu chefe. Três perguntas emergem quando você pensa que não está sendo tratado com justiça:

1. O que significa não ser tratado justamente? Significa que você não é competente, que seu emprego está por um fio, que seu chefe é uma pessoa abominável?
2. A que reações você fica propenso quando é tratado injustamente? Tende a se tornar passivo-agressivo, ressentido, retraído ou hostil?
3. Quais são suas metas mais importantes no trabalho? Ser reconhecido e tratado com justiça ou fazer seu trabalho, garantir o emprego e conseguir maiores gratificações e poder?

Sugeri que ela adotasse a seguinte abordagem:

- Conceber a injustiça como *parte do trabalho*. Não é exclusividade sua; faz parte do emprego.
- Identificar metas positivas relacionadas ao trabalho – concluí-lo, garantir sua posição e progredir.
- Não esperar que, por ser especialista ou boa no que faz, isso seja *suficiente* para obter sucesso. Talvez você precise aprender a "participar do jogo".
- Desenvolver uma *abordagem estratégica* em relação ao chefe e ao trabalho.

Isto era aceitação radical – ou seja, o reconhecimento de que *o mundo é como é* e que *esta é a realidade a partir da qual se deve começar.* A aceitação radical não implica que você goste do jeito que as coisas são, tampouco que não tenha sido tratado injustamente. Contudo, isto implica, sim, que você veja as coisas realisticamente, em vez de ficar focado no protesto, na reclamação e na ruminação. No caso de Mia, a aceitação radical significava aceitar a realidade de que poderia não ser tratada com justiça e, então, desenvolver uma estratégia para lidar com ela. Mia examinou uma estratégia – ir à sala de Paula e ser assertiva. A assertividade pode freqüentemente ser uma excelente tática de resolução de problemas, pois você pode às vezes identificar mudanças positivas que a outra pessoa possa empreender e que tornem as coisas melhores. Entretanto, também verifico com freqüência que a assertividade confrontativa direta pode pôr em perigo sua condição profissional. Seu chefe pode não se importar com o que você sente e ver sua confrontação como insubordinação. Isto pode realmente colocar em risco seu emprego.

Uma estratégia alternativa é tornar-se alguém que "faz o jogo". Esta é uma orientação em relação ao trabalho segundo a qual você faz o seguinte:

- Estabeleça a meta de atingir maior segurança no trabalho e cumprir as tarefas.
- Determine quem controla as gratificações e quais alianças seria conveniente estabelecer.
- Descubra como recompensar as pessoas que detêm o poder e controlam os gratificações.

Talvez você considere esta abordagem demasiadamente manipuladora ou maquiavélica. Posso compreender a objeção, mas também argumentaria que esta é a maneira *profissional* de encarar o trabalho. O trabalho envolve a conclusão das tarefas, a coordenação de suas atividades com outras pessoas e o desenvolvimento de estratégias interpessoais para se tornar mais eficiente. Isto também significa trabalhar com pessoas de quem talvez não goste. Isto faz parte do emprego.

A primeira coisa a considerar é quem controla as gratificações – em quem vale a pena cultivar boa impressão? Certamente, a boa intenção do chefe é importante, mas talvez também seja o caso de o supervisor do escritório ou colegas com posição equivalente ou inferior exercerem influências sobre quem obtém as gratificações. Por exemplo, o assistente-administrativo do chefe pode ser a pessoa mais influente no escritório. Manter essa pessoa como aliado pode ser essencial. Se essa pessoa for seu aliado, talvez você acabe se preocupando menos.

O fator-chave é descobrir *qual é o jogo*. Quem obtém gratificações e por quê? O engano de Mia foi ter pensado que a única coisa a ser recompensada era ir para o escritório e trabalhar duro. Quando lhe pedi que me dissesse por que Laura estava sendo recompensada, ela disse que era por perguntar a Paula como ela estava, por conversar sobre as notícias e por levar café para ela. Decidimos ver isso como um *jogo* que Mia tinha de jogar para evoluir. Mia protestou que isto não era "profissional" ou "justo". Talvez não seja justo – se você acha que o único jogo é ser recompensado por seu desempenho. Mas este pode ser o modo como o mundo real está organizado. Na verdade, isto poderia ser o que realmente está envolvido em ser profissional – aprender qual é o jogo e jogá-lo para ganhar. Mia decidiu adaptar-se a esta abordagem estratégica, em vez de se sentir a vítima desamparada e encurralada pelo ressentimento e passividade. Elaboramos uma lista de metas estratégicas para cada semana, tais como cumprimentar o supervisor, falar com Paula sobre o final de semana e os interesses dela e incentivar os colegas por seu bom trabalho. Mia ficava pensando: "Ei, estou fazendo um bom trabalho. Por que ela não gosta de mim?". Ela pensava que ser uma especialista era a única coisa que contaria no trabalho. Na verdade, ela achava que estar descontraída e brincar com os colegas era uma perda de tempo.

Passo 3: Conteste a preocupação

Avalie e conteste o pensamento distorcido

Mia estava se engajando em leitura mental, personalização, adivinhação do futuro, rotulação, catastrofização e desqualificação de aspectos positivos. Examinamos alguns desses pensamentos, coletamos evidências e fizemos previsões. Mia fez suas previsões – Paula seria hostil (100%) e ela perderia o emprego em três meses (50%). Perguntei-lhe qual poderia ser o melhor desfecho possível, bem como o pior e o mais provável, se ela começasse a ser mais gentil com Paula. Ela disse: "O melhor desfecho é ela ser realmente amável comigo. O pior é ela me demitir quando eu falar com ela. E o desfecho mais provável é que seja cordial, porém não realmente afetuosa". Em seguida, pedi que ela me contasse uma história possível sobre um desfecho realmente bom no trabalho. Mia disse: "Vejamos. Eu poderia começar a falar com Paula no trabalho, ela poderia começar a me contar sobre sua vida pessoal, ela se tornaria amável comigo e começaria a apreciar meu trabalho". Mia também elaborou uma história positiva em relação à perda do emprego: "Eu poderia perder o emprego, entrar no mercado de trabalho, mudar de cidade e encontrar um bom trabalho em um lugar onde realmente quero viver. Isso poderia acontecer, pois sou realmente competente e trabalho duro e estou querendo me mudar". Perguntei a ela: "Que conselho daria a uma amiga que estivesse tão preocupada quanto você?" "Eu lhe diria: 'Você está indo muito bem. Você poderia desenvolver algumas estratégias para se tornar encantadora e charmosa diante de sua chefe. Simplesmente concentre-se no que pode fazer neste momento. Além disso, sempre é possível conseguir outro trabalho, se precisar'."

Passo 4: Focalize a ameaça mais profunda

Examine as crenças nucleares

A crença nuclear de Mia era que ela era inadequada e que as pessoas imediatamente pensariam nisso, se sua chefe a criticasse. Seu pensamento mais profundo era que a verdadeira razão para Paula ser tão injusta era ter percebido como Mia era inadequada e inferior. Ela pensava: "Talvez eu não seja tão boa quanto Laura" e "Se Paula não me diz que estou fazendo um bom trabalho, ela deve ver que realmente não sou tão inteligente". Ela dizia que tentava compensar sua inadequação através de muito esforço: "Trabalho longas horas e me preocupo com meus erros. Reviso as coisas depois que faço e penso em como poderia ter feito melhor". Isso é chamado *post mortem* – você revisa o trabalho após o fato e depois foca apenas os erros. Ela dizia: "Talvez possa aprender a partir dos erros e melhorar". Mia ignorava seus aspectos positivos – já que pensava que isso era esperado dela; assim, não havia nenhuma maneira de ela ver qualquer evidência de sua adequação. Quando percebia seu desempenho positivo, dizia: "Bem, outras pessoas fazem melhor". Isto a levou à sua crença nuclear: "Se não sou a melhor, então sou inadequada".

Conteste a origem de sua crença nuclear

De onde Mia tirou a idéia de que era inadequada? "Meu irmão mais velho era quase um gênio. Ele tirava notas incríveis, entrou em uma grande universidade. Os professores sempre me comparavam a ele – eu me saía bem, imagino, mas não tão bem quanto ele. E meu pai realmente o favorecia em relação a mim." Eu lhe perguntei: "Mesmo que seu irmão mais velho fosse quase um gênio, isto significa que você é inadequada?". Mia percebeu que isto não era racional. Pedi a ela que se imaginasse argumentando contra o perfeccionismo do pai e ela disse: "Gostaria de poder dizer a ele que era boa o bastante e que merecia um tratamento melhor. Ele não foi justo comigo".

Elabore seu Estatuto de Direitos

Mia dizia ter sempre se preocupado sobre como alguém com autoridade veria seu desempenho, fossem as autoridades professores ou chefes. Decidimos desenvolver um Estatuto de Direitos de Alguém que é Bom o Suficiente: *Eu tenho o direito de cometer erros, de ser menos que perfeita, de crescer com minhas experiências e erros, de ter uma curva de aprendizagem e de ser humana.* Nós testamos o Estatuto com o uso da técnica do duplo padrão: essas leis eram boas para mais alguém? Mia disse que as usava para aceitar outras pessoas, pois sentia que elas deveriam ser tratadas decentemente. O novo desafio, entretanto, era aplicar os padrões a si mesma.

Passo 5: Transforme "fracasso" em oportunidade

Conteste o medo do fracasso

Mia pensava que, se alguma vez seu trabalho fosse criticado, isto significava que ela era um fracasso. O que "fracasso" significa – como alguém poderia "ser um fracasso"? "Não conseguir o que se quer", Mia dizia. Mas, então, será que todos não seriam fracassos, uma vez que todos nós falhamos em algumas metas? "Uma pessoa é um fracasso quando não consegue ter o sucesso que deseja", Mia detalhava. Pedi-lhe que mencionasse os nomes de alguns fracassos que conhecia e ela respondeu: "Não penso nas pessoas dessa maneira. Mas acho que posso me tornar um fracasso, se não me policiar". Mia acreditava que a preocupação estava impedindo que se tornasse um fracasso. Mas não havia algumas coisas no trabalho em que se saía bem? "Na verdade, em quase tudo", ela admitiu. Eu sugeri: "Em vez de dizer 'Sou um fracasso', você tem uma porção de outras coisas sobre o que pensar: 'É difícil para quase todo mundo, eu poderia aprender a partir desta experiência, trata-se de um desafio'".

Mia pensava que o fracasso no trabalho era o final – "Está acabado e eu sou um fracasso". Sugeri a ela que pensasse sobre as milhares de tarefas que fará – esta é simplesmente uma delas. Haverá outros sucessos no futuro. Eu disse: "É como andar em uma prancha estreita, suspensa no ar a 30 metros do chão – um erro é fatal. Mas, e se você colocar a prancha a 30 centímetros do chão?". "Eu sentiria menos medo, ficaria menos preocupada", Mia se deu conta. "Ninguém cai dessa altura."

Coloque o fracasso em perspectiva

Mia e eu examinamos outras idéias sobre fracasso. Elas incluíam sua crença de que jamais deveria fracassar em algo, que todos notariam seus erros e ficariam pensando neles e que seu fracasso seria um defeito permanente. Pedi-lhe que examinasse a idéia de que nunca deveria fracassar, considerando o fato de que o fracasso é inevitável – de que cometer erros é parte do processo de trabalhar. Também analisamos sua crença de que todos ficariam pensando sobre seu fracasso, em vez do fato de que as pessoas podem compreender que cometer erros faz parte do processo. Além disso, ela não tinha evidência de que as pessoas passassem muito tempo pensando em qualquer uma de suas tarefas – na verdade, era disso que ela reclamava. Contudo, se as pessoas não estavam pensando no trabalho dela o tempo todo, isto também poderia significar que cometer erros fosse relativamente pouco importante para os colegas ou para sua chefe. Finalmente, se fracassos ou erros fossem parte do processo – e se fossem geralmente acompanhados de alguns comportamentos produtivos e bem-sucedidos –, então os fracassos não poderiam implicar em defeito permanente. Como Mia se preocupava com o fracasso e acreditava que a preocupação evitava que fracassasse, remover a importância do fracasso foi um componente essencial na modificação de sua preocupação.

Use **feedback** *crítico como experiência de aprendizagem*

Mia disse que o fato de seu trabalho ter sido criticado significava que ela não era competente e poderia ser demitida. Ela concebia o *feedback* crítico como devastador e terrível – isto significava que era fracassada e os fracassados geralmente desistem. O *feedback* crítico, no entanto, é inevitável no trabalho – da mesma forma que nos relacionamentos íntimos. Imagine que você queira melhorar no tênis. O que seria mais valioso para você: alguém dizendo que você é maravilhoso ou alguém apontando os erros que está cometendo e como corrigi-los? O *feedback* crítico é uma grande oportunidade para aprender como melhorar o trabalho, a fim de que possa ser tão bom quanto possível.

Conforme verificamos o *feedback* crítico que Paula lhe deu, Mia viu que ele era misto – aspectos positivos e negativos. Porém, o *feedback* negativo era "corretivo" – dizia a Mia o que ela precisava fazer para melhorar. Veio à tona que ela precisava ser mais concisa – ir mais direto ao ponto. Mas, por estar centrada em quão ruim o *feedback* soara para ela, Mia não conseguia ver a informação que poderia usar. O *feedback* crítico não significa que você seja incompetente – significa que não é perfeito e que pode melhorar. Todos recebem *feedback* crítico – caso contrário, estão falando com as pessoas erradas.

Pedi a Mia para fazer uma lista dos pontos positivos e negativos que Paula havia observado em seu trabalho. Inicialmente, foi bem mais fácil para ela enumerar os negativos – o que refletia seu pensamento negativo tendencioso ao relembrar o *feedback* de Paula. Depois, pedi a ela para enumerar os comportamentos e estratégias que poderia empregar para lidar com esse *feedback* e também listar por que era útil ter esse tipo de crítica. Mia disse: "Meu sentimento instintivo é de que preferiria ter apenas elogios, mas sei que a forma de melhorar é fazer modificações e aprender a partir de *feedback*. Acho que isto me ajuda, porque Paula realmente tem muita experiência na área. É sua especialidade".

Focalize outros comportamentos que serão bem-sucedidos

Crie alternativas a este trabalho

Lembro-me de uma conversa com um executivo, muitos anos atrás, sobre estabilidade no emprego. Em sua posição atual como executivo destacado, ele poderia ser demitido a qualquer momento, mas disse que nunca se preocupou com isso, pois tinha as habilidades que o mercado exigia. Então, por que se preocupar com queda ou fracasso ou ser demitido? Para mim, essa era uma idéia revolucionária. *A estabilidade está no mercado de trabalho* e não em um emprego em particular. Que habilidades o mercado de trabalho exigiria? Se sua empresa falisse, que alternativas de trabalho você seria capaz de buscar?

Bem poucas pessoas permanecem nos empregos ou ficam na mesma empresa por mais de uns poucos anos. As pessoas estão constantemente mudando de trabalho. Estabilidade poderia significar saber que você tem um pára-quedas de habilidades com o qual pode chegar ao solo. Mia estava tão preocupada com a crítica, sentindo-se marginalizada no trabalho e não sendo reconhecida, que ficava pensando: "Vou ser demitida". Ela tratava este pensamento como realidade iminente e acreditava que jamais seria capaz de lidar com o fato de não ter mais esse emprego. O trabalho atual tornou-se, em sua cabeça, um componente essencial de sua vida. Perguntei a ela: "O que aconteceria se dissessem a você que a empresa está falindo e todos serão demitidos no mês que vem?" "É interessante. Eu me sentiria aliviada. Pensaria: 'Estou fora não por minha culpa'." Mia disse que começaria a fazer contatos e a procurar um emprego: "Acho que, sendo realista, poderia conseguir um emprego. Ano passado, duas empresas me procuraram". Mas continuou: "É humilhante ser demitida". Eu disse: "Milhões de pessoas são demitidas ou perdem os empregos. Como convivem com isso?". Sugeri que, enquanto estivesse considerando alternativas, ela poderia reforçar sua posição no emprego atual criando "valor agregado". Nem todos que têm um emprego conseguem mantê-lo e nem todos são promovidos. "Se você está preocupada com o emprego", eu disse, "então pense em como pode convencer sua chefe de que você agrega um valor especial. Que atividades e habilidades adicionais você pode desenvolver que a tornarão indispensável?".

Desenvolva uma comunidade fora do trabalho

Em virtude de Mia ter se tornado tão centrada e preocupada com o trabalho, ela tinha cada vez menos tempo para os amigos e outras atividades, o que significava que o único sentido e a única satisfação vinham do modo como sua chefe respondia a ela. Mia decidiu mudar isso entrando em contato com os amigos, vendo sua mãe e sua irmã mais freqüentemente, namorando mais e se envolvendo na igreja, onde havia uma necessidade de voluntários para trabalhar em um programa de reabilitação habitacional. Ela se juntava ao grupo nos finais de semana, trabalhando com outros voluntários em uma área pobre da cidade: "Percebi que existem muitas pessoas bem piores, mas posso fazer uma diferença. E descobri que as pessoas com quem faço trabalho voluntário são os tipos com quem quero estar. É engraçado, eu costumava fazer trabalho voluntário alguns anos atrás, mas fiquei tão concentrada em minha carreira que perdi contato com essa parte de mim mesma". O desenvolvimento de uma comunidade fora do trabalho ajudou Mia a colocar as preocupações com o emprego em perspectiva. Quando começava a se preocupar, ela poderia vislumbrar ver os amigos, ajudar as pessoas e pertencer a algo maior que ela mesma.

Passo 6: Use as emoções em vez de se preocupar com elas

Aceite e use as emoções

Eu acreditava que os sentimentos de raiva de Mia estavam realmente encobrindo a ansiedade, o desamparo e a confusão que ela sentia. Conforme escavamos mais profundamente por trás de sua raiva, Mia disse: "Sinto-me confusa porque não sei o que deveria fazer. Isso me faz sentir como se não soubesse como mudar. Algumas vezes sinto-me desamparada". Eu disse: "Às vezes, utilizamos a preocupação para tentar nos livrar desses sentimentos difíceis. Gostaria de saber se você está fazendo isso. E algumas vezes não suportamos ter sentimentos contraditórios – como se quiséssemos ter apenas um sentimento. Sinto que, no seu caso, esse sentimento é raiva". Mia negou e disse: "Para mim, sentir raiva é mais fácil do que me sentir ansiosa". Como se verificou, ela tinha medo de sua ansiedade – temia que, caso se sentisse ansiosa, teria um colapso, começaria a chorar, ficaria humilhada e pareceria fraca.

Ela tentava esconder a ansiedade com preocupação (procurando soluções), raiva e trabalho duro. Decidi fazer com que usasse algumas técnicas de atenção plena para lhe proporcionar a experiência de sentimentos de ansiedade com a consciência desapegada.[8]

Pedi a Mia para formular a imagem de sua demissão: "Você agora está desempregada e sentada em seu apartamento, sentindo-se muito ansiosa". A ansiedade começou a aumentar e eu pedi que ela levasse o foco de sua atenção para os batimentos cardíacos. "Não tente mudar isso. Respire devagar, inspire, expire. Retenha a respiração por sete segundos, expire em sete segundos. Bom. Agora, enquanto respira, tente observar seu coração batendo rapidamente. Afaste-se mentalmente e desapegue-se. Observe. Não tente mudar nada. Apenas deixe acontecer." Após Mia ter se concentrado na respiração e nos batimentos cardíacos por alguns minutos, pedi a ela para se permitir pensar "sou inadequada". "Deixe esse pensamento fluir em sua mente bem devagar. Não tente modificá-lo. Simplesmente deixe que ele ocorra. Observe-se com esse pensamento. Distancie-se, permita que ele flua para dentro e para fora, como as ondas na praia." Pedi a Mia para praticá-lo durante 30 minutos todos os dias. "Quando aparecer o pensamento de que você é inadequada – durante o dia – simplesmente pratique a respiração associada ao desapego. Associe a imagem da onda na praia com o pensamento – e deixe a onda ir e vir suavemente."

Mia estava apegada demais aos pensamentos e sentimentos negativos, indo e vindo com eles e conferindo-lhes muita importância. O objetivo da atenção plena era que ela se tornasse mais desapegada e menos "movida" por pensamentos e sensações que pudessem surgir. Ao se tornar mais desapegada e mais observadora, suas preocupações diminuiriam. Em vez de se preocupar com um meio de se livrar dos pensamentos e sensações, ela poderia ficar atentamente desapegada e aprender que permitir o ir e vir dos pensamentos como ondas em uma praia reduziria a importância deles para ela.

Enfrente o pior temor

As preocupações de Mia eram uma tentativa de evitar a imagem de seu pior temor – "Eu perderia meu emprego e ficaria desempregada indefinidamente. Vejo-me sentada, no escuro, em meu apartamento, pensando: 'Nunca vou conseguir arrumar um emprego'. Pensar nisso me faz morrer de vergonha". Eu disse a ela que seria necessário praticar esse medo. Pedi que repetisse esse pensamento e essa imagem durante 15 minutos na sessão. Depois, disse que praticasse a imagem todos os dias durante 20 minutos, concentrando-se no que estava dizendo. Ela repetia esta imagem 50 vezes sempre que esta aparecia durante o dia, para que pudesse aprender a suportá-la. Sua ansiedade começou a diminuir.

Suba a escada de significados

Conforme alega a psicóloga Leslie Greenberg, nossos sentimentos dolorosos são uma janela para os valores mais elevados que temos.[9] Sugeri a Mia que, quando se preocupava com seu desempenho, ela estava buscando algo importante – algo que apontava para seus valores mais elevados. Ela respondeu: "Quando fico preocupada por não me sair bem, acredito que, se *realmente* me saísse bem, conseguiria reconhecimento por fazer um bom trabalho". Ela então subiu a escada do que o reconhecimento significaria: "Sou conscienciosa, responsável, digna de confiança – posso fazer minha parte".

Eu podia perceber que Mia se sentia mais positiva à medida que subíamos a escada em direção a valores mais elevados. Ironicamente, ela estava usando preocupação, comportamento defensivo, perfeccionismo e personalização para lidar com os sentimentos; então, pensei que poderíamos analisar de que forma essas eram metas positivas – e metas que ela já estava alcançando. "Você pode dar alguns exemplos de como é consciensiosa no trabalho agora?" Mia disse: "Sempre chego no horário. Faço meu trabalho – trabalho muito, realmente. Tento fazer o melhor". Depois, perguntei: "É possível que você já seja consciensiosa e já esteja fazendo sua parte?". Ela respondeu: "Acho que sim. Mas poderia fazer mais". "Você está dizendo que a única maneira de ser consciensiosa é ser perfeita?" Mia pensou por um momento e, depois, respondeu: "Acho que esse é um problema central para mim... nunca ser boa o suficiente".

Mia decidiu manter um "registro de competência" todos os dias – fazer uma lista de tudo que era pelo menos um pouco positivo que ela fazia no trabalho. Para sua maior surpresa, ela conseguiu uma tremenda quantidade de coisas, mas, por ser perfeccionista, focava as poucas coisas inacabadas ou imperfeitas. A técnica da escada revelou seus valores positivos indicando que ela era consciensiosa e fazia sua parte, mas as distorções cognitivas e o perfeccionismo faziam com que ela desqualificasse os aspectos positivos.

Passo 7: Assuma o controle do tempo

Melhore o momento

As preocupações obsessivas de Mia com o trabalho tomavam conta dela quando estava sozinha em casa. A fim de usar o tempo de forma mais eficaz, ela decidiu melhorar os momentos em casa, programando atividades que nada tinham a ver com trabalho. Sua lista para melhorar o momento incluía o seguinte: ouvir música erudita, ler poesia, falar com amigos ao telefone, alugar filmes estrangeiros e desenhar. Ela também decidiu fazer aulas de yoga, o que a ajudou no desenvolvimento de atenção plena e o desapego. Aprendeu a praticar a respiração meditativa, a reduzir a velocidade de seu pensamento, a se tornar menos apegada aos pensamentos e preocupações e a ficar mais atenta a suas sensações.

Expanda o tempo

As preocupações de Mia estavam focadas em pequenas coisas que ela fazia desabrochar em sua mente como sendo o "futuro". Pedi a ela para se lembrar de coisas no trabalho com as quais havia se preocupado nos últimos anos. Dois anos atrás, ela havia se preocupado com críticas – apenas para descobrir que conseguira um aumento maior que o esperado. Seis meses antes, ela havia se preocupado com o que sua chefe pensava dela – apenas para descobrir que ela estava simplesmente tentando obter informações sobre o trabalho. Além de expandir o tempo, indo de volta ao passado, Mia conseguiu fazê-lo projetando-se no futuro. Ela previu que, na semana seguinte, estaria menos preocupada com o que estava acontecendo naquele dia, pois novas coisas tinham de ser feitas e os projetos vinham e iam. Finalmente, ela conseguiu expandir o tempo ao programar as metas para o futuro – planos de ver os amigos, encontros, aulas e caminhada pelo campo. Conforme ela escapava do momento imediato da preocupação e movia-se para as futuras atividades que procuraria fazer, ficava menos preocupada com o trabalho.

RECAPITULAÇÃO

Muitas pessoas que se preocupam com o trabalho temem não conseguir concluir algo, ser criticadas pelos chefes ou colegas ou ser demitidas. Existem fatores sociais e econômicos que têm contribuído para essa crescente ansiedade em relação ao trabalho – as rápidas transformações na economia fazem com que algumas de nossas habilidades tornem-se obsoletas, as empresas se fundem e reduzem o número de empregados e há redução de comunidades civis, tais como grupos religiosos, grupos de interesse e participação em organizações políticas. O emprego tornou-se mais inseguro, e o apoio comunitário – especialmente da família – diminuiu.

Como podemos observar no caso de Mia, há uma tendência de se preocupar, com o propósito de se motivar a se esforçar mais e a evitar ser pega de surpresa. Contudo, a preocupação com o trabalho pode levá-la a personalizar, fazer leitura mental e tirar conclusões precipitadas que não têm fundamento. Essas ansiedades interferem no desempenho e, em alguns casos, resultam em esgotamento. Freqüentemente, temos a visão em túnel – a idéia de que o trabalho é tudo e que não há sentido ou possibilidade na vida além dele. Nosso medo de fracassar resulta na incapacidade de aceitarmos *feedback* construtivo como oportunidade de aprender, o que pode resultar no medo de que comentários negativos do chefe revelem a incompetência subjacente à nossa fachada de competência.

Nenhuma quantidade de trabalho duro ou mudança de perspectiva consegue eliminar a possibilidade de que você venha, em algum momento, a perder o emprego. Funcionários excelentes e produtivos perdem os empregos todos os dias. Preocupar-se com isso, no entanto, não aumenta suas chances de permanecer no emprego atual. Você pode usar a aceitação, o treino de incerteza e a construção de alternativas no mercado de trabalho como estratégias para lidar com possibilidades que eventualmente estejam além de seu controle. Na verdade, normalizar a fluidez do mercado de trabalho – em que pessoas entram e saem de diferentes empresas – talvez seja a visão mais realista.

Criar alternativas de trabalho vai ajudá-lo a colocar seu emprego em perspectiva. Vai ajudá-lo também a se distanciar, quando necessário, e a desenvolver estratégias para encontrar um emprego ainda melhor, mais lucrativo e mais significativo. Em vez de se preocupar por se ver como vítima de autoridade e avaliação, você pode começar a desenvolver idéias estratégicas para assumir o controle de seus próprios comportamentos e sentimentos. Pode ganhar alternativas em significado ao equilibrar o trabalho com a participação em uma comunidade mais ampla – obtendo apoio de amigos, da família e de organizações civis. Afastar-se do trabalho regularmente faz as poucas preocupações com ele parecerem menos essenciais.

Outra fonte de preocupação e ruminação é nossa tendência a ver os conflitos no trabalho ou as críticas como indicações de que estamos sendo tratados injustamente. Certamente, deveríamos valorizar sermos tratados com justiça, mas isso nem sempre é plausível em um ambiente profissional. Além disso, o que vemos como justiça outra pessoa pode ver como *feedback* necessário ou simplesmente como "o jeito que as coisas são". Pode ser necessário, às vezes, deixar um emprego em que o ambiente de trabalho é opressivo, mas este é raramente o caso, em minhas estimativas, para as pessoas que estão preocupadas com trabalho. Ao contrário, a intolerância ao *feedback* crítico e a exigência de ser reconhecido e respeitado o tempo todo no trabalho aumentam a ruminação e a insegurança.

NOTAS

1. Harvey, J.C., and Katz, C. (1985). *If I'm So Successful Why Do I Feel Like a Fake: The Imposter Phenomenon*. New York: St. Martin's.
2. Walster, E., Berscheid, E., and Walster, G.W. (1973). New directions in equity research. *Journal of Personality and Social Psychology, 25*(2), 151-176.
3. Frone, M.R. (2000). Work-family conflict and employee psychiatric disorders: The national comorbidity survey. *Journal of Applied Psychology, 85*(6), 888-895.
4. Maslach, C. (1982). *Burnout: The Cost of Caring*. Englewood Cliffs, NJ: Prentice Hall. Maslach, C. (1993). Burnout: A Multidimensional Perspective. In W.B. Schaufeli & C. Maslach (Eds.), *Professional Burnout: Recent Developments in Theory and Research* (pp. 19-32). London: Taylor & Francis.
5. Schaufeli, W., Maslach, C., and Marek, T. (Eds.). (1993). *Professional Burnout: Recent Developments in Theory and Research*. London: Taylor & Francis.
6. Schor, J.B. (1991). *The Overworked American: The Unexpected Decline of Leisure*. New York: Basic Books.
7. Putnam, R.D. (2000). *Bowling Alone: The Collapse and Revival of American Community*. New York: Simon & Schuster.
8. Kabat-Zinn, J. (1990). *Full Catastrophe Living: The Program of the Stress Reduction Clinic at the University of Massachusetts Medical Center*. New York: Delta.
9. Greenberg, L.S. (2002). *Emotion-focused Therapy: Coaching Clients to Work Through Their Feelings*. Washington, DC: American Psychological Association.

16

Recapitulação

Quando começou a ler este livro, você pode ter pensado: "Ah, mais uma pessoa me dizendo para não me preocupar" ou "Mais conselhos dizendo que preciso acreditar em mim mesmo". Se fosse tão simples, você jamais precisaria de um livro sobre preocupações – e não teria se consumido com elas por tanto tempo. Nada disso; acreditar em si mesmo e tentar se convencer a parar de se preocupar são conselhos praticamente inúteis. Na verdade, ouvir conselhos como esses pode até mesmo fazê-lo ficar deprimido.

Vimos como a preocupação faz sentido para você – ela o faz pensar que está em busca de soluções, que não vai ser pego de surpresa, que ficará motivado e será responsável. De fato, alguma coisa disso é verdadeira, porém, você precisa distinguir a preocupação produtiva da improdutiva. Assim, da próxima vez que começar a se preocupar, a primeira coisa a fazer é perguntar a si mesmo: "Há algo que eu possa fazer *agora*?". Se houver, então você pode transformar a preocupação em solução do problema, em vez de procurar mais problemas ou a resposta perfeita.

Em vez de se atormentar com os *e-se* ou com as preocupações a respeito da maneira como o mundo deveria ser, você pode aprender a aceitar a realidade como ponto de partida. Mas ponto de partida em direção a quê? É necessário começar com a aceitação da situação atual – associada à incerteza das coisas –, para começar a se comprometer com a tomada de atitudes nos pontos em que é necessária. Em vez de se preocupar com os impostos, você pode reunir as informações e fazer sua declaração. Em vez de se preocupar com a solidão, você pode fazer algo para se envolver em atividades nas quais possa conhecer novas pessoas. Em vez de se preocupar em reduzir a incerteza, você pode aceitar a incerteza como parte interessante e desafiadora da realidade e se comprometer a tomar alguma atitude em um mundo incerto.

Da próxima vez que você começar a se preocupar, talvez perceba que está tirando conclusões precipitadas, levando as coisas para o lado pessoal, prevendo catástrofes e andando em declives escorregadios. Simplesmente saber que você distorce a realidade não modifica a maneira como se sente em relação a ela. Precisará praticar – repetidamente – as muitas técnicas e estratégias delineadas aqui. Você pode analisar os custos e benefícios dos pensamentos, verificar as evidências, colocar as coisas em perspectiva, buscar diferentes maneiras de ver as coisas ou dar a si mesmo um conselho que daria a um amigo. Modificar o pensamento é como estar em boa forma física – é muito mais difícil quando se está no início, mas depois fica mais fácil. Para continuar em forma, no entanto, você tem de continuar treinando.

Agora você tem uma idéia sobre os temas centrais de sua preocupação. Ela pode estar relacionada ao sentimento de ineficiência, aos padrões exigentes ou à necessidade de ser especial. Qualquer que seja, a boa notícia é que o mesmo problema reaparece ciclicamente e, assim, as mesmas soluções devem funcionar. Sua preocupação na verdade o distrai das questões nucleares, pois você fica pensando em formas de evitar que o "segredo" de sua questão nuclear se revele. Você se preocupa com a necessidade de realizar o trabalho perfeito, pois não quer que a questão nuclear de sua preguiça ou de sua inferioridade se revele. Porém, agora você tem técnicas que pode empregar para chegar ao ponto central: você é realmente inferior, indigno de amor, incapaz? Como contestaria estas crenças negativas? Que conselho seu melhor amigo lhe daria a respeito disto?

Mesmo que domine tudo em cada livro de auto-ajuda que já leu, você ainda vai enfrentar o fracasso na vida. O fracasso é inevitável, porém, não é fatal. É normal, não um sinal de imperfeição. É parte do processo, não o final dele. Muitas de nossas preocupações têm sido sobre a possibilidade de fracassar. Embora talvez queira se vangloriar e dizer a si mesmo que nunca fracassará, você sabe que está se enganando. Mas agora você consegue ver possíveis fracassos como acontecimentos temporários, experiências de aprendizagem, desafios, parte do processo e o início do próximo passo. Não se esqueça de que o progresso é construído sobre falhas. Cristóvão Colombo pensava estar descobrindo uma rota para a Índia Oriental. Ele foi malsucedido nisso e descobriu a América.

Da próxima vez que começar a se preocupar, você pode deixar de lado as preocupações abstratas e perguntar a si mesmo: "O que minhas emoções me dizem?". Você está ansioso porque quer ser consciencioso? Está com muita raiva porque as coisas são injustas? Você viu como a preocupação reprime as emoções; assim, você precisa entrar em contato com elas para se livrar da preocupação. As emoções contêm informações sobre suas necessidades e valores. Se está preocupado com relação a encontrar a pessoa certa, seus sentimentos de solidão apontam para seus próprios valores de amor e consideração. Se está preocupado quanto a se sair bem no trabalho ou na escola, seu medo está baseado no valor que você atribui ao orgulho do desempenho. E não basta identificar a emoção – você está repleto de uma variedade delas, algumas das quais podem parecer contraditórias. Identifique cada uma delas, aceite-as como parte da sensibilidade e da complexidade de quem você é, e suba uma escada até o significado mais elevado daquilo que valoriza.

Todas as minhas preocupações, assim como as suas, têm sido com o futuro – futuro que pode não acontecer. Como lidar com um futuro que talvez nunca se realize? Certamente, vimos que você pode determinar se existe alguma preocupação produtiva a ser abordada – se há alguma atitude a ser tomada imediatamente. Se não há, então viver o presente é o ponto em que a atitude está. Em vez de ficar cativo de preocupações com o futuro, você pode se tornar plenamente atento, contemplativo e ficar envolvido no presente – você pode melhorá-lo.

O que você poderá fazer quando conseguir lidar com as preocupações?

Tudo – com menos ansiedade.

Sem as preocupações você pode se aproximar de novas pessoas, falar em público mais facilmente, encarar um trabalho mais desafiante, assumir riscos que não assumiria antes, apreciar os relacionamentos pelo que são hoje, focalizar seu trabalho em vez daquilo que outras pessoas pensam dele, vencer a procrastinação e extrair mais de sua vida hoje. Após anos sentindo-se controlado pelas preocupações – e sentindo que o reasseguramento não o levou a lugar nenhum –, você pode finalmente encontrar soluções capazes de trazer sua vida de volta e de libertá-lo de pensamentos que quase nunca prenunciavam o que achava que prenunciassem.

Você pode viver a vida no presente e ver o que está diante de seus olhos. Pode viver o agora, em vez de se preocupar com um futuro que talvez nunca chegue.

Índice

A

abandono, medo de abandono, 15, 175, 187-188
    crenças nucleares e, 101-105, 112-114, 180-183, 186-187, 198
    e medo de conflitos, 181-182
    emoções e, 136-138, 140-144, 175, 178-181, 184-186
    finanças e, 175-177, 182-183, 212-213
    lidar com, 175-178, 184-187
    superação do, 177-178, 187-188
Abramson, Lynn, 119-120
aceitação, definição de, 71-72, 83-84
adivinhação do futuro, 91-93, 126, 166-167, 172-173, 195-196, 210
    medo de abandono e, 177-180, 186-187
    preocupações com o trabalho e, 221-222, 224
afirmações do tipo "deveria", 91
anestesiar-se, 40, 43-44, 138-140
aparência física:
    aceitar a realidade e, 75, 164-165
    compreensão da preocupação e, 27, 29
    crenças nucleares e, 102, 112-114, 167, 182-183
    e as piores maneiras de lidar com a preocupação, 35, 38-42
    fracasso e, 122-123, 127-128, 183-185
    medo de abandono e, 175-179, 181-185
    medo de avaliação negativa e, 161-167
    perfis de preocupação e, 47-49, 56-57
    vencer as preocupações e, 94, 97-98, 181
arrependimento, 91-92
    crenças nucleares e, 212, 214
    preocupações com a saúde e, 192-195, 199, 201
    preocupações com as finanças e, 208-209, 212, 214
    preocupações produtivas e improdutivas, 67, 192-194
atenção plena, desprendimento consciente, 234
    aceitação da realidade e, 72-76, 83-84
    preocupações com o trabalho e, 228-230
    tempo e, 152-154, 156-157, 229-230
auto-estima, 103
    medo de avaliação negativa e, 161-163

    perfis de preocupação e, 51-55
    preocupações com as finanças e, 203-205

B

Becker, Ernest, 195
Borkovec, Tom, 45-46, 135-136
Bowling Alone (Putnam), 221
Brandon, T. H., 119-120

C

caráter especial, 156, 233-234
    crenças nucleares e, 101-103, 105, 213
catastrofização, 233-234
    crenças nucleares e, 103, 126
    fracasso e, 172-173, 186-187
    medo de abandono e, 177-182, 186-187
    preocupações com a saúde e, 195-196, 200-201
    preocupações com as finanças e, 207-211
    preocupações com o trabalho e, 221-222, 224
    tempo e, 149-150, 200-201
    vencer as preocupações e, 91-93, 95-99, 210-211
    ver também previsões, prever
ciclo de incerteza, 28
comparações injustas, 91-92
compensação, 104, 106, 112-114
comportamentos de segurança, 40-44, 111-112, 163
comunidade, declínio do espírito comunitário, 219-221, 227-231
confiança, 26-27, 33-34, 119
    medo de avaliação negativa e, 167-169
    perfis de preocupação e, 47-49, 51-52, 54-57
Copeland, A. L., 119-120
crenças autônomas, 102
crenças nucleares, 14-15, 101-115, 166-169
    abandono e, 101-105, 112-114, 180-183, 186-187, 198
    agir contra, 111-112, 114, 168-169, 182-183, 225-226

análise dos custos e benefícios das, 108-109, 114-115
e criticar a si mesmo *versus* os outros, 110-111, 114-115, 167-168
e pensamento do tipo tudo-ou-nada, 109-115, 167-168
evidência e, 109-110, 167-168, 172-173, 182-183, 225
finanças e, 106-108, 110, 182-183, 212-214
identificação das, 101-103, 114-115, 167, 181-183, 225
importância das, 103-105
medo de avaliação negativa e, 167-169
modificação das, 106-115
negativas, 103, 108-109, 112-114, 166-169, 172-173, 182-183, 225, 233-234
positivas, 104-105, 111-114, 225
preocupações com a saúde e, 191-192, 198-199
relação entre preocupações e, 126
trabalho e, 101-102, 105, 110-114, 225-226
verdade nas, 110-112, 114, 167-169
culpa, culpado, 42-43, 191, 204
    emoções e, 137, 138-144, 170-171
    sentir-se menos, 142-143, 170-171
culpa, culpar, 45-46, 91, 205
    emoções e, 138-140, 184-185
    fracasso e, 120-121, 124-125, 183

D

declive escorregadio, 96-97, 99, 233-234
dependência, 54-57
    crenças nucleares e, 101, 103, 212-213
    emoções e, 138-140, 215
    medo de abandono e, 177, 183-184
    preocupações com as finanças e, 212-215
desaparecimento, 75-76, 164-165
desconforto construtivo:
    compromisso com a mudança e, 79-84, 165-166, 179-180
    medo de avaliação negativa e, 165-166, 172-173
desqualificação de aspectos positivos, 91-92, 126, 166-167, 179-180, 187, 195-196, 210, 224
    fracasso e, 47-125, 126-127
diários das emoções, 137-138, 140-142, 200-201
    preocupações com as finanças e, 215-216
diários de desconforto, 81-84
distância, distanciamento, 73-74, 164-165, 176-177
distorções cognitivas:
    medo de abandono e, 177-181, 186-187
    medo de avaliação negativa e, 166-167, 172-173
    preocupações com a saúde e, 195-198
    preocupações com as finanças e, 210-211
    preocupações com o trabalho e, 221-225, 229-230
    vencer as preocupações e, 91-93, 98-100, 166-167, 179-181
Dugas, Michel, 77
Dweck, Carol, 119-121, 127-128

E

Eisenberger, R., 119-120
Emmons, Robert, 206-207
emoção, emoções, 12-15, 135-145, 233-234
    abandono e, 136-138, 140-144, 175, 178-181, 184-186

aceitação da realidade e, 77-78, 164-165, 179-180, 195
aceitação das, 140-146, 170-171, 184-185, 227-229
compreensão da preocupação e, 21-23, 25-26, 28-30
contraditória(s), 143-145, 184-185, 227-228
crenças nucleares e, 125
e acompanhamento das preocupações, 87-90
e compromisso com a mudança, 80, 179-180
e piores maneiras de lidar com a preocupação, 38, 40
enfrentar os piores casos e, 144-146
fracasso e, 129, 215
informação e, 140, 143-146, 216, 234
lidar com, 139-145
medo de avaliação negativa e, 162-165, 167, 169-173
percepção da(s), 141-142, 215
perfis de preocupação e, 56-57
preocupações com as finanças e, 205-207, 210-211, 215-216
repressão *versus* expressão da(s), 136-138
saúde e, 137, 144-146, 195-197, 199-201, 215
significado das, 137-140, 145-146, 169-171, 184-185, 216
subir a escada e, 140-141, 216, 229, 234
tempo e, 152-154, 171-172, 185-186
trabalho e, 137-140, 142-143, 215-216, 227-229, 234
universalidade das, 142-144, 170-171, 185
vencer as preocupações e, 91-94, 180-181, 196-197, 210-211
Escala de Intolerância à Incerteza (EII), 51-53, 56-57
escolha, capacidade de, 79-80, 83-84
e-se, 11-12, 91-92, 131, 163-164, 233

F

fenômeno da armadilha, 96-97, 99
filtro negativo, 91, 126, 129, 187, 195-196
finanças, preocupações com as finanças, 11-12, 14-15, 203-204, 218
    abandono e, 175-177, 182-183, 212-213
    aceitação da realidade e, 73-77
    compreensão da preocupação e, 19-21, 23-25, 27
    conseqüências das, 203-205
    crenças nucleares e, 106-108, 110, 182-183, 212-214
    custos e benefícios das, 208-209
    e acompanhamento das preocupações, 88-90
    e as piores maneiras de lidar com a preocupação, 35-37, 40
    e compromisso com a mudança, 81-82
    e preocupações produtivas e improdutivas, 63-65, 67, 208-211, 218
    fatores na determinação das, 205-207
    fracasso e, 117-119, 123-127, 129, 205-206, 208-209, 212-215
    identificação das, 203-204, 208-209
    perfis de preocupação e, 46-49, 51-53, 56-57
    por preferências *versus* necessidades, 211-212
    programa de, 208-209, 217-218
    tempo e, 90, 149-152, 154-155, 210, 216-218, 229-230
    trabalho e, 203-209, 211-212, 214-218, 229-230
    vencer as preocupações e, 92-93, 97-98
fobias, 21-22, 136-137
fracasso, 12-15, 24-25, 88-90, 117, 131-132
    aceitação da realidade e, 74-75, 208-209
    agir hoje e, 131-132

aprender a partir do, 118-119, 131-132, 226-227, 230-231, 233-234
como desafio, 119-120, 131-132, 225-227, 233-234
comportamentos alternativos e, 128-129, 131-132, 169-170
comportamentos bem-sucedidos e, 121-123, 131-132, 169, 183-184, 214-215, 227-228
controle e, 121-125, 129-132, 183-184, 199
crenças nucleares e, 105-108, 182-183, 212-213
de comportamentos, 117-119, 131-132, 183
e adequação de metas, 124-125, 131-132
e essencialidade das metas, 122-125, 131-132, 169, 214-215
emoções e, 129, 215
finanças e, 117-119, 123-127, 129, 205-209, 212-215
graduação e, 129-132
inevitabilidade e universalidade do, 123-124, 131-132, 169, 226-227
medo de avaliação negativa e, 162-163, 169-170, 172-173
melhora e, 127-128, 131-132, 169-170
otimismo e, 130-132
outros como testemunhas do, 124-125, 131-132, 169-170, 214-215, 226-227
perfeccionismo e, 123, 126-128, 131-132, 169-170, 183-184, 199, 214, 227
perfis de trabalho e, 55
preocupação improdutiva e, 66-67
relacionamentos e, 117-124, 127-129, 131-132, 169, 182-187, 214-215, 226-227
saúde e, 125-127, 199-200, 214-215
tentativa e, 119-121, 129-130, 131-132, 169-170
trabalho e, 117-129, 214-215, 221-222, 225-231
tratá-lo como fatal, 125-126, 131-132, 233-234
vencer as preocupações e, 91, 93, 94

G

Gergen, Kenneth, 161-162
Gigerenzer, Gerd, 37-38
glamour, 102, 112-114, 167
Gottman, John, 181
Greenberg, Leslie, 140, 229

H

Harter, Susan, 161-162
Harvey, J. C., 219-220
histórias sobre melhores desfechos, 210-211
preocupações com a saúde e, 196-197
vencer as preocupações e, 93-94, 99, 167, 196-197, 210-211
histórico de desconforto, 81-84

I

Iludido pelo acaso – a influência oculta da sorte (Taleb), 36-37, 210-211
imagens visuais, 228-229
emoções e, 135-136, 141-142, 144-146, 165, 179-180
medo de abandono e, 179-180

preocupações com a saúde e, 196-197
imperfeccionismo bem-sucedido, 79, 80, 82-84
incapacidade de refutar, 91-92
incerteza, 108, 123, 230-234
aceitação da realidade e, 75, 77-79, 163-165, 179, 193-194, 223
compreensão da preocupação e, 24, 26-29, 29-30
e as piores maneiras de lidar com a preocupação, 34-35, 38-40, 42-44
e compromisso com a mudança, 72, 79-80
e preocupações produtivas e improdutivas, 63, 191-194
intolerância à, 11-14, 26-28, 38-40, 45, 51-53, 56-58, 63, 77-79, 181, 221-222
inundar-se com, 78-79
medo de abandono e, 179-181, 186-187
medo de avaliação negativa, 165
perfis de preocupação e, 45, 51-53, 56-58
preocupação com trabalho e, 221-223, 230-231
preocupações com a saúde e, 11-12, 189-198, 201
tempo e, 151
vencer as preocupações e, 180-181, 196-198
insegurança, 13, 93-94, 189-190
compreensão da preocupação e, 20-26, 29-30
crenças nucleares e, 104, 108-109
e piores maneiras de lidar com a preocupação, 38, 40-42
emoções e, 135, 137-138, 184-185
fracasso e, 131, 227
medo de abandono e, 177-181, 184-186
perfis de preocupação e, 47-49
preocupação com trabalho e, 219-221, 223-224, 227, 229-230
preocupações com as finanças e, 203-206, 208-209, 217-218
tempo e, 185-186
irracionalidade, 144, 146

J

James, Abigail, 194-195

K

Katz, C., 219-220

L

Ladouceur, Robert, 77
leitura mental, 91-93, 166-167, 172-173
medo de abandono e, 177, 179-181, 186-187
preocupações com o trabalho e, 221-222, 224, 229-230
Linehan, Marsha, 71-72

M

Marks, Isaac, 122-123
McCullough, Michael, 206-207
medo de avaliação negativa, 12-13, 15, 161, 172-173
aceitação da realidade e, 163-166

auto-estima e, 161-163
definição do, 161-163
e diferentes partes de quem você é, 161-163, 186-187
maneiras inadequadas de lidar com o, 163
passos para superar o, 163, 172-173
mortalidade, 194-195
mudança, compromisso com a, 14-15, 71-72, 79, 83-84
e capacidade de fazer o que não se quer, 79-81
e diários de desconforto, 81-84
e histórico de desconforto, 81-84
e medo de abandono, 177-182, 186-187
e medo de avaliação negativa, 163-166, 172-173

N

negação da morte, A (Becker), 195
Nolen-Hoeksema, Susan, 65-66, 131

O

Oldham, John, 54

P

pânico, ataques de, 42-43, 152, 189-190
compreensão da preocupação e, 21-22, 29
Pennebaker, James, 137
pensamento do tipo "tudo-ou-nada", 91-92, 167-168
e crenças nucleares, 109-112, 114-115, 167-168
e fracasso, 121, 123
pensamentos loucos, 42-44
perda de peso, 79-82
perfeição, perfeccionismo, 11-12, 77-78, 88-89, 233-234
compreensão da preocupação e, 26-27
crenças nucleares e, 101-103, 108-109, 112-114, 183, 198-199, 225-226
e as piores maneiras de lidar com a preocupação, 40-43
e compromisso com a mudança, 72, 80
emoções e, 135, 140, 229
fracasso e, 123, 126-128, 131-132, 169-170, 183-184, 199, 214, 227
medo de abandono e, 183-184
medo de avaliação negativa e, 161-162, 165-166, 169-170, 172-173
perfis de trabalho e, 54-58
preocupações com a saúde, 15, 195-196, 198-199, 201
preocupações com as finanças e, 205-206, 208-209
preocupações produtivas e improdutivas, 66-68, 77-78 208-209, 222-223
tempo e, 155-156
trabalho e, 219-223, 225-227, 229, 233-234
vencer as preocupações e, 97-98, 198
perfis de preocupação, 45-58
áreas de preocupação nos, 45-49
dimensão da preocupação nos, 45-46
intolerância à incerteza nos, 45, 51-53, 56-58
pensar sobre preocupação nos, 45, 48-49, 51-52
personalidades nos, 45, 49, 51-53, 58
perguntas sem respostas, 65-66, 68, 77-78, 83-84, 222-223
personalidade anti-social, 54-57, 213
personalidade histriônica, 55-57, 213
personalidade narcisista, 55-57
personalidade passivo-agressiva, 54-57
personalidade, personalidades, 14-15, 177
crenças nucleares e, 101, 103, 126, 212-213
medo de avaliação negativa e, 163
perfis de preocupação e, 45, 49, 51-53, 58
preocupações com as finanças e, 212-213
personalização, 91-93, 126, 166-167, 221-222, 224, 229-230
medo de abandono e, 177, 179-181, 186-187
preocupação produtiva, preocupação improdutiva, 14-15, 63-68, 233-234
aceitação da realidade e, 77-78
efetividade da, 63-64
finanças e, 63-65, 67, 208-211, 218
medo de abandono e, 177-178, 186-187
medo de avaliação negativa e, 66-67, 163-164
perfeccionismo e, 66-68, 77-78, 208-209, 222-223
questões sem resposta e, 65-68, 77-78, 222-223
reações em cadeia e, 66-68, 77-78, 208-209, 222-223
regras para, 63-65
saúde e, 66-68, 191-194
sinais de, 68
trabalho e, 65-67, 208-209, 221-223
preocupação, preocupações, preocupados, preocupar:
acompanhamento das, 87-90, 98-100, 165-166, 195-196, 210
auto-ajuda para, 13-15
como estratégia, 14-15, 25-26
compreensão da, 19, 29-30
definição de, 13-14
desencadeadores de, 15, 87-89, 186-187, 195-196, 210, 220-221
em estado de tensão, 25-26
ensinar como, 11-13
estatísticas sobre, 19, 20-21, 24-25, 77-78, 95-96, 135-136
piores maneiras de lidar com, 33, 43-44
razões para, 11, 13, 21-22, 29-30
sensibilidade da, 24-29
sete regras da, 11-13
tipos de, 19-22
universalidade da, 208-209
vencer a, 14-15, 90-99, 165-167, 179-182, 195-198, 210-212
preocupações improdutivas, *ver* preocupação produtiva, preocupação improdutiva
preparo excessivo, 40-44, 163
previsões, prever, 103, 233-234
em perspectiva, 95-97, 99, 210-211
fracasso e, 121-122, 214
medo de abandono e, 186-187
medo de avaliação negativa e, 166-167, 171-173
preocupações com a saúde e, 195-197, 200-201
preocupações com o trabalho e, 224-225
preocupações financeiras e, 206-211, 214
tempo e, 171-173, 186, 200-201

teste de, 92-96, 99, 166-167, 195-196, 210
vencer as preocupações e, 92-100, 165-167, 196-197, 210-211
ver também catastrofização
Putnam, Robert, 221

Q

Questionário de Crenças Pessoais (QCP), 51-53, 57, 126
Questionário de Preocupações da Universidade da Pensilvânia (QPUP), 45-46, 56-57
Questionário dos Domínios de Preocupação (QDP), 46-49, 56-57
Questionário Metacognitivo (QMC), 48-52, 56-57
questões de cuidado, 102, 198-204
Quinn, E. P., 119-120

R

raciocínio emocional, 91-93, 195-196
realidade, 12-13, 24, 83-87, 138-140, 142-143
 aceitação da, 14-15, 71-79, 83-84, 163-166, 177-180, 186-187, 193-197, 208-210, 223-224, 227, 230-231, 233-234
 crenças nucleares e, 110-111
 vencer as preocupações e, 91, 95-97, 99, 196-197
reasseguramento, 78-79, 221-222, 234
 crenças nucleares e, 101-102, 108-109, 112, 212-213
 e as piores maneiras de lidar com a preocupação, 35, 38-40, 43-44
 livrar-se da busca de, 193—194
 medo de abandono e, 177-181, 184-187
 preocupações com a saúde, 189-191, 193-195, 201
 preocupações produtivas e improdutivas, 67-68, 193-194
 vencer as preocupações e, 96-97, 181
registros de preocupação, 87-90
 medo de avaliação negativa e, 165-166
 preocupações com a saúde e, 195-196
 vencer as preocupações e, 94
Reiss, Stephen, 28-29
rejeição, 80-81, 88-90
 compreensão da preocupação e, 24-26
 crenças nucleares e, 101-104, 108-109
 e as piores maneiras de lidar com a preocupação, 40-43
 medo de abandono e, 175-177, 180-181
 medo de avaliação negativa, 161, 163, 165-167
 perfis de preocupação e, 47, 55, 58
 preocupação improdutiva e, 66-67
 preocupações com o trabalho e, 221
 vencer as preocupações e, 91, 166-167, 180-181
 ver também fracasso
relacionamentos, 234
 aceitação da realidade e, 71-72, 74-76, 177-180, 186-187, 208-209
 compreensão da preocupação e, 19-21, 23-27, 29
 crenças nucleares e, 101-105, 108-110, 112-114, 180-183, 186-187, 212-213
 e acompanhamento das preocupações, 87-89
 e as piores maneiras de lidar com a preocupação, 33-35, 39-42

 e compromisso com a mudança, 72, 80-82
 e preocupações produtivas e improdutivas, 177-178, 186-187, 222-223
 emoções e, 136-140, 140-145, 184-185, 199-200
 fracasso e, 117-124, 127-129, 131-132, 169, 182-187, 214-215, 226-227
 medo de avaliação negativa e, 161, 163, 167-169, 172-173
 perfis de preocupação e, 45-49, 51-57
 preocupações com a saúde e, 189-190, 199-200
 preocupações com as finanças e, 203-209, 212-218
 preocupações com o trabalho e, 221-223, 226-227
 tempo e, 149-155, 185-186, 216-218
 vencer as preocupações e, 91-92, 98-100, 167, 179-182, 212
 ver também abandono, medo de abandono
responsabilidade, 71, 91, 233
 aceitação da realidade e, 73-75
 compreensão da preocupação e, 26-30
 crenças nucleares e, 101-103, 106, 111-113, 167, 191-192, 198-199, 212-213
 e as piores maneiras de lidar com a preocupação, 38-39, 41-42
 e preocupações produtivas e improdutivas, 191-194, 222-223
 fracasso e, 118-122, 199
 perfis de preocupação e, 49, 51-53
 preocupações com a saúde e, 190-194, 198-199
 preocupações com o trabalho, 222-223, 229
 preocupações financeiras e, 212-213
Riskind, John, 149-150
rotulação, 91-92, 166-167, 179-181, 187, 210
 emoções e, 136-142
 fracasso e, 117-118, 120-121, 123, 128, 172-173
 preocupações com a saúde e, 195-197, 199
 preocupações com o trabalho e, 221-222, 224
ruminação, 65-66, 87-88, 93, 186-187
 aceitação da realidade e, 71-72, 223-224
 e as piores maneiras de lidar com a preocupação, 41-44
 emoções e, 139, 143-144
 fracasso e, 128-129, 131
 preocupações com o trabalho e, 223-224, 230-231

S

saúde, preocupações com a saúde, 11-15, 88-90, 189-201
 aceitar a realidade e, 74--79, 193-194-196-197
 como ela o afeta, 189-191
 compreensão da preocupação e, 19-29
 e as piores maneiras de lidar com a preocupação, 35-40
 e compromisso com a mudança, 79-83
 e preocupações produtivas e improdutivas, 66-67, 67-68, 191-193-194
 emoções e, 137, 144-146, 195-197, 199-201, 215
 fracasso e, 125-126, 127, 199-200, 214-215
 perfis de preocupação e, 45-46, 49-50, 51-53
 preocupações com as finanças e, 214-215-215
 programa de, 191-201
 tempo e, 151, 195-196, 200-201
 trabalho e, 11-12, 220-221
 vencer as preocupações e, 96-98

Schor, Juliet, 220-221
Segal, Zindel, 72
Seligman, Martin, 117-120, 130
síndrome do impostor, 219-220
Slovic, Paul, 37-38
sobrecarga de trabalho, 219-221
socialização, eventos sociais, 204
   crenças nucleares e, 103-105
   e acompanhamento das preocupações, 88-89, 165-166
   e as piores maneiras de lidar com a preocupação, 38-42
   e compromisso com a mudança, 80-82
   fracasso e, 117-118, 121-123, 127-128, 227-228
   preocupações com o trabalho e, 227-230
   tempo e, 151-152, 154-155, 229-230
   vencer as preocupações e, 93-94, 97-100, 165-167
   ver também medo de avaliação negativa
Sternberg, Robert, 117
supergeneralização, 91-92, 166-167, 179-180
supressão de pensamentos, 35-37, 43-44, 78-79

T

Taleb, Nassim, 36-37, 210-211
Teasdale, John, 72
tempo:
   apreciar cada momento e, 151-157, 171-172, 200-201
   controle e, 14-15, 90, 149, 156-157, 171-173, 185-186, 200-201, 216-218, 229-230
   de preocupação, 90, 166-167, 186-187, 195-196, 210
   desperdício de, 151-152, 155
   expansão do, 151, 154-157, 171-172, 186, 201, 217-218, 229-230
   finanças e, 90, 149-152, 154-155, 210, 216-218, 229-230
   medo de avaliação negativa e, 165-167, 171-173
   melhorar o momento e, 151, 153-154, 156-157, 171-172, 186, 229-230
   não-permanência do, 151-153, 156-157, 171-172, 185-186, 216-217
   planejamento do, 151, 154-157, 186
   saúde e, 151, 195-196, 200-201
   senso de, 149-151
   urgência e, 149-150, 153-154, 156-157, 171, 185, 216-217
terrorismo, 24-25, 37-38, 142-144
timidez, 24, 37-38, 97-98, 104-105, 169-171
   fracasso e, 121-122, 169, 172-173
   medo de avaliação negativa, 169-171
trabalho, preocupações com o trabalho, 11-13, 15, 168-169, 195, 214, 230-231
   aceitação da realidade e, 74-75, 208-209, 223-224, 227, 230-231
   compreensão da preocupação e, 19-21, 26-29
   crenças nucleares e, 101-102, 105-114, 225-226
   e acompanhamento das preocupações, 88-90
   e compromisso com a mudança, 81-83
   e piores maneiras de lidar com a preocupação, 38, 40
   e preocupações produtivas e improdutivas, 65-67, 208-209, 221-223
   emoções e, 137-140, 142-143, 215-216, 227-229, 234
   fatores na composição do/das, 219-221
   finanças e, 203-218, 220-221, 229-230
   fracasso e, 117-129, 214-215, 221-222, 225-231
   justiça e reconhecimento no, 219-226, 230-231
   medo de abandono e, 179-182
   medo de avaliação negativa e, 161
   passos para superar as, 221-222, 229-230
   perfeccionismo e, 219-229, 233-234
   perfis de preocupação e, 46-49, 51-57
   saúde e, 11-12, 220-221
   tempo e, 90, 149-152, 154-156, 216-217
   vencer as preocupações e, 91-100, 181-182
transtorno de ansiedade generalizado (TAG), 20-21, 48-49, 51-52, 189-190
transtorno de ansiedade social, 21-22, 42-43
transtorno de estresse pós-traumático, 21-22
transtorno obsessivo-compulsivo, 21-22
   crenças nucleares e, 101
   e as piores maneiras de lidar com a preocupação, 42-43
   perfis de preocupação e, 54-57
   preocupação improdutiva e, 67-68
   preocupações com a saúde e, 189-190
   vencer as preocupações e, 181
treino de incerteza, 77-79, 165, 193-194, 230-231

V

vergonha, 42-43, 119
   compreensão da preocupação e, 24, 28-29
   emoções e, 137, 139-145, 169-171, 215-216
   medo de avaliação negativa e, 169-171
   preocupações com as finanças e, 203-205, 215-216
viés de confirmação, 36-38

W

Wegner, David, 35-36
Wells, Adrian, 48-50, 195
Williams, Mark, 72